モデル献立作成例（抜粋）

本書のモデル献立の作成写真（例）を各疾患別に抜粋して掲載する．
各献立の材料については該当ページを参照のこと．
（一部，季節や流通量の関係で材料の変更を行っている場合がある．）

JN095166

● **全粥食**　● 昼食のゼリーを黄桃のムースに変更（朝食の「牛乳」は無し）

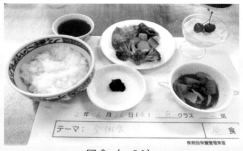 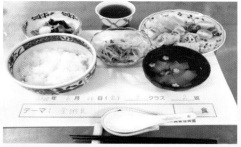

昼食（p.20）　　　　　　　　　夕食（p.20）

● **非代償期肝硬変**　● 昼食に朝食の「コーヒー牛乳」を追加，「なし」を「オレンジ」へ変更

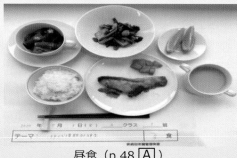 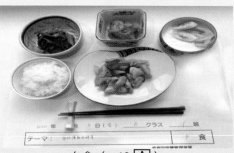

昼食（p.48 Ａ ）　　　　　　　夕食（p.49 Ａ ）

● **慢性膵炎（代償期）**　● 昼食に朝食の「コーヒー牛乳」を追加，「いちご」を「オレンジ」へ変更

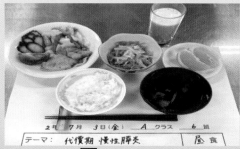 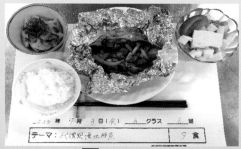

昼食（p.55 Ａ ：朝食がごはんの場合）　　夕食（p.56 Ａ ：朝食がごはんの場合）

● **糖尿病（15単位）**　　● 料理の組み合わせを一部変更

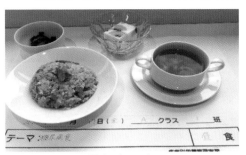

昼食（p.67）　　　　　　　　夕食（p.67〜68）

● **糖尿病（20単位）**　　● 料理の組み合わせを一部変更

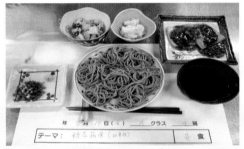
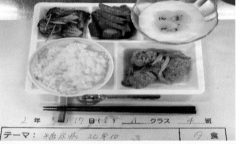

昼食（p.68〜69）　　　　　　夕食（p.69）

● **高LDL-C血症**　● 昼食の「牛乳」は無し

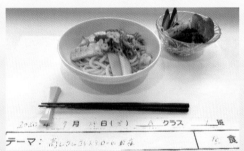
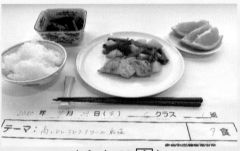

昼食（p.93 A ）　　　　　　夕食（p.93 A ）

● **高TG血症**　● 夕食の「ごはん」は少なめ

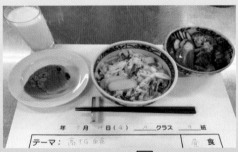
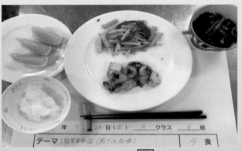

昼食（p.93 B ）　　　　　　夕食（p.93 B ）

● **狭心症** ● 昼食の「カットフルーツ」は「ぶどう」のみに変更

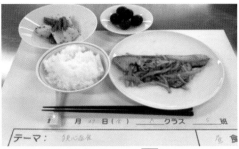

昼食（p.116 Ａ）　　　　　　夕食（p.117 Ａ）

● **うっ血性心不全** ● 昼食・夕食ともに「全粥」を「軟飯」へ変更

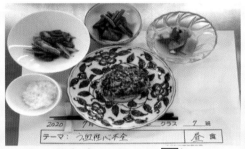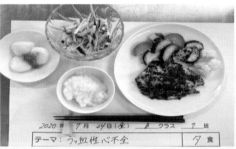

昼食（p.116〜117 Ｂ）　　　　夕食（p.117 Ｂ）

● **糖尿病性腎症（たんぱく質30g）** ●

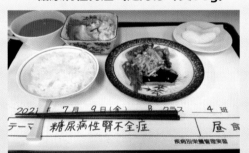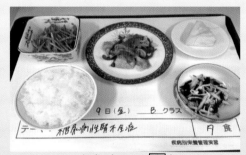

昼食・間食（p.136 Ａ ）　　　　夕食（p.137 Ａ ）

● **血液透析食** ●

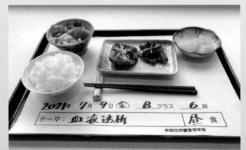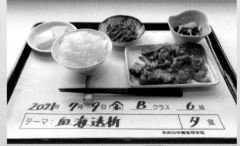

昼食（p.146 Ａ ）　　　　　　夕食（p.147 Ａ ）

● 慢性腎臓病（G3b） ●

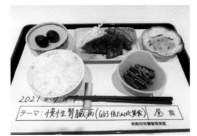

昼食（p.129 B ）

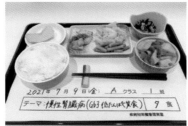

夕食（p.130 B ）

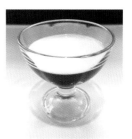

間食（p.130 B ）

● 慢性腎臓病（G4） ●

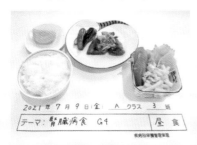

昼食（p.129 A ）

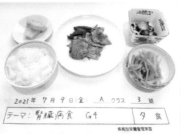

夕食（p.130 A ）

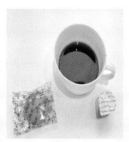

間食（p.130 A ）

● 骨粗鬆症（更年期女性，朝食がごはんの場合） ●

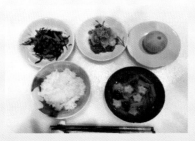

朝食（p.155）

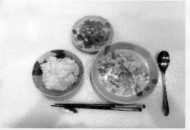

夕食（p.155）

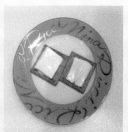

間食（p.156）

● 骨粗鬆症（更年期女性，朝食がパンの場合） ●

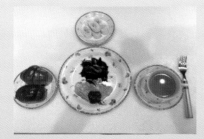

朝食（p.155）

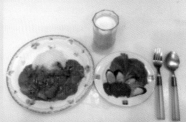

夕食（p.155）

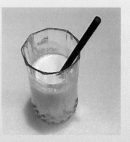

間食（p.156）

わかりやすい疾患別 栄養ケア・マネジメント

－献立から指導まで－

編　集

江上いすず

岡本　夏子

執　筆

浅田　英嗣

井上　啓子

江上いすず

岡本　夏子

中東　真紀

橋本　　賢

藤岡由美子

森　　茂雄

森　　範子

学建書院

はじめに

　臨床栄養学の理論に基づき，臨床栄養学実習・演習のテキストとして，「わかりやすい疾患別栄養ケア・マネジメント－献立から指導まで－」を発行することになった．本書は医療・福祉・公衆の場において，傷病者の栄養ケア・マネジメントの実践能力を高められるように編集した実習・演習書である．

　第1章では，医療施設において入院から食事提供までの栄養管理の位置づけを示し，栄養管理業務の概要，献立作成の方法を概説した．献立作成における疾患別のさまざまな栄養・食事基準を満たすための参考資料として，1回当たりの目安量（重量）に基づいた栄養素別含有量表をはじめとするデータを巻末の付録にまとめた．

　第2章では，最新のデータを基に，疾患別の概要・特性，栄養ケア，献立作成上・調理上の注意点を簡潔にまとめ，症例・検査値結果，モデル献立を例示した．演習では，傷病者の主観的・客観的情報とそれに基づく評価，栄養ケア計画・実施について，SOAP形式で記録する方法を学習することに主眼を置いた．

　病態生理の詳細は，臨床栄養学等のテキストで補っていただきたい．また，モデル献立は，通院患者および退院後の栄養ケアを念頭に，できるだけ多くの例題を載せ，調理上のポイントや工夫した内容を詳細に記述した．医療・福祉施設における食事提供では，大量調理という制約があり，本書のモデル献立をそのまま提供できないこともあり得るので，実習・演習では，施設の実情などもフォローしていただけるとありがたい．

　なお，執筆者は医療施設における栄養管理業務，あるいはその経験を生かして，管理栄養士養成校において臨床栄養学・実習等を担当されているエキスパートである．臨床の場と教育の場の両面からのアプローチ，すなわち理論と実践をふまえた具体的でわかりやすい内容となっている．

　付録の食品交換表の絵カードは，糖尿病食事療法のための食品交換表の1単位当たりの重量を，それぞれの食品のイラストを付して作成した．医療・福祉施設，在宅などで栄養食事指導やコミュニケーションを高める手段として幅広く利用されたい．

　最後に，本書の出版にあたり，企画および編集に多大なご尽力をいただいた学建書院の編集部の皆様に深くお礼を申し上げます．

2016年2月

編著者

目次

本書の活用にあたって

　本書の栄養量算出には，日本食品標準成分表2020年版（八訂）を使用した．たんぱく質と表示してある栄養量は「アミノ酸組成によるたんぱく質」，脂質と表示してある栄養量は「脂肪酸のトリアシルグリセロール当量」，炭水化物と表示してある栄養量は「利用可能炭水化物（質量計）」により算出した．

　なお，献立例の材料名については，日本食品標準成分表（2020年版）に準じたが，スペースの都合で一部省略したものがある．また，ご飯（米飯）は「水稲めし」，肉類のうち，牛肉は「乳用肥育牛肉」，豚肉は「大型種肉」，鶏肉は「若鶏肉」を使用した．

Chapter 1

第 **1** 章

食事計画

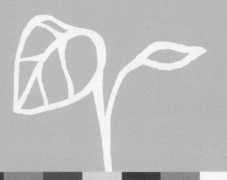

01 | 医療施設で働く 管理栄養士の役割

栄養士・管理栄養士の働く職場は多岐にわたるが，ここでは，医療施設で働く管理栄養士について，その役割・業務について学ぶ．

1─ 病院管理栄養士に求められること

医療施設において入院から食事提供までの栄養管理の重要性を知り，入院時の栄養管理計画書の作成・栄養管理モニタリングの方法や約束栄養食事基準をもとに食事の種類や食事形態を理解する．

疾患別に栄養管理の方法と栄養基準量の決め方・食品構成を作成し，理論と実践をふまえ，具体的に理解する．

栄養管理については，①疾患別の概要・特性を理解し，診断基準を確認すること，②栄養ケアでは，問診・身体計測・臨床検査・食事調査の4項目をしっかりアセスメントし，栄養計画を作成して栄養指導・教育につなげること，③献立作成・調理上の注意点を学ぶこと，臨床検査や薬の効果・輸液の栄養管理法を理解し，栄養アセスメント力をつけること，④疑問解決・情報の収集に必要なコミュニケーション力をつけること，⑤栄養サポートチーム（NST：Nutrition Support Team）やその他の多くの医療チームに参画し，その実践力をつけることなどである．

2─ 病院管理栄養士のおもな業務（給食管理全面委託）

① 担当病棟の入院栄養管理計画書の作成と家族・本人への説明
② 午前は，外来患者への栄養相談（患者および家族の調理担当者に対しておよそ30分），午後は，入院患者への入院中1回および退院時の栄養指導を1回，計2回の栄養管理業務
③ 昼のミールラウンド実施（食種の適合性や摂食量の把握，問題点の抽出とその改善策を立てる）
④ チーム医療（NST）のすべてに参画（担当者はその準備）

3─ NST 専門療法士とは

一般社団法人日本臨床栄養代謝学会認定資格「栄養サポートチーム専門療法士」の制度は，学会の定める所定の条件を満たした者を，主として静脈栄養・経腸栄養を用いた臨床栄養学に関する優れた知識と技術を有しているとみなし，NST専門療養士として認定される．資格認定は一般社団法人静

脈栄養学会（JSPEN）が行っている.

　栄養サポートチームとは，多職種による患者への適切な栄養管理を実施し支援する集団のことで，1968 年に米国で中心静脈栄養（TPN）が開発されたことを受け，その適応と安全管理の実施を目的として誕生した. わが国ではその 3 年後に日本経腸静脈栄養学会で NST プロジェクトが開設され，今では，米国を超える施設で稼働し，日本病院機能評価機構にも取り入れられている. 米国との大きな違いは，静脈・経腸・経口栄養の一貫管理を独自で行っている点である.

1）NST のスタッフ構成

　NST 活動に関わることができない職種はなく，医師や管理栄養士だけでなく，看護師，薬剤師，臨床検査技師，放射線技師，セラピスト，介護福祉士，歯科医，歯科衛生士や医療事務員など多種多様である.

2）NST の業務内容

　基本的には全患者の栄養状態をスクリーニングして，問題があるとアセスメントされれば適切な栄養管理を行う.

① 患者の性別，年齢，体格，病状などに応じて，必要な栄養量を算出後，摂取栄養量の過不足やその栄養素，全身の栄養状態を評価したうえで，栄養補給方法を計画立案する.

② 患者が食べやすいように，食事形態（普通食・きざみ食・とろみ食など）や，テクスチャー（口当たり・歯ごたえ・舌触りなど）について提案する. 食事提供に使用する食品や調理法の決定，患者の嗜好を含んだ献立への変更，経腸栄養剤の選別や，栄養補助食品の選択，水分管理の評価などを行う.

③ カンファレンス（患者検討会）に参加し，チームスタッフと情報を共有する.

④ NST 回診に参加して，患者の状態や食事が合っているかなどの確認をする.

　NST 専門療法士は，単純な栄養管理にとどまらず，より患者さんに合わせた食事形態の提案やチームでの情報共有など，コメディカルスタッフとしてより専門性の高い業務を行う.

そのほか，褥瘡（じょくそう）チームと連携して，創部のみを治療するのみではなく，全身の栄養状態も評価・検討をしたり，摂食嚥下チームと連携して口から食べることを強化したりしている. セラピストと連携して ADL の拡大に取り組んでいる施設も増えている.

　栄養状態の改善は，疾患や褥瘡の治療効果，合併症の予防に影響するだけでなく，QOL を高め，在院日数を短くして医療費の削減にもつながる. 今後も NST に対するニーズはますます高まり，急性期・回復期・維持期と切れ目のない栄養管理の構築が求められる.

3）NST の認定

　認定対象国家資格は，管理栄養士，看護師，薬剤師，臨床検査技師，言語聴覚士，理学療法士，作業療法士，歯科衛生士，診療放射線技師の 9 つで，以下の設定条件満たす.

① 国家資格を得てから 5 年以上，医療・福祉施設で勤務し栄養管理に関する業務を経験

② 日本静脈経腸栄養学会の学術集会と NST 専門療法士受験必須セミナーを受けて必須単位を取得

③ 日本静脈経腸栄養学会に認定された教育施設で合計 40 時間の実地修練を修了

02 | 入院から食事提供まで

　食事・栄養管理を効果的に行うためには，手順をシステム化することが必須であり，個人や集団の健康状態や栄養状態を最適にするための機能や方法を取り入れることが重要である（**図1，2**）．

　入院が決まると医師による食事箋が発行され，手順に沿って食事が提供される．その食事箋のもととなる**約束栄養食事基準**は，医師と管理栄養士が協議して作成する．栄養量は入院患者の年齢構成や性別，疾患別に決められる．管理栄養士は栄養管理体制を整えるにあたり，医師，看護師，薬剤師などの多職種との連携を密にとり，栄養管理計画書などを作成する．

①ー 栄養管理計画書

　栄養アセスメントに基づいて，入院患者全員の栄養管理計画書を作成する（**図3**）．多職種で協議した課題や問題点の改善策を明確にし，達成までの期間を決め，優先順位に沿って進める．計画書には下記の内容を記載する．

① 栄養補給に関する事項（スクリーニング項目からアセスメントした結果の目標栄養量や栄養補給方法の検討と現在の摂食栄養量の算出）

② 栄養食事相談に関する事項（栄養指導の必要性の有無や指導時期の決定）

③ その他，栄養管理をするうえで解決すべき問題点（多職種からの情報をもとに，身体的，精神的，社会的問題など）

④ 実施後の結果を検証し，次回の栄養評価の予定日やNSTなどのチーム医療の介入の必要性など．

②ー 栄養補給法

　栄養管理は経口，経腸，経静脈からの栄養量のすべてを対象とする．

　栄養補給法には腸管での吸収が可能な経消化管栄養療法と，静脈に直接栄養素を補給する経静脈栄養法がある．その選択は，患者の個々の病態，栄養状態，消化管機能，必要栄養量や対応期間の目安，合併症のリスクやコストなどを考慮する．

　経消化管栄養補給法は，経口栄養補給法と経腸栄養補給法（経鼻栄養・瘻管栄養）があり，静脈栄養補給法は，中心静脈栄養補給法（TPN）と末梢静脈栄養補給法に分類される（**図4**）．

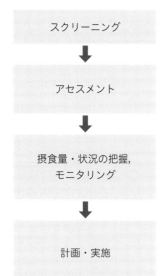

スクリーニング	患者ごとに，栄養障害の有無と多くの情報から栄養状態に関するリスクを把握し，早期に集中的で効果的なスクリーニングをする.
アセスメント	リスクのある患者の改善指標やその程度を知り，栄養状態の評価をする．そして，個人に適したエネルギーやたんぱく質などの目標栄養量を決定し，栄養補給法の決定と，その対策を考える.
摂食量・状況の把握，モニタリング	食事時間はベッドサイドに行き，摂食量や栄養量を把握し，形態，形状は適当であるか，提供時の温度と食欲との関係，さらには嗜好の把握をする．制限食が必要な場合は，患者の理解度や疾病改善への姿勢などをチェックし，何度も患者に寄り添い経過をみる.
計画・実施	摂食栄養量を算出しモニタリングをすることにより，目標栄養量との過不足や臨床検査の結果を検証して食事計画の見直しをする. 入院時の栄養管理計画書の作成，モニタリングによって再度の栄養管理計画を見直し，患者本人へ納得のいく説明を行う.

● 図1 ● 栄養管理の流れ

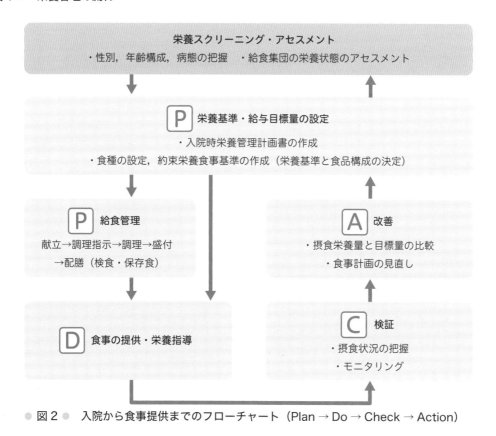

● 図2 ● 入院から食事提供までのフローチャート（Plan → Do → Check → Action）

1）経口栄養補給法

　生命の維持や各疾患の栄養食事療法にとって，最も基本的かつ適した栄養補給法である．調理・調整された食事，あるいは経腸栄養剤を口腔から取り入れる.

栄養管理計画書

基本情報	病棟		ID			担当看護師サイン					
	名前			性別	年齢						
						入院日	平成	年	月	日	
	診療科					記載日	平成	年	月	日	
	主治医		身長		cm	体重		kg			

栄養アセスメント	体重減少	
	下痢	
	食事摂取量の減少	
	食への気力低下	
	むせ	
	熱や痰	
	肺炎または脳血管障害	
	アルブミン（g/dL）	
	白血球数（/μL）	
	総リンパ球数（/μL）	
	褥瘡	

栄養量	栄養補給法	・経口 ・経腸 ・経静脈	標準体重（IBW）	
	基礎エネルギー消費量（BEE）			
	Af[注1]		Sf[注2]	
	必要エネルギー（TEE）			kcal
	たんぱく質			g
	水分			mL

栄養管理計画	評価		目標	☐ 食事摂取量増加
	栄養相談	入院時栄養指導の必要性（ 有 ・ 無 ） 退院時栄養指導の必要性（ 有 ・ 無 ）		☐ 経口摂取への移行 ☐ その他
	NST 医師	☐ NST 介入 ☐ NST 要観察	管理栄養士	

退院・終了時評価	☐ 目標達成　　　☐ 目標達成度 50%　　　☐ 目標未達成

● 図 3 ● 栄養管理計画書

注 1) Af：活動係数はベッド（安静）1.1 〜 1.2，日常生活自立 1.2 〜 1.3，リハビリ活動制限なし 1.3.
注 2) Sf：ストレス係数は，中等度から重症は 1.3 〜 1.4 とする．ただし臓器障害が進行している場合は 1.5 以上となることもある．

(K 病院．一部変更)

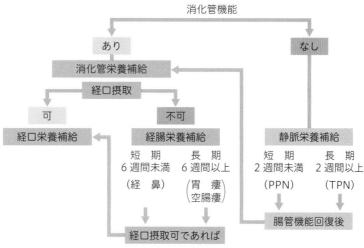

● 図4 ● 栄養補給法の選択（例）

2）経腸栄養補給法

　経腸栄養補給の適応疾患は，経口摂取が不可能な意識障害，上部消化管通過障害，外科手術後，気管支内挿管時などである．投与ルートとしては，チューブを鼻から挿入して，先端を胃か空腸に留置する．栄養補給が長期にわたるときは胃瘻・空腸瘻・頸部喉頭などが適応である．

　経腸栄養剤の種類は，おおまかに，半消化態栄養剤，消化態栄養剤，成分栄養剤の3種に分類される．

3）静脈栄養補給法

　消化管からの吸収が望めないときや消化管の安静が必要となるとき，体液バランスの補正や維持，経口摂取量が不足のときに適応となる．目的により，中心静脈・末梢静脈栄養補給法を区別して選ぶ．

3 約束栄養食事基準

　病院食は，体格・身体活動強度（レベル）・疾患の種類・病態・食物摂取能力（摂食咀嚼・嚥下の状態）などを総合的に考慮し，必要なエネルギー量や栄養素量を充足した食事であり，全身の栄養状態を維持・改善することで自然治癒力を増進させることを目的としている．さらに代謝，消化吸収能，循環機能，排泄機能の低下などの生体内変化に応じた投与栄養量の増減，そして栄養素の質的・量的調整を行うことで，病態の改善や疾病の良好なコントロールをはかる．末期患者に対しては，個人の状態に合わせたよりきめ細かい食事を提供し，ターミナルケアに寄り添う役目も担っている．

　約束栄養食事基準には，疾患ごとに管理する**疾患別栄養管理**（**表1**）と，食事の栄養組成の特徴を治療食名とした**栄養成分別栄養管理**がある．

　疾患別栄養管理は一般食と特別食に分類され，一般食は形態を中心に考慮した食事である．特別食は厚生労働省の入院時食事療養制度で定められた疾病治療を目的とした食種であり，管理栄養士と医師で決めた約束栄養食事基準に基づいて提供される．

● 表1 ● 約束栄養食事基準（例）

食種				エネルギー (kcal)	たんぱく質 (g)	脂質 (g)	食塩相当量 (g)	備 考
患者食	一般食	常食	常食	1,800	80	50	7.5	
		軟食	軟食	1,600	70	45	7.5	
			全粥食	1,400	65	45	7.5	
			五分粥食	1,200	60	35	7.5	
			三分粥食	1,000	40	30	7.5	
		高齢者食	やわらか食	1,700	75	45	7.5	
		流動食	流動食	800	20	20	5	
		嚥下食	移行食（キザミトロミ）	1,400	60	30	7.5	
			ペースト食	1,300	55	30	7.5	
			ゼリー食	1,000	50	20		水分 1,000 mL
			開始食	300	10			水分 600 mL
	特別食	加算食	心臓食	1,700	75	45	6	ペースト食，移行食可
			脂質異常症食 I	1,200	60	35	6	コレステロール 300 mg　食物繊維強化
			脂質異常症食 II	1,400	65	40	6	コレステロール 300 mg　食物繊維強化
			脂質異常症食 III	1,600	70	45	6	コレステロール 300 mg　食物繊維強化
			脂質異常症食 IV	1,800	75	50	6	コレステロール 300 mg　食物繊維強化
			脂質異常症食 V	2,000	80	55	6	コレステロール 300 mg　食物繊維強化
			糖尿食 I	1,200	60	35	7	糖質 160 g　塩分 6 g（高血圧時）
			糖尿食 II	1,400	65	40	7	糖質 200 g　塩分 6 g（高血圧時）
			糖尿食 III	1,600	70	45	7	糖質 230 g　塩分 6 g（高血圧時）
			糖尿食 IV	1,800	75	50	7	糖質 260 g　塩分 6 g（高血圧時）
			糖尿食 V	2000	80	55	7	糖質 290 g　塩分 6 g（高血圧時）
			糖尿病性腎症 II	1,400	40		6	
			糖尿病性腎症 III	1,600	45		6	
			糖尿病性腎症 IV	1,800	50		6	
			糖尿病性腎症 V	2,000	55		6	
			肝臓食 I	1,800	80	30	7.5	
			肝臓食 II	2,000	80	55	7.5	
			肝臓食 III	2,200	100	60	7.5	
			肝臓食 IV	1,400	50	20	7	
			膵臓食		段階対応			
			胃潰瘍食		段階対応			
			腎臓食 I	1,600	40	60	5	
			腎臓食 II	1,800	50	65	5	
			腎臓食 III	2,000	50	65	3	
			透析食 I	900	30	30	5	水分 900 mL　カリウム制限
			透析食 II	1,600	50	55	6	水分 900 mL　カリウム制限
			透析食 III	1,900	60	65	6	水分 900 mL　カリウム制限
			透析食 IV	2,200	70	70	6	水分 900 mL　カリウム制限
			妊娠高血圧症候群食 I	1,600	80	45	6	
			妊娠高血圧症候群食 II	1,800	100	50	6	
			痛風食	1,800	80	50	7.5	プリン体 0.1 g
			貧血食	2,200	100	60	7.5	鉄分 20 mg　中間食あり
			低残渣食	1,700	75	40	7.5	食物繊維 5 g 以下
			濃厚流動食		相談に応ず			
			高度肥満食 I	1,200	60	35	7.5	
			高度肥満食 II	1,400	65	40	7.5	
			高度肥満食 III	1,600	70	45	7.5	
			高度肥満食 IV	1,800	75	50	7.5	
			化学療法食	1,200	50	25	5	
		非加算食	離乳期食 初期	80	3	1	0.1	昼 1 食のみ　5〜6 か月　母乳ミルクを除く
			離乳期食 中期	200	10	4	1	昼, 夜 2 食　7〜8 か月　母乳ミルクを除く
			離乳期食 後期	350	15	7	1.5	1 日 3 食　9〜12 か月　母乳ミルクを除く
			幼児食 I	1,000	35	25	3	1〜2 歳　おやつあり
			幼児食 II	1,300	45	35	5	3〜5 歳　おやつあり
			学童食	1,600	60	45	6	6〜9 歳　おやつあり
			小児腸炎食 I	315	5	3		
			小児腸炎食 II	750	30	20		
			高血圧食（減塩）	1,700	75	45	6	ペースト食，移行食可
	患者外	産前食		2,100	90	55	7.5	おやつあり
		産後食		2,300	100	60	7.5	おやつあり

注 1) 栄養成分別栄養管理の方法は p.13 表 3 を参照.
注 2) 日本人の食事摂取基準（2020 年版）を参考に，食塩相当量の調整を行った.　　　　　　　　　　　　　　　　　　　　（K 病院　抜粋）

栄養成分別栄養管理が考案された理由は，さまざまな栄養状態に応じて，疾患に対する食事療法の適応に細分化が必要となり，画一的な食事名による食事管理では不十分であると考えられたからである．しかし，入院時食事療養の特別加算対象は，治療食名と病名が必要であるため，疾患別栄養管理が多く使われている．

　栄養成分に重点を置いた約束栄養食事基準は，栄養素の質的・量的調整の共通性を中心として分類する．エネルギーコントロール食，たんぱく質コントロール食，脂質コントロール食，食塩コントロール食，その他の成分コントロール食，易消化食，術後食，検査食，乾燥食，潜血食，ヨウ素制限食などに分類される．

1）一般食

　治療のための栄養量の制限や増量をしていない，一般健常者と同じ食事のことをさす．

　主食や副菜は形態により常食・軟食（軟食・嚥下咀嚼困難食など）・流動食に分類される．手術後の回復移行期や消化吸収機能の低下時は，とくに形態を考慮した消化吸収のよい食種の選択が重要となる．

　また，入院中の食事をより楽しくするために，患者の嗜好に合わせて料理を選択することもできることが望ましい．

（1）常　食

　入院患者の性別・年齢・体位・身体活動強度などの集団の特性を把握して，推定エネルギー必要量や栄養素量を決定する．その栄養量を満たすために食品構成表を作成する．

（2）軟　食

　常食より軟らかい食事で，主食の形態により**軟飯・全粥食・七分粥食・五分粥食・三分粥食**などに分類される．食物繊維の多い食品や脂肪含有量の多い食品を控え，消化のよいものを選び消化管の負担を少なくした食事である．長期の継続は栄養量の不足に注意する．咀嚼・嚥下困難時には機能に応じた形態や粘度調整のための調理加工をする．

（3）流動食

　流動体もしくは口腔内で流動状になるもので構成されている．絶食・絶飲食期間を終え，経口摂取開始となるときや**水分補給**の目的にも用いられる．

　そのほか，咀嚼・嚥下困難食として，機能に応じて食べやすくするために，各種の特徴をもつ増粘剤や栄養強化食品を用いて，形態や粘度の調整をする．

2）特別食

　病態の改善や疾病の治療を目的とし，エネルギーの量的調整，栄養素の質的・量的調整，および消化管の保護を目的とした食事である．

　対象は，厚生労働省の**入院時食事療養制度**で定められた疾病治療を目的とした食種であり，診療報酬の加算対象になる．患者の年齢，病状等に対応した栄養量および内容を有する治療食，無菌食および特別な場合の検査食である．

　腎臓食，肝臓食，糖尿病食，胃潰瘍食，貧血食，膵臓食，脂質異常症食，痛風食，フェニールケトン尿症食，楓糖尿食，ホモシスチン尿症食，ガラクトース血症食および治療乳が対象である．

03 | 献立作成

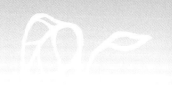

1 — 献立作成における考慮すべき点

1）栄養基準量の供給

（1）一般食

約束栄養食事基準および一般食の食品構成表を参考に，食事基準を満たすように献立作成を行う．エネルギー・栄養素・栄養比率などは**表1**の充足基準を目安に，週間で調整をする．

（2）特別食

約束栄養食事基準および特別食の食品構成表を参考に，食事基準を満たすように献立作成を行う．

2）安全性の考慮

患者は消化吸収障害や免疫能の低下などがある場合が多いので，とくに食材料の選択には十分な注意が必要となる．食中毒の原因となりやすい卵や豆腐類，魚介類などは十分な加熱調理を行う料理に限定する．食品の選定では着色料添加食品の排除，冷凍野菜では定期的な残留農薬の確認，大豆製品では遺伝子組み換え食品の有無など，食品選定や調理上の安全性を考慮する．

また，施設の設備や配膳システム（中央配膳・病棟配膳），調理員の人数・技術，調理作業時間の制約をつねに把握しておく．これらの条件を把握したうえで，実情に合った献立作成を行い，調理作

● 表1 ● 一般食の充足基準

項　目	充足基準
エネルギー	±10%
たんぱく質	±5%
脂　質	±5%
食塩相当量	（基準値を超えない）
穀類エネルギー比（穀類エネルギー／総エネルギー ×100）	60%以下
動物性たんぱく質比（動物性たんぱく質／たんぱく質 ×100）	40〜45%
エネルギー産生栄養素バランス P比 F比 C比	13〜20% 20〜30% 50〜65%

業における調理従事者への安全性も確保する.

3）患者の状態・嗜好の考慮

朝・昼・夕食および間食の特性を考慮する．また，1回の食事のなかでの料理の組み合わせなど，バラエティに富む献立をめざす．さらに患者の喫食率低下への対応やリハビリテーション実施後の間食の提供など，個々の患者に寄り添った食事の提供を心がける．また，嗜好やアレルギー食品への考慮などは，選択メニューなどで対処できるようにしておくとよい．さらに，行事食の導入などを取り入れ，食事の楽しみや食欲増進につながるようにする．患者は一般に食欲が低下しており，喫食率を上げるためには，第一においしく食べることができること，そのためには患者の嗜好や食習慣を尊重し，嗜好調査などの結果もふまえ，献立に随時反映させる．

4）経済性の考慮

季節に合った献立を提供することは，経済的であり，栄養価が高く，味覚も満足するため，嗜好的にも喜ばれる．旬の食材の流通状況や価格情報をつねに把握して，経済性にも優れた食材を選択し，総合的に献立作成を行う．

 # 献立作成の進め方

1）一般食

1日の食事が栄養管理され，おいしく，喫食の楽しみも得ることができるものであり，食事そのものが栄養教育の実践となるものである.

● 主食を決める

米飯，パン，麺類の重量は食品構成表を参考にする．パン類の場合は，飲み物として牛乳などをつける．夕食はなるべく多くの患者に好まれる米飯類にする.

● 主菜を決める

たんぱく質供給食品として魚介類，肉類，卵類，大豆製品類を選び，焼き物，炒め物，煮物，蒸し物などの料理法を決める．重量は食品構成表を参考にする．1回の食事のなかで，同じ調理法が重ならないように配慮する.

● 副菜として2品程度を決める

野菜類，いも類，きのこ類，海藻類などを主にし，たんぱく質食品を少量組み合わせてもよい．調理法は，主菜が油を使用した料理であれば，副菜は和え物，お浸し，酢の物，サラダ類などを組み合わせる．反対に主菜が油を使用していなければ，ソテーや焼き物類などを組み合わせる．調味はなるべく重ならないようにする．調理作業は複雑な作業で調理時間が長くなるものと，簡単な作業で調理時間が短いものを組み合わせ，調理作業員の負担を少なくする配慮が必要である.

● 汁物を決める

減塩を実践するためには，1日1〜2回に限定する．汁物のないときは，フルーツや乳製品

	長　所	短　所
和　風	エネルギーが抑えやすい さっぱりとした味付けが多い 多くの人が食べ慣れている献立が多い 季節感を感じやすい 献立の基本構成をつくりやすい	塩分が多くなりやすい しょうゆやみそを使った味に偏りやすい
洋　風	塩分が抑えやすい 若者に人気の献立が多い 満足感が得られやすい 豪華にみえる	たんぱく質，脂質が多くなりやすい 季節感を感じにくい メインの料理だけで満腹になりやすい
中国風	野菜を多く利用しやすい 調理時間が短め 下処理に時間がかからない 調理工程が単純	脂質が多くなりやすい 形がない料理に偏りやすい エネルギーが抑えにくい 味が濃いめになりやすい

（森　茂雄作成）

などを取り入れてもよい.

● **デザートを決める**

　　季節のフルーツ，ゼリー，ヨーグルト，ジュースなどを取り入れる.

● **材料の重量を決める**

　　材料の重量は食品構成表を参考に，また，付録03食品の重量変化率（p.193）なども考慮して決める. 調味料の重量は調味料％から決める. 材料の種類や量により調味料％は変動する. 油の純使用量は，食品に対する吸油率や炒め油の割合から計算して計上する. 参考までに，付録04おもな料理の調味料割合の目安・吸油率の目安（p.193）を示す.

● **献立表に記載する**

　　主食，汁物，主菜，副菜，デザート（なくともよい）の順に，1人分の純使用量で記入する. 食品の順番はつくり方の手順に沿って記入すると，料理方法が理解しやすい.

　　なお，料理名は主になる食品名や季節性を取り入れると，メニュー表から料理のイメージがわき，食事への期待感が高まる. 治療食への興味を引き出すことにより，病気を治そうという意欲につなげる.

　材料を発注する場合は，廃棄のある食品は1人分の純使用量に発注係数（p.194付録05参照）を乗じた後，人数分を乗じて発注量を算出する.

　料理の組み合わせは，和風・洋風・中国風でまとめると，料理様式に一体感が出る. 参考までに**表2**におのおのの長所・短所を記す.

（1）喫食率を高めるための工夫

　食欲のない患者には，見た目で食欲を失わせないように，盛りつけにも気を配る. たとえば，平皿，小鉢など，器の7分目ぐらいの量を盛ることができる大きさのものを使用する. また，和え物，サラダなどは山高く盛ると見た目が美しくなる. 粥など量が多くなるものは，2碗に盛るなどして，ボリューム感を出さないようにすることも一つの工夫である.

　赤やオレンジ色（にんじん，トマト，橙パプリカ，えび，かんきつ類，いちご，かき，さくらんぼなど），黄色（とうもろこし，黄パプリカ，パインアップル，ゆずなど），きつね色（小麦粉の焼き

● 表3 ● おもな疾患別栄養管理と栄養成分別栄養管理の例

疾患名	エネルギーコントロール食	たんぱく質コントロール食	脂質コントロール食
肥満症	○		
糖尿病	○		
脂質異常症			○
高尿酸血症	○		
高血圧症	○		
妊娠高血圧症候群	○		
虚血性心疾患	○		
慢性肝炎	○		
肝硬変代償期	○		
肝硬変非代償期・肝不全		○	
急性糸球体腎炎		○	
慢性腎臓病		○	
糖尿病性腎症		○	
透　析		○	
膵　炎			○
胆石症・胆嚢炎			○

色），緑色（ブロッコリー，ほうれんそう，ピーマン，しそ（葉），パセリ，抹茶など）は食欲を促す．グリーンサラダにトマト，ラディッシュ，にんじん，ゆで卵，チーズ，ハムなどを加えると，色彩が華やかになる．

（2）野菜を1日300〜350g摂取するための工夫

① 生野菜よりも，ゆでたり煮たりして加熱調理することで，見た目の量が減り，食感も軟らかくなり，多く摂取することができる．

② 朝・昼・夕の3食にまんべんなく野菜を取り入れると，1度に食べる量を減らすことができる．

③ 副菜だけでなく，主菜の肉，魚，卵，豆腐類などにも野菜を組み合わせた一品料理にすることで，野菜が無理なく摂取できる．

④ 汁物には，たっぷりの野菜を入れ，具だくさんにする．

2）特別食への展開

　献立の展開は，栄養成分別栄養管理または疾患別栄養管理，あるいは併用で行っている場合がある．

　栄養成分のコントロールを主にする栄養成分別栄養管理は，疾患の特性により，エネルギー，たんぱく質，脂質の量などを調整する栄養管理である．個々の疾患別栄養管理よりも食種の数が限られているので効率的である．しかし，栄養ケアプラン作成時には，疾患別の栄養管理をよく理解したうえで，栄養成分別栄養管理を行うことが前提となる．

　おもな疾患と栄養成分別栄養管理の分類を**表3**に示した．

　特別食への展開は，p.16に示した軟食（全粥食）の特徴より，ほとんどの特別食の形態への対応が可能である．よって，軟食（全粥食）の形態をベースにして，各疾患の栄養基準を満たすようにす

すめることにより，特別食への展開をスムーズに行うことが可能である．

　具体的には，**常食→全粥食→特別食**（胃潰瘍食，肝臓病食，膵臓食，糖尿食，脂質異常症食など）へと展開を進める．一例として，エネルギーコントロールに関連する疾患では，料理数や食品の重量の増減，低エネルギー食品の増加や入れ替えなどである．たんぱく質コントロールに関連する疾患では，たんぱく質を主にした料理や食品の増減，炭水化物や脂質食品の調整，さらに治療用特殊食品（エネルギー調整食品，たんぱく質調整食品など）を利用する．食塩調整には，汁物の回数を減じる，量を 1/2 にする，漬物や佃煮類の使用を控えるなどして，食塩相当量を制限内に抑える．詳細は，それぞれの単元の献立作成上の注意点の指示に従う．

　なお，付録 06 食品の栄養素別含有量（p.195），外食に含まれる食塩相当量（p.210），菓子類に含まれるショ糖量（p.210），07 食品の胃内滞留時間（p.211）など，献立作成や食事指導の参考にするとよい．

　さらに，エネルギーコントロール食の患者の場合は，付録「糖尿病食品交換表の絵カード」(p.214) を使用して，退院後は家庭での自らの食事づくりや食事評価などを行い，適正な食事摂取を実践するためのツールの一つとして利用することもよい．

Chapter 2

第**2**章

疾患別栄養ケア・マネジメント

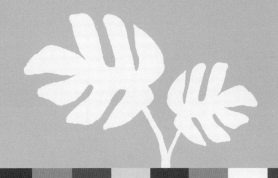

01 | 常食から 軟食への展開

　通常，入院患者への食事は，医師の指示により，治療食として提供される．治療食は，一般食（一般治療食）と特別食（特別治療食）に分けられる（**図1**）．栄養士の役割は，栄養を通しての治療に貢献することであり，治療食の提供は経口栄養法の基盤となる．しっかりとした献立作成は，患者に喜んでもらえるだけではなく，治療成績の向上にも貢献ができる．

1 一般食の分類

1）常 食

　常食（一般食）とは，特別食以外の治療食のことをいう．常食は，米飯の提供を想定した献立で，通常の食生活が可能な患者に対して提供される．調理方法や食材の制限はなく，自由な献立作成ができる．外食でも食べられているメニュー（天ぷらやラーメン，カレーライスなど）も提供される．食材は，ごぼうやたけのこなどの硬めの野菜や，にんにく，わさび，カレー粉，からしなどの香辛料も使用される．実際に，常食を指示されている患者は，食事提供のうえでもっとも自由度が高く，治療上とくに制限が必要ない場合が多い．

2）軟 食

　軟食は，主食が全粥もしくは，それに準じた内容となっている．主食にあわせて徐々に副菜も軟らかくなっていき消化がしやすい食事となる．軟食には，七分粥食，五分粥食，三分粥食が含まれる．粥の種類別のつくり方の例として，**表1，2**の方法を示す．一般的に，この順番に食事が軟らかく，消化器系などに刺激が少ない，消化がしやすい献立になっていく．調理方法としては，揚げるよりも焼く，煮る，蒸すなど，油の使用量が少ないものが中心となる．また，下痢や嘔吐などの消化器症状がある場合，食事を食べていない期間から常食へ移行していく過程にも用いられる．高齢者で歯が欠

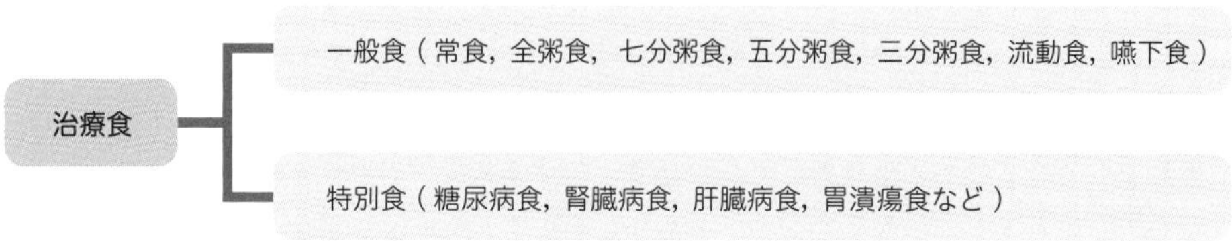

```
                ┌─ 一般食（常食，全粥食，七分粥食，五分粥食，三分粥食，流動食，嚥下食）
        治療食 ─┤
                └─ 特別食（糖尿病食，腎臓病食，肝臓病食，胃潰瘍食など）
```

● 図1 ● 治療食の分類

● 表1 ● 粥の種類による米と水の割合およびできあがり倍数

種　類	割合（米：水）	できあがり倍数
重　湯	1：15	15 倍
三分粥	1：12.5	12.5 倍
五分粥	1：10	10 倍
七分粥	1：7.5	7.5 倍
全　粥	1：5	5 倍
（軟飯）	1：2〜3	2.5〜3.5 倍

注）実際の調理場で粥食をつくる場合，炊飯器，スチームコンベクション，スープケトルなど使用する調理機器によって水分量が異なる．また，米の種類，水分含有量や浸水時間，加熱温度によっても炊き上がりに差が生じやすい．上記の表の割合は，おおよその目安である．
（玉川和子，口羽章子，木地明子：臨床調理第6版，p.93〜98，医歯薬出版，2015，日本食品標準成分表2020年版より作成）

● 表2 ● 粥の種類による全粥と重湯の割合

種　類	全粥（％）：重湯（％）
重　湯	0：100
三分粥	30： 70
五分粥	50： 50
七分粥	70： 30
全　粥	100： 0

注）全粥と重湯は別々に調理する．献立表の粥の種類・重量に従い，粥と重湯の割合に基づいてそれぞれ計算し，器に盛り付ける．

● 表3 ● 軟食における調理法および食品と料理の適・不適（例）

	調理法	食品・料理
適	焼く 蒸す ゆでる 煮る	うどん，パン，いも類，豆腐，凍り豆腐，だいこん，にんじん，たまねぎ，かぶ，とうがん，かぼちゃ，はくさい，ほうれんそう（葉先），野菜スープ，みかん缶詰，バナナ，のりつくだ煮，脂身の少ない魚や肉，鶏卵，バター，マヨネーズ
不適	揚げる 非加熱 （歯ごたえのあるもの）	ラーメン，カレーライス，フライ，天ぷら，こんにゃく，くるみ，ピーナッツ，ごぼう，たけのこ，れんこん，パインアップル，きのこ，こんぶ，たこ，いか，魚卵，脂身の多い魚や肉，肉のすじ，ラード，炭酸飲料，香辛料（わさび，からしなど）

注）粥食には，一般的に脂質の多いもの，繊維の多いもの，硬いもの，刺激物は適さない．しかし，各施設によって提供される調理法や食品が統一されていない場合もある．安全に適切な食事提供を行うためには，使用できる調理法や料理名，食品を明確にしておくとよい．

落し，飲み込みも悪くない場合に，全粥が食べやすいのであれば軟食が選択されることが多い．調理に時間をかけているため，常食よりもビタミンやミネラルといった栄養素の損失がおこる（**表3**参照）．

3）流動食

固形物がない流動状の形態を主とした食事のことをいう．軟食よりも消化器系などに刺激が少なく，食物の残渣となるような食品（海藻類，きのこ類など）および刺激が強い調味料（とうがらし，酢，からしなど）を含まないものが提供される．具体的な例としては，具のないスープやみそ汁，重

湯，葛湯，牛乳などで構成される．

　流動食は治療に伴う絶食後の食事再開のときに提供されるが，水分補給を主とし，栄養量が充足されていないため，長期化する場合は栄養量の不足がないように十分注意する．

《重湯のつくり方》

① 米を研いで水を切る．無洗米を使用する場合は不要．

② 鍋に米と水を入れて吸水させる．おおむね 1 時間程度を目安にする（夏場では 30 分程度）．

③ 沸騰するまでは強火，その後は静かに沸騰する程度の火加減に調整して 40 〜 50 分間火にかける．このときに混ぜると粘りが出てしまうため，かき混ぜないようにする．

④ 火を止めてから裏ごし器にかける．

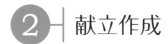 献立作成

栄養基準量

栄養素		常　食	全粥食	五分粥食	三分粥食	流動食
エネルギー	(kcal)	1,800	1,600	1,100	800	700
たんぱく質	(g)	70	65	50	40	18
脂　質	(g)	50	40	20	20	16

食品構成表

食品群	常　食 (g)	全粥食 (g)	五分粥食 (g)	三分粥食 (g)
穀類（米飯類）	200×2	300×2 （全粥）	300×3 （五分粥）	200×3 （三分粥）
穀類（パン・麺類）	100	100	10	10
いも類	100	100	100	100
果実類	50	100	100	100
魚介類	75	75	75	70
肉　類	50	50	20	20
卵　類	50	50	100	50
豆　類	80	80	100	50
乳　類	200	200	200	200
油脂類	15	10	5	5
緑黄色野菜類	120	120	100	100
その他の野菜類（きのこ含む）	230	230	100	100
海藻類	5	3	0	0
砂糖類	25	25	20	20
み　そ	10	10	10	10
種実類	1	1	0	0

モデル献立例

● 常食

	献立名	材料名	純使用量（g）
朝食	ごはん	米飯・精白	150
	かぶとわかめ のみそ汁	かぶ	40
		かぶ・葉	10
		赤色辛みそ	10
		かつおだし	120
		カットわかめ	1
	枝豆の卵焼き	鶏卵	50
		かつおだし	15
		かたくり粉	1
		砂糖・上白糖	0.5
		うすくちしょうゆ	5
		調合油	1.5
		えだまめ（むき）	10
		しそ・葉	1枚
	切干大根の シャキシャ キ和え	切干しだいこん	5
		きゅうり	15
		赤たまねぎ	7
		スイートコーン・ 缶・ホール	4
		昆布茶	0.5
	ほうれん草の 柚子風味	ほうれんそう・通年	40
		えのきたけ	20
		かつおだし	50
		ゆずのしぼり汁	10
		穀物酢	5
		こいくちしょうゆ	3
		ゆずの皮	0.1
	牛乳	普通牛乳	200
昼食	料理長特製 カレーライ ス	米飯・精白	170
		あかうお	80
		こしょう	0.1
		小麦粉・薄力1等	2
		調合油	2
		たまねぎ	90
		たけのこ	10
		にんにく	1.5
		調合油	1
		カレー粉	7
		固形ブイヨン（スープ）	100
		砂糖・上白糖	4
		こいくちしょうゆ	7
		トマトケチャップ	5
		ローリエ	適宜
		かぼちゃ・西洋	20
		さつまいも	20
		ブロッコリー	20
		ズッキーニ	20
		調合油	1

	献立名	材料名	純使用量（g）
昼食	水菜とセロリ のサラダ	みずな	30
		セロリ	10
		ラディッシュ	4
		ぶどう酢・白	4
		りんご（すりおろし）	10
		水	8
		食塩	0.2
		こしょう・黒	適宜
		オリーブ油	4
		くるみ	3
	季節の果物	ぶどう・巨峰	2粒
		パセリ	適宜
夕食	ごはん	米飯・精白	150
	オクラと大根 の中華スー プ	オクラ	1本
		だいこん	20
		ほたてがい・干し 貝柱	0.1
		中華だし	120
		こしょう・白	適宜
	豚肉のピリ辛 しゃぶしゃ ぶ	豚肉・もも脂身つき	12×7枚
		酒	適宜
		食塩	適宜
		キャベツ	30
		にんじん	20
		黄ピーマン	10
		中華だしの素	0.5
		根深ねぎ	5
		しょうが（おろし）	1
		めんつゆ	7
		水	20
		穀物酢	10
		砂糖・上白糖	2
		ごま油	1
		トウバンジャン	適量
		まつの実	3
		糸とうがらし	適量
	茄子のオイス ターソース	なす	20×2
		調合油	3
		オイスターソース	2
		酒	3
		にんにく	1
		調合油	3
		はくさい	50
		中華だし	15
	春雨とえびの 香りの酢の 物	はるさめ・普通	20
		いんげん	10
		さくらえび	2
		穀物酢	15
		こいくちしょうゆ	10
		砂糖・上白糖	9
		鳥がらだし	15
		ごま油	1

● 全粥食

	献立名	材料名	純使用量（g）
朝食	全粥	全かゆ・精白	300
	かぶとわかめのみそ汁	かぶ	40
		かぶ・葉	10
		淡色辛みそ	10
		かつおだし	120
		カットわかめ	1
	枝豆の卵焼き	鶏卵	50
		かつおだし	15
		かたくり粉	1
		砂糖・上白糖	0.5
		うすくちしょうゆ	5
		調合油	1.5
		えだまめ（むき）	10
		しそ・葉	1枚
	切干大根の煮物	切干しだいこん	8
		にんじん	5
		油揚げ	2
		かつおだし	100
		こいくちしょうゆ	3
		白だし	2
		本みりん	2
		グリンピース・水煮缶詰	3
	ほうれん草の柚子風味	ほうれんそう・通年	50
		かつおだし	50
		ゆずのしぼり汁	10
		穀物酢	5
		こいくちしょうゆ	3
		ゆずの皮	0.1
		＊えのきたけを省く	
	牛乳	普通牛乳	200
昼食	全粥	全かゆ・精白	300
	赤魚のグリル, 温野菜添え	あかうお	80
		食塩	0.5
		こしょう・白	0.1
		小麦粉・薄力1等	1.5
		調合油	3
		かぼちゃ・西洋	20
		青ピーマン	20
		さつまいも	20
		ブロッコリー	20
	冬瓜のトマト煮	とうがん	25×2
		ベーコン	5
		たまねぎ	20
		オリーブ油	1
		固形ブイヨン（スープ）	30
		トマト・缶詰・ホール	20
		こしょう・白	0.1
		パセリ	適量
	季節の果物と合わせるゼリー	ぶどう缶詰	10
		うんしゅうみかん缶詰	10
		冷凍ゼリー	50
	海苔佃煮	のりのつくだ煮	8

	献立名	材料名	純使用量（g）
夕食	全粥	全かゆ・精白	300
	オクラと大根の中華スープ	オクラ	1本
		だいこん	20
		ほたてがい・干し貝柱	0.1
		中華だし	120
		こしょう・白	適宜
	豚肉のしゃぶしゃぶ中華ダレ	豚肉・もも・脂身なし	12×7枚
		キャベツ	30
		にんじん	20
		黄ピーマン	10
		顆粒中華だし	0.5
		酒	適宜
		食塩	適宜
		めんつゆ	5
		水	15
		ごま油	1
		ミニトマト・黄	1/2個
		ミニトマト・赤	1/2個
		＊たれから穀物酢, トウバンジャンを省く. トッピングのまつの実, 糸とうがらしを省く	
	茄子のオイスターソース	なす	20×2
		調合油	3
		オイスターソース	2
		酒	3
		にんにく	1
		調合油	3
		はくさい	50
		中華だし	15
	春雨とえびの香りの酢の物	はるさめ・普通	20
		いんげん	10
		さくらえび	2
		穀物酢	15
		こいくちしょうゆ	10
		砂糖・上白糖	9
		鳥がらだし	15
		ごま油	1

● 五分粥食

献立名	材料名	純使用量（g）
五分粥	五分かゆ・精白	300
かぶのみそ汁	かぶ	40
	淡色辛みそ	10
	かつおだし	120
	＊かぶの葉，わかめを省く	
茶碗蒸し	まだら	30
	花ふ	2
	あさつき	1
	鶏卵	35
	かつおだし	140
	白だし	5
切干大根の煮物	切干しだいこん	8
	にんじん	5
	油揚げ	2
	かつおだし	100
	こいくちしょうゆ	3
	白だし	2
	本みりん	2
	＊グリンピースを省く	
ほうれん草の煮浸し柚子風味	ほうれんそう・通年	50
	かつおだし	100
	こいくちしょうゆ	2
	砂糖・上白糖	2
	白だし	0.5
	本みりん	0.5
	ゆずの皮	0.1
牛乳	普通牛乳	200
五分粥	五分かゆ・精白	300
赤魚のコンソメがけ，温野菜添え	あかうお	80
	食塩	0.5
	こしょう・白	0.1
	ぶどう酒・白	5
	かぼちゃ（皮なし）	20
	さつまいも（皮なし）	20
	ブロッコリー	20
	固形ブイヨン（スープ）	150
	食塩	0.2
	こしょう・白	0.1
	こいくちしょうゆ	3
	＊ピーマンを省く	

朝食・昼食（左段区分）

献立名	材料名	純使用量（g）
冬瓜のトマト煮	とうがん	25×2
	たまねぎ	20
	オリーブ油	1
	固形ブイヨン（スープ）	30
	トマト・缶詰・ホール	20
	こしょう・白	0.1
	パセリ	適量
	＊ベーコンを省く	
季節の果物と合わせるゼリー	ぶどう・缶詰	10
	うんしゅうみかん・缶詰	10
	冷凍ゼリー	50
海苔佃煮	のりのつくだ煮	8
五分粥	五分かゆ・精白	300
大根の中華スープ	だいこん	20
	あさつき	5
	ほたてがい・干し貝柱	0.1
	中華だし	120
	こしょう・白	適宜
豆腐の中華あん	木綿豆腐	100
	キャベツ	30
	にんじん	20
	顆粒中華だし	0.5
	中華だし	150
	こいくちしょうゆ	5
	かたくり粉	3
	水	適量
茄子のオイスターソース	なす（皮なし）	40
	オイスターソース	2
	酒	3
	調合油	3
	はくさい	50
	中華だし	15
	＊なすの皮をむく	
いんげんとカリフラワーの和え物	いんげん	10
	カリフラワー	30
	中華ドレッシング	10

● 三分粥食

	献立名	材料名	純使用量（g）
	三分粥	三分かゆ・精白	200
	かぶのみそ汁	かぶ	40
		淡色辛みそ	10
		かつおだし	120
	茶碗蒸し	花ふ	2
		⌈ 鶏卵	35
		│ かつおだし	140
		⌊ 白だし	5
朝食		＊たら，あさつきを省く	
	ほうれん草の煮浸し柚子風味	ほうれんそう・通年	50
		⌈ こいくちしょうゆ	2
		│ 砂糖・上白糖	2
		│ 白だし	0.5
		│ 本みりん	0.5
		⌊ かつおだし	100
		ゆずの皮	0.1
	白桃	白桃・缶詰	30
	牛乳	普通牛乳	200
	三分粥	三分かゆ・精白	200
	赤魚のコンソメ煮，温野菜添え	あかうお	80
		食塩	0.5
		こしょう・白	0.1
		ぶどう酒・白	5
		かぼちゃ・西洋（皮なし）	20
		さつまいも（皮なし）	20
		⌈ 固形ブイヨン（スープ）	150
		│ 食塩	0.2
		│ こしょう・白	0.1
		⌊ こいくちしょうゆ	3
昼食		＊ブロッコリーを省く．かぼちゃとさつまいもは皮をむく	
	冬瓜のトマト煮	とうがん	25×2
		たまねぎ	20
		オリーブ油	1
		⌈ 固形ブイヨン（スープ）	30
		│ トマト・缶詰・ホール	20
		⌊ こしょう・白	0.1
		パセリ	適量
	みかん缶	うんしゅうみかん・缶詰	35
	海苔佃煮	のりのつくだ煮	8

	献立名	材料名	純使用量（g）
	三分粥	三分かゆ・精白	200
	豆腐の中華あん	木綿豆腐	100
		顆粒中華だし	0.5
		⌈ 中華だし	150
		⌊ こいくちしょうゆ	5
		かたくり粉	3
		水	適量
		＊キャベツ，にんじんを省く	
夕食	茄子の煮浸し	なす（皮なし）	40
		⌈ 砂糖・上白糖	2
		│ こいくちしょうゆ	3
		│ 白だし	1.5
		│ 本みりん	2
		⌊ かつおだし	80
	ヨーグルト	ヨーグルト・全脂無糖	80
	たいみそ	たいみそ	8

● 流動食

	献立名	材料名	純使用量（g）
	重湯	おもゆ・精白	100
	みそ汁具なし	淡色辛みそ	10
		かつおだし	120
朝食	卵豆腐	卵豆腐	50
	イチゴゼリー	イチゴゼリー	40
	ねり梅	ねり梅	8
	牛乳	普通牛乳	200
	重湯	おもゆ・精白	100
	ポタージュスープ	ポタージュベース	15
		普通牛乳	40
		水	60
昼食		砂糖・上白糖	1
		食塩	0.1
		こしょう・白	0.1
	オレンジゼリー	オレンジゼリー	40
	りんごジュース	りんごジュース	200
	海苔佃煮	のりのつくだ煮	8

	献立名	材料名	純使用量（g）
	重湯	おもゆ・精白	100
	清汁	こいくちしょうゆ	1
		白だし	1
		本みりん	1
		かつおだし	150
夕食	葛湯	かたくり粉	5
		砂糖・上白糖	10
		水	150
	ヨーグルト	ヨーグルト・全脂無糖	80
	たいみそ	たいみそ	8

モデル献立のおもな栄養量の1日配分

食　種		エネルギー(kcal)	たんぱく質(g)	脂　質(g)	糖　質(g)	食塩相当量(g)	P：F：C比
常食	合　計	1,775	68.3	49.8	242.2	5.9	15.4：25.3：59.3
	朝　食	538	18.7	14.8	72.3	2.5	
	昼　食	620	22.3	13.7	91.4	0.8	
	夕　食	617	27.3	21.3	78.5	2.6	
全粥食	合　計	1,595	64.8	39.8	224.2	6.3	16.3：22.5：61.2
	朝　食	513	18.7	15.4	68.4	2.7	
	昼　食	504	26.5	8.0	74.2	1.1	
	夕　食	578	19.6	16.4	81.6	2.5	
五分粥食	合　計	1,078	51.0	19.6	128.0	6.0	18.9：16.4：64.7
	朝　食	396	19.2	12.2	44.3	2.4	
	昼　食	378	20.1	1.2	49.7	1.6	
	夕　食	304	11.7	6.2	34.0	2.0	
三分粥食	合　計	789	43.6	20.9	113.8	5.3	22.1：23.8：54.1
	朝　食	296	13.6	11.2	36.7	2.0	
	昼　食	251	18.9	3.8	38.6	1.5	
	夕　食	242	11.1	5.9	38.5	1.8	
流動食	合　計	680	16.5	16.1	115.3	4.5	9.7：21.3：69.0
	朝　食	247	9.2	10.6	26.5	2.2	
	昼　食	258	4.1	4.1	52.1	1.7	
	夕　食	175	3.2	1.4	36.7	0.6	

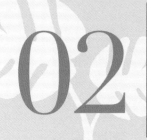

02 胃・腸疾患

1 疾患の概要・特性

A 胃・十二指腸潰瘍 (gastric ulcer・duodenal ulcer)

胃・十二指腸潰瘍は，粘膜への過剰な刺激や防御因子の低下などで起こる粘膜病変である．胃液中の塩酸やペプシンの自己消化作用により，胃粘膜組織に欠損が生じた状態であり，**ヘリコバクター・ピロリ菌** (*Helicobacter pylori*：*H. pylori*) の感染と**非ステロイド系消炎鎮痛剤** (non-steroidal anti-inflammatory drugs：NSAIDs) の長期服用がおもな原因であるが，過労や精神的なストレスなどで自律神経が乱れて，胃酸と胃粘液のアンバランスが潰瘍を引き起こすこともある．

1）成因と原因分類

組織欠損が粘膜固有層にとどまり粘膜筋板を越えない場合 (UL−1) を「**びらん**」，粘膜筋板を越えて深部まで達する場合 (UL−2〜UL−4) を「**潰瘍**」とよぶ (**表 1**)．胃潰瘍の好発年齢は 40 〜60 歳代，十二指腸潰瘍は 20 〜 40 歳代である．

おもな症状は，心窩部（みぞおち）の鈍い痛みで，痛みの程度は人によって違い，痛みを感じない場合もある．胃潰瘍では食事中や食後に痛みを感じることが多く，十二指腸潰瘍では空腹時に心窩部痛や背部痛が起こることが多い．そのほかの症状は，悪心（吐き気）や嘔吐，胸やけ，食欲不振，腹部膨満感などがある．また，潰瘍からの出血があるときは，吐血（黒褐色）や下血（タール便など）などがみられ，出血量が多く継続する場合は鉄欠乏性貧血の原因になる．大量出血では出血性ショックを起こす可能性もある．

● 表 1 ● びらんと潰瘍の深さ

	UL−1	UL−2	UL−3	UL−4	穿 孔
粘膜層	浅いびらん	↓	↓		潰瘍が漿膜を貫通
粘膜筋板					
粘膜下層		浅い潰瘍			
筋 層			潰 瘍	↓	↓
漿 膜				深い潰瘍	

● 表 2 ● ピロリ菌検査

①迅速ウレアーゼ試験	ピロリ菌が有するウレアーゼ活性を利用して，発生した尿素を測定して調べる方法
②鏡検法	採取した胃の粘膜を染色し，顕微鏡でピロリ菌を探す方法
③培養法	採取した胃の粘膜を培養してピロリ菌をみつける方法
④抗体測定	ピロリ菌に対する抗体があるか血清や尿中から調べる方法
⑤尿素呼気試験	診断薬を服用する前後の呼気を集めてピロリ菌をみつける方法
⑥糞便中抗原測定	糞便中からピロリ菌の抗原をみつける方法

2）診　断

（1）内視鏡検査と X 線造影検査

内視鏡検査では，出血や潰瘍の有無，病期などの判定，場合によっては細胞診検査を行い，がん細胞の有無を診断する．X 線造影検査では，バリウムによるニッシュ（陥没所見）で胃潰瘍や胃陥没性病変（胃がんを含む）の評価を行う．

（2）ヘリコバクター・ピロリ菌の検査

表 2 に示すとおり，内視鏡による組織採取が必要な検査法（①〜③）と，必要としない検査法（④〜⑥）がある．胃潰瘍や十二指腸潰瘍では，すでに健康保険が適用されているが，2013 年 2 月からは「慢性胃炎」も健康保険の対象となっている．

3）治療方針

（1）薬物療法

胃酸分泌を抑える PPI（プロトンポンプ阻害薬）や H_2 blocker（ヒスタミン H_2 受容体拮抗薬）を用いる．また，栄養食事療法と精神療法を用いると再発予防にもなる．

（2）非薬物療法

H. pylori 陽性の胃潰瘍や十二指腸潰瘍では，除菌療法が第一選択になる．NSAIDs 潰瘍では，薬剤（NSAIDs）の投与を中止する．中止できない場合は PPI，または PG 製剤（プロスタグランジン製剤）を使用する．

B　クローン病（crohn's disease：CD），潰瘍性大腸炎（ulcerative colitis）

炎症性腸疾患は，消化管に原因不明の炎症を起こす慢性疾患の総称で，クローン病と潰瘍性大腸炎の 2 つの疾患からなる．厚生労働省により医療費助成対象疾病（指定難病）に定められている．2017 年の特定医療費受給者証所持者数は，クローン病 41,068 人，潰瘍性大腸炎 128,734 人である．21 世紀に入り，炎症性腸疾患の新しい治療として生物学的製剤（インフリキシマブ，アダリムマブ）が導入されてから，その優れた効果のために栄養療法（ED 療法：成分栄養療法）を止めてしまう患者もいるが，抗 TNFα抗体製剤では治療開始時に効果のない一次無効，投与中に効果が減弱する二次無効の可能性もあるため，寛解期の栄養療法と食事療法は重要な治療のひとつである．

1）成因と原因分類

クローン病は，消化管に縦長あるいは不整型の潰瘍，粘膜が腫れたり，内腔面が狭くなったりする

炎症性病変である．病変は，口腔から肛門までの消化管のうち，どの部分にも起こる可能性があり，病変の存在部位により，小腸型，小腸大腸型，大腸型の3型に分類される．小腸大腸型が最も多く，とくに回腸末端，回盲部に好発する．わが国では，クローン病の**好発年齢**は10〜20歳代の若年者で男性が多い．

潰瘍性大腸炎は，病変が連続性であり，直腸からはじまり口側に上行性に進展する．病変の存在部位により全大腸炎型，左側大腸炎型，直腸炎型の3型に分類される．潰瘍性大腸炎は，10歳代後半〜40歳代に多く発症し男女差はない．

クローン病の症状は，慢性の下痢，腹痛，下血などの消化器系症状を生じることが多く，その症状は侵される病変部位によっても異なる．さらに発熱や腹部腫瘤，体重減少，貧血，全身倦怠感などの症状が現れ，低たんぱく血症などの重篤な低栄養状態に陥る場合もある．また，クローン病では痔瘻や肛門周囲膿瘍の合併が特徴的である．

潰瘍性大腸炎の症状は，持続性または反復性の粘血便，血便が生じ，腹痛，下痢，発熱，嘔気・嘔吐，貧血，体重減少などの全身症状を呈し，10年以上の長期にわたる慢性持続性型では大腸がんのリスクが増加する．

両疾患とも，症状が強く発症する活動期と，症状がほとんどない寛解期があり，再燃と寛解を繰り返す場合が多い．

2）診　断

クローン病では，赤沈，CRPなどの炎症所見が陽性を示し白血球数が増える．大腸内視鏡検査により縦走潰瘍または敷石像の所見，小腸X線検査により非連続性または区域性病変（skip lesion），不整形〜類円形潰瘍，多発アフタなどの所見が認められる．肛門病変では，裂肛，肛門管から下部直腸に生じる深く幅の広い有痛性潰瘍（cavitating ulcer），難治性痔瘻，浮腫状皮垂（edematous skin tag），肛門狭窄などがある．また，腸管狭窄，腸閉塞，内瘻，外瘻，悪性腫瘍（腸がん，痔瘻がん）などの合併症がある．重症度はCDAI（crohn's disease activity index），合併症の有無，CRP値，治療反応により軽症，中等症，重症に分類される（**表3**）．

3）治療方針

根治治療はない．薬物療法，外科的療法，栄養療法において，病期，炎症部位，重症度（CDAI），合併症など総合的に評価をして治療方針を決定する．治療が長期にわたるため，精神的なケアも重要である．

● 表3 ● CDAI（crohn's disease activity index）

①水様便または軟便の回数		
②腹痛の程度		150未満：寛解
③主観的な一般状態	①〜⑧の項目をスコア化し，加算して算出する．	150〜220：軽症
④腸管外合併症の存在		220〜300：中等症
⑤止瀉薬の使用		300〜450：重症
⑥腹部腫瘤		450以上：激症
⑦ヘマトクリット		
⑧体重		

（1）薬物治療

重篤な副作用が少なく投与しやすいことから5-ASA（5-アミノサリチル酸）製剤が第一選択薬として用いられる．ステロイドは強力な抗炎症作用を有し寛解導入効果に優れるが，とくに長期投与で副作用が問題となるため，寛解導入を目的として投与したのち漸減中止する．ステロイドや栄養療法などの寛解導入療法が無効な場合は抗TNFα抗体製剤，免疫調整薬などを考慮する．

（2）非薬物治療

血球成分除去療法（白血球除去療法，顆粒球除去療法），外科的療法がある．

（3）栄養療法（経腸栄養療法）

経腸栄養療法を行う場合は，**成分栄養剤**（エレンタール®）あるいは**消化態栄養剤**（ツインライン®など）を第一選択として用いる．受容性が低い場合には**半消化態栄養剤**（ラコール®など）を用いてもよい．経鼻チューブを用いて十二指腸〜空腸に投与するが経口法でもよい．濃度が高すぎる場合や速度が速すぎると下痢を起こすことがあるので注意する．低濃度少量から開始し，注意しながら投与量と濃度を漸増し，数日以上かけて維持量に移行する．

● 表4 ● 各種成分栄養剤と栄養成分

商品名（量）	エレンタール® （80 g）	ツインライン® （400 mL）	ラコール® （400 mL）	エンシュア・リキッド® （500 mL）
メーカー	味の素製薬	大塚製薬	大塚製薬	アボットジャパン
エネルギー（kcal）	300	400	400	500
たんぱく質（g）	（遊離アミノ酸）13.1	16.20	17.52	17.6
脂　質（g）	0.51	11.12	8.92	17.6
糖　質（g）	63.4	58.72	62.48	68.6
ナトリウム（mg）	260	276	295.2	400
その他	電解質：10種類 ビタミン：14種類	電解質：9種類 ビタミン：13種類	電解質：10種類 ビタミン：13種類	電解質：10種類 ビタミン：14種類

（メーカー各社ホームページより）

2 栄養ケア

A 胃・十二指腸潰瘍

1）問診・観察

胃・十二指腸潰瘍では，悪心や食欲不振，腹部膨満感，また，胃粘膜組織の欠損による胃蠕動運動機能低下や消化・吸収障害などが考えられるため，必要栄養量の過不足を評価する．そのほか，嘔吐や下痢による電解質損失や出血による鉄欠乏性貧血も評価する．

2）身体計測

身体計測では，平常時体重比やBMI（体格指数），体重変化率などを算出し，上腕三頭筋部皮下脂肪厚，上腕筋周囲長なども必要に応じて測定する．

3）臨床検査

血清アルブミン，ヘモグロビン，ヘマトクリット，白血球数などを評価する．カルシウム吸収障害の可能性もあるので，骨代謝異常の評価も行うことが必要である．

4）食事生活調査（食事調査）

自宅療養中は，刺激物やアルコールなどの嗜好品に注意が必要なため，1日だけの食事調査ではなく，習慣的に好んでとっている食品を中心に調査するとよい．

栄養基準量の目安

急性期では，1〜2日間絶食である．症状が落ち着いたら流動食から開始して，症状をみながら食事量をアップする．

（1）エネルギー

必要栄養量がとれているかどうかを評価して，必要エネルギー量を個々に設定する．栄養基準量は，初期ではエネルギー量 25〜30 kcal/kg/日，回復期は 30〜35 kcal/kg/日を目安量にする．

（2）たんぱく質

胃粘膜組織の欠損を修復するために，たんぱく質は十分に補給する．たんぱく質の栄養基準量は，1.2〜1.3 g/kg/日程度であるが，個々の消化・吸収能力を考慮して，1.3〜1.5 g/kg/日まで投与する場合もある．消化吸収しやすい食品・調理法を選ぶことも必要である．

（3）脂　質

高脂質食は，胃内停滞時間が長いため摂取量を控えたい．栄養基準量は，脂質エネルギー比率20%前後を目安量にする．

（4）食物繊維

胃粘膜を刺激するような，食物繊維が多く硬い野菜・果物は控える．

（5）ビタミン・ミネラル

貧血や骨代謝異常の定期的な評価をして，鉄吸収障害やカルシウム吸収障害予防のための十分な補給を行う．

B　クローン病

1）問診・観察

クローン病では，炎症や手術歴などにより消化・吸収障害が考えられるため，各栄養素の必要栄養量の過不足を評価する．そのほか，下痢による水分や電解質損失，出血による鉄欠乏性貧血も評価し，継続的な観察が必要である．客観的な臨床評価には，IOIBD（index of inflammatory bowel disease）スコアを用いる（表5）．

2）身体計測

身体計測では，平常時体重比やBMI（体格指数），体重変化率などを算出し，上腕三頭筋部皮下脂

● 表5 ● IOIBD（index of inflammatory bowel disease）
スコアの評価項目

1. 腹痛
2. 1日6回以上の下痢あるいは粘血便
3. 肛門部病変
4. 瘻孔
5. その他の合併症
6. 腹部腫瘤
7. 体重減少
8. 38℃以上の発熱
9. 腹部圧痛
10. ヘモグロビン 10 g/dL 以下

〈スコアの求め方〉
各1項目のスコアを1点とする.
0点あるいは1点を臨床的寛解とする．2点以上は活動性.
栄養療法によりすみやかに消失する項目となかなか改善しない項目がある.

肪厚，上腕筋周囲長なども必要に応じて測定する.

3）臨床検査

総たんぱく，血清アルブミン，総コレステロール，中性脂肪，ヘモグロビン，ヘマトクリット，平均赤血球容積，平均赤血球ヘモグロビン濃度などで栄養状態を評価し，赤沈，末梢リンパ球数などにより炎症状態を評価する．ビタミン B_{12} や亜鉛，セレンなどの評価も必要である.

4）食事生活調査（食事調査）

クローン病は，たんぱく質に対して抗原反応を示すことがあるため，たんぱく質食品（肉・魚・豆腐・豆類など）の種類と量には注意して聞き取りをする．また，若年者ではジャンクフードやスナック菓子など，脂質を多く含む食品の摂取量も調査をする.

栄養基準量の目安（寛解期）

（1）エネルギー

必要栄養量の過不足を評価して，必要エネルギー量を個々に設定する．栄養基準量は，エネルギー量 30 kcal/ 標準体重 kg/ 日，在宅成分栄養経腸栄養法に基づいたスライド法を用いる場合は，食事と成分栄養剤の量を寛解と再燃に合わせて調整する（図1）．寛解期で栄養不良を認めない場合は，成人と同程度（30 kcal/ 標準体重 kg/ 日）でよい.

（2）たんぱく質

栄養不良を改善するためたんぱく質は十分に補給したいが，抗原反応を考慮して，**寛解期であっても過剰摂取は避けたい**．たんぱく質摂取量は 1.0 ～ 1.2 g/ 標準体重 kg/ 日程度である．栄養不良がなければ，成人と同程度でよい．成分栄養剤は，たんぱく質がアミノ酸の形に分解されているため，食事からのたんぱく質摂取量を抑えることができる．食事の楽しみも残しながら成分栄養剤を併用し，患者の嗜好や QOL を損なわない内容で長期管理することが必要である．また，活動期は高たんぱくとする.

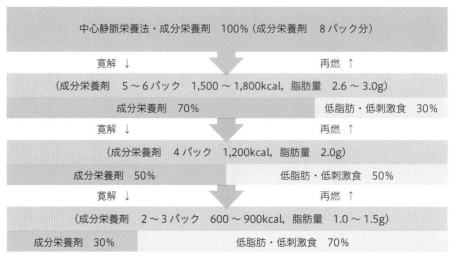

1 日必要摂取エネルギー量が 2,400kcal の場合（狭窄がある場合は，低残渣食も加える）

中心静脈栄養法・成分栄養剤　100%（成分栄養剤　8 パック分）

寛解　↓ 再燃　↑

（成分栄養剤　5 〜 6 パック　1,500 〜 1,800kcal，脂肪量　2.6 〜 3.0g）

成分栄養剤　70% 低脂肪・低刺激食　30%

寛解　↓ 再燃　↑

（成分栄養剤　4 パック　1,200kcal，脂肪量　2.0g）

成分栄養剤　50% 低脂肪・低刺激食　50%

寛解　↓ 再燃　↑

（成分栄養剤　2 〜 3 パック　600 〜 900kcal，脂肪量　1.0 〜 1.5g）

成分栄養剤　30% 低脂肪・低刺激食　70%

● 図 1 ● 成分栄養療法（スライド方式）

（3）脂　質

脂質は 30 g/ 日を超えると再燃率が高くなるため，20 〜 30 g/ 日に抑える．n-3/n-6 比は 0.4 以上とする．成分栄養剤は脂質をほとんど含まないため，コントロールしやすくなる．

活動期で長期間，成分栄養剤のみを用いる場合には，10 〜 20% 脂肪乳剤 200 〜 500 mL を週 1 〜 2 回点滴静注する．

（4）食物繊維

食物繊維は活動期や腸の狭窄による通過障害のある場合には制限するが，寛解期では 10 〜 15 g/ 日程度を摂取する．水溶性食物繊維は，水分を保持して下痢を軽減する働きがあるので，しっかりとるようにしたい．不溶性食物繊維は，繊維を切るように包丁を入れ，加熱して提供する．

（5）ビタミン・ミネラル

ビタミン・ミネラルは食事摂取基準の推奨量以上をとるようにする．回腸末端部の炎症や切除術後の場合には，ビタミン B$_{12}$ の不足に注意する．

（6）微量栄養素

亜鉛や銅などの不足に注意する．また，中心静脈栄養や成分栄養剤のみで長期間管理する場合には，セレン欠乏症の可能性も考慮する．

栄養基準量

栄養素	**A** 胃・十二指腸潰瘍（回復期）	**B** クローン病（寛解期）
エネルギー　（kcal）	30 ～ 35 kcal × IBW60 kg 1,800 ～ 2,100	30 kcal/ 標準体重 60 kg/ 日 1,800（成分栄養剤含む）
たんぱく質　　　（g）	1.3 ～ 1.5 g × IBW60 kg 78 ～ 90	1.0 ～ 1.2 g/ 標準体重 60 kg/ 日 60 ～ 72（成分栄養剤含む）
脂　　質　　　（g）	45 ～ 55（E 比 20 ～ 25%）	20 ～ 30 n-3/n-6 比 0.4 以上
炭水化物　　　（g）	294 ～ 310（E 比 55 ～ 60%）	294（E 比 60%）
食塩相当量　　（g）	10 以下（血圧正常）	10 以下（血圧正常）
食物繊維　　　（g）	20 （不溶性食物繊維を控える）	18 ～ 20 （狭窄なしの場合，水溶性食物繊維を中心）
ビタミン・ミネラル	目標量また推奨量を 下回らない量	目標量また推奨量を 下回らない量

食品構成表

食品群	**A**（g）	**B**（g）	食品群	**A**（g）	**B**（g）
穀類（軟飯）	400	200～300（全粥）	乳　類	300	ヨーグルト 100
穀類（パン）	80	−	油脂類	20	10（MCT）
いも類	100	50	種実類	−	−
果実類 （果汁）	100	80（120）	緑黄色野菜類 （ジュース）	100	100（150）
魚介類	60	80	その他の野菜類 （きのこ含む）	200	100
肉　類	60	60	海藻類	−	−
卵　類	50	75	砂糖類	20	20
豆　類	100	豆腐 75	み　そ	20	15

3 献立作成上の注意点

A 胃・十二指腸潰瘍（回復期）

① 胃粘膜に化学的・物理的な刺激を与えるもの，胃の運動や胃液分泌を亢進するものは控えるようにする（**表6**）.

② 摂取エネルギーは，胃に負担を掛けないように適正量を守る.
- 主食は重湯から開始して三分粥，五分粥，全粥とすすめていく.
- 回復期では，やわらかいごはんや煮込みうどん，食パンなどを主食とし，油を使った炒飯や中華麺類，そば，調理パンなどは控える.

③ たんぱく質
- 消化のよい脂の少ない肉や魚を選び，消化のよくないいかやたこ，干物，塩蔵品などは控える.

● 表6 ● 胃・十二指腸潰瘍食に適した食品と料理（例）

食　品	米飯，うどん，じゃがいも，さといも，ながいも，かぼちゃ，ヨーグルト，卵，白身魚，鶏肉・ささみ，鶏肉・むね，豆腐，にんじん，ほうれんそう，こまつな，ブロッコリー，カリフラワー，きゅうり，なす，キャベツ，はくさい，たまねぎ，だいこん，かぶ，レタス，りんご，バナナ，フルーツ缶詰，果汁など（野菜は繊維の少ない部位）
料　理	おかゆ，煮込みうどん，煮魚，白身魚のホイル蒸し，空也蒸し，温泉卵，ポーチドエッグ，野菜の煮物など（調理方法は，煮る，蒸すなどを中心にして，炒め物や揚げ物は控える）

④ 脂質

・ハムやソーセージなどの脂を多く含む食品を控えて，消化されやすい乳化油脂（バター，マヨネーズなど）や植物油を利用する.

⑤ 食物繊維

・不溶性の食物繊維を控えて，水溶性食物繊維を多く摂取する.

Ｂ クローン病（寛解期）

① 摂取エネルギー量は不足しないようにする. 食事でとるのがむずかしい場合には，成分栄養剤を使用する. また，成分栄養剤や消化態栄養剤などを使用している場合は，総エネルギー量から経腸栄養摂取量を差し引いた分を経口栄養で補充する.

② たんぱく質は抗原反応を考慮して，寛解期であっても必要量の半分をアミノ酸やペプチドの形で摂取することが望ましい.

③ 脂質は，1日摂取量20 ～ 30 g以下に抑えるようにする. また，飽和脂肪酸やn-6系の脂肪酸を控える.

④ 食物繊維は，不溶性食物繊維を控えて，水溶性食物繊維を摂取する.

4 調理上の注意点

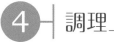

Ａ 胃・十二指腸潰瘍（回復期）

① 卵は生卵や固ゆでは控え，半熟卵や茶碗蒸し，卵豆腐など調理方法を選ぶ.

② 大豆製品は豆腐や納豆などを選択して，湯豆腐やひきわり納豆で摂取する. 生揚げやがんもどきなど，油で揚げた加工品や煮豆などは控えるようにする.

③ 牛乳は温めてポタージュスープなどに調理してとる. 乳製品はヨーグルト，プリンなどを利用し，生クリームを使用したものは控える.

④ 野菜などは小さく切って，やわらかくゆでる，蒸すなどの調理方法で，消化のよい食事にする.

Ｂ クローン病（寛解期）

① 生ものは控えて，火を通した調理方法を選ぶ.

② 野菜などは小さく切って，やわらかくゆでる，蒸すなどの調理方法で，消化のよい食事にする.

③ 症状に合わせて，野菜はミキサーにかけてジュースにしてとるなど，調理方法に工夫が必要である.

5 — 症 例

1）症例と検査値

A 胃・十二指腸潰瘍

性・年齢・職業	男性，52歳，公務員	主 訴	上腹部痛，食後の心窩部痛
家族構成・家族歴	妻と息子2人，父親が胃がん	既往歴	40代より神経性胃炎あり
問診結果	40代のころより神経性胃炎を診断されて，内服薬で治療していた．最近，上腹部痛と食後の心窩部痛が悪化したため近医を受診した．大学卒業後より市役所勤務で，2年前に課長に昇進してから残業が増え，精神的にも悩むことが多くなっていた．食事が不規則になり，朝食は欠食が多く，外食の付き合いではアルコール量が増加した．自宅での食事は妻の手づくり料理であるが，高校生と大学生の息子がいるため，メニューは揚げ物が多い．また，アルコールを飲むとよく眠れるため，毎晩の晩酌は欠かせない．アルコールの平均1日摂取量は，ビール大瓶2本と焼酎お湯割りで5杯．つまみは枝豆や漬物が好きで，冷蔵庫に常備している．		

症例による検査値から異常値を読み取り，右欄にメモを取りなさい．

	検査項目		略 語	単 位	検査値	Memo
身体検査	身長		HT	cm	160	
	体重		BW	kg	58	
	体脂肪			%	20.8	
循環器	血圧	収縮期	systolic-p	mmHg	128	
		拡張期	diastolic-p	mmHg	70	
血液一般	白血球数		WBC	/μL	7,500	
	赤血球数		RBC	/μL	510×10^4	
	ヘモグロビン		Hb	g/dL	11	
	血小板数		PLC	/μL	40×10^4	
血液生化学	肝臓系	総蛋白	TP	g/dL	6.4	
		アルブミン	Alb	g/dL	4.0	
		総ビリルビン	TB	mg/dL	1.0	
		アルカリフォスファターゼ	ALP	IU/L	210	
		AST（GOT）[注]	AST	IU/L	33	
		ALT（GPT）[注]	ALT	IU/L	45	
	腎臓系	尿素窒素	BUN	mg/dL	8	
		クレアチニン	Cr	mg/dL	0.9	
		推定糸球体濾過量	eGFR	mL/分/1.73 m^2	71	
	膵臓系	血清アミラーゼ	Amy	IU/L	88	
		リパーゼ	Lp	IU/L	30	
	代謝系	尿酸	UA	mg/dL	5.5	
		ナトリウム	Na	mEq/L	142	
		カリウム	K	mEq/L	4.1	
		クロル	Cl	mEq/L	101	
		カルシウム	Ca	mEq/L	10.1	
	脂質系	総コレステロール	TC	mg/dL	200	
		LDLコレステロール	LDL-Cho	mg/dL	99	
		HDLコレステロール	HDL-Cho	mg/dL	55	
		中性脂肪	TG	mg/dL	120	
	糖代謝	早朝空腹時血糖	FBS	mg/dL	103	
		グリコヘモグロビン	HbA1c	%	5.8	
尿検査	尿糖			（基準値−）	−	
	尿蛋白			（基準値−）	−	

注）AST（GOT）：アスパラギン酸アミノトランスフェラーゼ，ALT（GPT）：アラニンアミノトランスフェラーゼの略．

B クローン病

性・年齢・職業	男性，21 歳，大学生	主 訴	腹痛，下痢，発熱
家族構成・家族歴	一人暮らし．母親が糖尿病	既往歴	やせ，食物アレルギー

問診結果	高校 2 年で小腸型クローン病と診断され，経腸栄養療法と低脂肪・低刺激の経口食を併用した，ハーフ ED 療法を施行していた．経腸栄養は夜間経鼻栄養を実施していたが，大学に進学して一人暮らしをするようになり，体調も良好であったため，大学 1 年の終わりに中止した．食事も不規則になり，朝食はコンビニのおにぎり 2 個とお茶，昼食は学食でカレーライスやから揚げ，カツ丼など脂質の多い食事をとり，夕食はアルバイト先でまかない食の炒飯やラーメンを夜遅くに食べる生活をしていた．大学 3 年になり下痢の回数が増えたが，授業が忙しくなり，睡眠時間も減ったため，夜間経鼻栄養を再開できない状態であった．5 月の連休に実家に帰り，ゆっくり過ごしていたところ，下痢の回数が増加して，腹痛と発熱のため受診となった．

症例による検査値から異常値を読み取り，右欄にメモを取りなさい．

	検査項目	略 語	単 位	検査値	Memo
身体検査	身長	HT	cm	172	
	体重	BW	kg	52	
	体脂肪	%		17.6	
循環器	血圧 収縮期	syntolic-p	mmHg	98	
	血圧 拡張期	diastolic-p	mmHg	42	
血液一般	白血球数	WBC	/μL	9,800	
	赤血球数	RBC	/μL	400×10^4	
	ヘモグロビン	Hb	g/dL	11	
	血小板数	PLC	/μL	41×10^4	
免疫・血清	C 反応性蛋白	CRP	mg/dL	3.8	
血液生化学	肝臓系 総蛋白	TP	g/dL	5.2	
	アルブミン	Alb	g/dL	3.9	
	総ビリルビン	TB	mg/dL	0.5	
	アルカリフォスファターゼ	ALP	IU/L	110	
	AST（GOT）[注]	AST	IU/L	15	
	ALT（GPT）[注]	ALT	IU/L	30	
	腎臓系 尿素窒素	BUN	mg/dL	7	
	クレアチニン	Cr	mg/dL	0.9	
	推定糸球体濾過量	eGFR	mL/分/1.73 m^2	70	
	膵臓系 血清アミラーゼ	Amy	IU/L	80	
	リパーゼ	Lp	IU/L	33	
	代謝系 尿酸	UA	mg/dL	4.2	
	ナトリウム	Na	mEq/L	135	
	カリウム	K	mEq/L	3.7	
	クロル	Cl	mEq/L	100	
	カルシウム	Ca	mEq/L	9.7	
	脂質系 総コレステロール	TC	mg/dL	135	
	LDL コレステロール	LDL-Cho	mg/dL	70	
	HDL コレステロール	HDL-Cho	mg/dL	50	
	中性脂肪	TG	mg/dL	50	
	糖代謝 早朝空腹時血糖	FBS	mg/dL	89	
	グリコヘモグロビン	HbA1c	%	5.0	
尿検査	尿糖		（基準値－）	－	
	尿蛋白		（基準値－）	－	

注）AST（GOT）：アスパラギン酸アミノトランスフェラーゼ，ALT（GPT）：アラニンアミノトランスフェラーゼの略．

2）SOAP 記録

SOAP 記録の書式例（付録 p.190）に則り，記入しなさい．

3）モデル献立

	A	胃・十二指腸潰瘍（回復期）				B	クローン病（寛解期）	
		献立名	材料名	純使用量（g）			献立名	材料名	純使用量（g）
朝食		フレンチトースト	食パン	80		朝食	成分栄養剤（エレンタール®）を夜間投与のため，朝食は欠食	エレンタール®	240
			鶏卵	50					
			普通牛乳	80					
			バター	5					
			砂糖・上白糖	6					
		野菜スープ	ブロッコリー	50					
			カリフラワー	30					
			固形ブイヨン	0.5					
			かつおだし	150					
		バナナヨーグルト	バナナ	45					
			ヨーグルト・全脂無糖	70					
昼食		ご飯	軟飯・精白	220		昼食	全粥	全粥・精白	200
		鶏肉と野菜のミルク煮	鶏肉・もも・皮なし	80			鶏肉と野菜のミルク煮	鶏肉・むね・皮なし	40
			はくさい	50				はくさい	50
			にんじん	25				にんじん	25
			脱脂粉乳	10				脱脂粉乳	10
			甘みそ	12				甘みそ	12
			かつおだし	200				かつおだし	200
		大根と焼き豆腐の煮物	だいこん	100			大根と焼き豆腐の煮物	だいこん	100
			焼き豆腐	60				焼き豆腐	60
			かつおだし	150				かつおだし	150
			こいくちしょうゆ	6				こいくちしょうゆ	6
			本みりん	3				本みりん / 酒	3/3
			酒	3			小松菜の和え物	こまつな	50
		小松菜の和え物	こまつな	50				しらす干し（半乾燥品）	3
			しらす干し（半乾燥品）	3				砂糖・上白糖	3
			砂糖・上白糖	3				こいくちしょうゆ	3
			こいくちしょうゆ	3					
夕食		ご飯	軟飯・精白	220		夕食	全粥	全粥・精白	200
		鮭のホイル焼き	しろさけ	80			鮭のホイル焼き	しろさけ	60
			たまねぎ	30				たまねぎ	30
			にんじん	15				にんじん	15
			こいくちしょうゆ	5				こいくちしょうゆ	5
			本みりん / 酒	3/3				本みりん	3
		かぶら蒸しあんかけ	かぶ	100				酒	3
			バナメイエビ	10			かぶら蒸しあんかけ	かぶ	100
			ほうれんそう	35				バナメイエビ	10
			本みりん	3				ほうれんそう	30
			こいくちしょうゆ	3				本みりん	3
			かつおだし	50				こいくちしょうゆ	3
			かたくり粉	5				かつおだし	50
		長芋のみそ汁	ながいも	50				かたくり粉	5
			油揚げ	8			長芋のみそ汁	ながいも	50
			葉ねぎ	5				油揚げ	4
			甘みそ	12				甘みそ	12
			かつおだし	150				かつおだし	150
間食		フルーツヨーグルト	もも・缶詰・黄	50		間食	フルーツヨーグルト	もも・缶詰・黄	50
			ヨーグルト・全脂無糖	100				ヨーグルト・全脂無糖	100
								砂糖・上白糖	10
								MCT パウダー	12

調理上のポイント，とくに工夫した点

A 胃・十二指腸潰瘍
① フレンチトーストは，牛乳と卵を混ぜてから食パンによく浸み込ませて焼く．
② 野菜スープに使用したブロッコリーとカリフラワーは，固い繊維が残らないように花の部分だけを利用する．

B クローン病
① 野菜は，繊維を切るように下処理して，やわらかくゆでる．
② MCT と砂糖をヨーグルトに入れて，エネルギーをアップした．

4) モデル献立のおもな栄養量の1日配分

栄養素	A 胃・十二指腸潰瘍					B クローン病				
	合計	朝食	昼食	夕食	間食	合計	朝食	昼食	夕食	間食
エネルギー (kcal)	1,630	489	525	519	97	1,846	900	338	364	244
たんぱく質 (g)	70.9	19.5	25.5	22.4	3.5	85.5	42.0	20.4	19.6	3.5
脂質 (g)	31.6	16.3	7.1	5.3	2.9	24.8	1.5	4.5	3.9	14.9

5) エネルギーと栄養素摂取量

栄養素	単位	A 胃・十二指腸潰瘍	B クローン病
エネルギー	kcal	1,630	1,846
たんぱく質	g	70.9	85.5
総脂質	g	31.6	24.8
飽和脂肪酸	g	13.14	3.52
n-6 系脂肪酸	g	4.93	2.77
n-3 系脂肪酸	g	1.56	1.11
コレステロール	mg	373	105
炭水化物	g	212.4	111.8
食物繊維	g	21.9	10.0
ビタミン A	μgRAE	826	572
ビタミン B_1	mg	0.97	0.54
ビタミン B_2	mg	1.67	0.76
ビタミン C	mg	188	82
ナトリウム	mg	2,753	2,751
カリウム	mg	3,820	3,194
カルシウム	mg	877	1,016
リン	mg	1,482	1,222
鉄	mg	9.1	11.0
食塩相当量	g	7.2	5.1

6）モデル献立の栄養比率

栄養素	A 胃・十二指腸潰瘍	B クローン病
エネルギー産生栄養素バランス （P：F：C比）	P：19.3% F：18.2% C：62.5%	P：18.0% F：12.0% C：70.0%
穀類エネルギー比	45.1%	27.8%
動物性たんぱく質比	56.8%	61.8%
n-3：n-6	1：4.0	1：2.0
Na：K	1：1.4	1：1.2
Ca：P	1：1.6	1：1.1

liver disease

03 肝疾患

1 疾患の概要・特性

　肝臓は生体内における栄養代謝の中心である．腸管から吸収された栄養が，門脈を経由して最初に通過する臓器であり，栄養素の代謝や処理を行う．また，胆汁の排泄，毒・薬物の解毒など多様でかつ重要な機能を果たしている．肝臓は人体における重大な臓器で，重さは成人で約 1,200 g あり，血液を大量に含むので軟らかく暗褐色を呈している．肝臓へ血液を供給する 2 本の血管は門脈と肝動脈がある．門脈は栄養分を運び，肝動脈は分岐し固有肝動脈となって酸素を供給する（図1，2）．

　肝炎は発症様式・病態により急性肝炎，慢性肝炎に区別される．原因としては，ウイルス性による

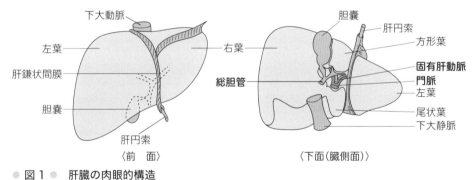

● 図1 ● 肝臓の肉眼的構造

（香川靖雄ほか編：人体の構造と機能及び疾病の成り立ち 各論，p.191，南江堂，2013）

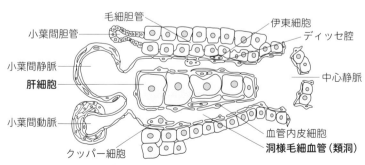

● 図2 ● 肝臓の微細構造

（金澤寛明：人体の構造と機能 はじめての解剖生理学，p.89，南江堂，2013）

ものと，アルコール性，薬物性，自己免疫性などに分類される．一部は高度の肝機能低下を伴い急性肝不全や劇症肝炎に移行する場合もある．

■ 急性肝炎

ほとんどが肝炎ウイルスの感染によるものである．特徴を**表1**に示す．

1）治療の基本

安静と食事療法が基本となる．80％は回復する．

2）栄養アセスメント

① 十分な経口摂取が可能かどうか確認．

● 表1 ● 肝炎ウイルスの特徴

	A 型肝炎	B 型肝炎	C 型肝炎	E 型肝炎
起因ウイルス	A 型肝炎ウイルス（HAV）	B 型肝炎ウイルス（HBV）	C 型肝炎ウイルス（HCV）	E 型肝炎ウイルス（HEV）
感染経路	経口感染（ウイルス汚染された食物，水の摂取），患者の糞便	非経口感染（医療事故，性交渉，母子感染など）．患者の血液，精液	血液によって感染するが，感染力は弱い．B 型肝炎と異なり母子感染．夫婦間感染はまれ	経口感染（ウイルス汚染された食物，水の摂取），感染者の糞便
潜伏期間	14 ～ 45 日	6 週間～ 6 か月	輸血後肝炎の場合は 2 ～16 週間	40 日
症状・予後	38℃以上の発熱をもって急激に発病．全身倦怠感，食欲不振，嘔吐，黄疸．約 1 ～ 2 か月で治癒．慢性化することはほとんどない．ときに劇症化することもある	全身倦怠感，食欲不振，嘔吐，黄疸．ウイルスキャリアのうち 10％前後が慢性肝疾患（慢性肝炎，肝硬変，肝がん）に悪化．キャリアの90％が発病せずに一生を終える．急性肝炎から慢性化することは少ない	全身倦怠感，食欲不振，黄疸．感染すると成人でも慢性化する場合が多い．インターフェロンなどの治療が奏効しない場合．数十年以上の歳月を経て，肝がんに移行することがある	A 型肝炎に類似．成人では黄疸，食欲不心，悪心，嘔吐，肝腫大．肝機能異常は 4 ～ 8 週間以内で正常化．予後は一般的によい．ただし，妊娠第 3 期に発症すると劇症肝炎になりやすく死亡率が 17 ～33％
予防方法	生活環境の改善．ワクチンの投与，免疫グロブリンの投与	感染者の体液に触れない．ワクチンの投与，免疫グロブリンの投与	ワクチンを研究中	浸淫地域[注2] での生水，生物を飲食しない．ワクチンを研究中
治療方法	対症療法	対症療法．インターフェロン．ラミブジン	対症療法以外に，インターフェロン療法，近年はインターフェロンと経口薬（リバビリンなど）併用，また経口新薬[注1]による治療が試みられている	対症療法
キャリア人口	存在しない	120～140 万人（推定）	100～200 万人（推定）	存在しない

注 1）現在では，非常に高価であるが，95% から 100% の著効率といわれる経口治療薬が開発されている（ソホスブビル・レジパスビル配合錠，オムビタスビル・パリタプレビル・リトナビル配合錠など）．
注 2）黄熱病，マラリアなどが発生しやすい，または進行しやすい地域・地帯．

（嶋津孝，下田妙子編：臨床栄養学 疾病編，第 3 版，p. 45，化学同人，2014 を一部改変）

② 身体計測を行い浮腫，腹水の有無を確認．

③ 血液生化学検査を行う．ただしアルブミン，コレステロール，コリンエステラーゼなどは肝細胞で合成されるため，摂取不良または肝機能障害によるものが判定できない場合もあるので，肝炎ウイルスマーカーが必須である．

3）栄養計画

① 食事療法が中心であって，経口摂取が無理な場合は静脈栄養法を行う．

② 肝庇護と肝細胞再生のため高エネルギー・たんぱく質が基本となる．

③ アルコール性が関与しているものは，アルコールは禁忌とする．

■ 慢性肝炎

肝臓に 6 か月以上炎症が持続している状態をいう．

1）治療の基本

① 肝炎の活動性と肝硬変への進展，肝細胞がんの発生の抑制．

② 薬物の治療法としてインターフェロン，核酸アナログなどがある．

③ 鉄の過剰な蓄積がある場合は瀉血療法を行う．

2）栄養アセスメント

① 身体計測を行う．

② 肥満の有無を確認．

③ 血液生化学検査所見が重要であり，AST，ALT，γ-グロブリン，γ-GTP，ビリルビンなどが指標となる．

④ 膠質反応の上昇（TTT，ZTT）も重要である（付録 02 検査項目（p.192）を参照）．

3）栄養計画

① エネルギーは 30 〜 35 kcal/kg/ 日，たんぱく質は 1.0 〜 1.2 g/kg/ 日（標準体重とする）．

② アルコール性が関与しているものは原則禁止とする．

③ 抗酸化作用をもつビタミン，ミネラルの摂取．

■ 肝硬変

持続性の炎症により肝細胞壊死と再生が繰り返され，肝全体が線維化された状態をいう．慢性肝炎，アルコール性肝障害，非アルコール性脂肪肝炎などの終末像である．肝機能症状により代償性肝硬変と非代償性肝硬変に分けられる．代償期は比較的肝機能は保たれているが，全身倦怠感，食欲不振，上腹部不快感を示すこともある．非代償期になると黄疸，浮腫，腹水，消化管出血（食道静脈瘤破裂，胃潰瘍），肝性脳症などをきたす（**図 3，4**）．

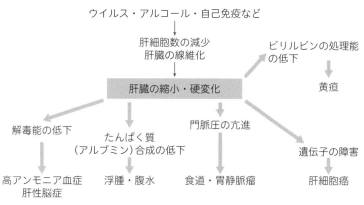

● 図3 ● 肝臓障害の病態

（森脇久隆，三輪佳行：臨床栄養学Ⅱ，初版／近藤和雄，中村丁次編，p.64，第一出版，2005を一部改変）

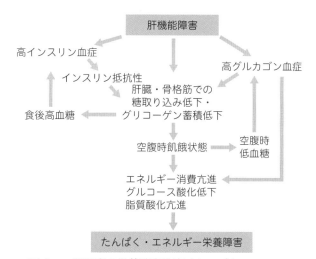

● 図4 ● 肝硬変の栄養障害発症メカニズム

（岡本康子ほか編：よりわかりすぐ役立つ NST 重要ポイント集，p.70，日本医学館，2007）

1）治療の基本

代償期には食事療法および薬剤療法として胃粘膜保護薬，肝庇護薬などが投与される．非代償期には症状および合併症に応じて食事療法と薬物療法を行う．

2）栄養アセスメント

肝硬変患者の多くはたんぱく質・エネルギー低栄養状態（PEM：Protein Energy Malnutrition）にある．

① 肝性脳症や耐糖能異常の有無．

② 身体計測（浮腫，腹水の有無の確認）．

③ 予備能の指標として肝臓の重症度分類（Child-Pugh 分類，**表2**）が用いられる．

④ 血液生化学検査では血小板の減少，アルブミンの低下，プロトロンビン時間の延長，γ-グロブリ

項目 　　　　　ポイント	1 点	2 点	3 点
肝性脳症	なし	軽度（Ⅰ・Ⅱ）	昏睡（Ⅲ以上）
腹水	なし	少量	中等量以上
血清ビリルビン（mg/dL） （胆汁うっ滞）	<2.0 （<4.0）	2.0 ～ 3.0 （4.0 ～ 10.0）	>3.0 （>10.0）
血清アルブミン（g/dL）	>3.5	2.8 ～ 3.5	<2.8
プロトロンビン活性値（%） プロトロンビン時間 INR	>70 <1.7	40 ～ 70 1.7 ～ 2.3	<40 >2.3

注）grade A：5 ～ 6 点，grade B：7 ～ 9 点，grade C：10 ～ 15 点

（日本肝臓学会編：慢性肝炎・肝硬変の診療ガイド 2019, p.64, 文光堂，2019）

ン上昇，膠質反応亢進（TTT，ZTT），分岐鎖アミノ酸の減少などが指標となる．

⑤ Fischer 比 1.8 以下，BTR（総分岐鎖アミノ酸 / チロシンモル比）3.0 以下

⑥ 食事摂取量，排尿，排便状況の確認．

3）栄養計画

① 代償期

・エネルギーは 30 ～ 35 kcal/kg/ 日，たんぱく質は 1.0 ～ 1.2 g/kg/ 日（標準体重とする）．

・アルコールは禁止とする．

・過不足のない栄養バランスを考える．

② 非代償期

栄養代謝障害が認められることから，病態に応じた栄養療法を行う．

● 消化管出血

門脈圧亢進のため，食道などの静脈瘤からの出血，胃・十二指腸からの出血頻度も高いことから，食道・上皮に損傷を与えないように軟らかく消化のよいものをゆっくりよく噛んで食べる．潰瘍治療剤やビタミン K 剤の投与も行われる．

● 高アンモニア血症

アンモニアは腸内細菌の働きにより腸管内で産出され肝臓で代謝，尿へ排泄される．筋肉においてはグルタミン産生の際に処理される．したがって肝障害，筋萎縮であればアンモニアは処理されにくく，血中でのアンモニア濃度が上昇する．よってアンモニア生成の原因となるたんぱく質を制限しアンモニア量を減少させる（0.6 ～ 1.0 g/kg/ 日）．

肝性脳症発症予防には便秘を整える必要があるため，ヘミセルロース，ペクチンなど水溶性食物繊維を積極的に取り入れる．

肝不全用経腸栄養剤（BCAA 製剤）の使用を行う（**図 5**）．

● 低アルブミン血症

たんぱく質合成が低下することにより**膠質浸透圧**が低下し，また**腹水，浮腫**がみられることからエネルギー，たんぱく質の補給を行う．

● 腹水・浮腫

塩分制限を行う．5 ～ 7 g/ 日を目安とする．重症の場合は 3 g/ 日以下にする．水分制限は難治

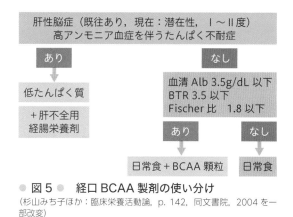

● 図5 ● 経口BCAA製剤の使い分け

（杉山みち子ほか：臨床栄養活動論, p. 142, 同文書院, 2004 を一部改変）

性の腹水などでは1,000 mL以下程度に制限し尿量をみながら増減する. 利尿剤の投与も行う. 腹水貯留患者では胃が圧迫されていることから少量頻回食とする.

● 耐糖能異常

糖の利用が遅延して発症する. 肝臓へのグリコーゲン蓄積量が減少するためにみられるもので, 飢餓状態となる. 早期の空腹時の飢餓状態を改善する目的で夜食（LES食）として200 kcal程度を補うことが有効とされている. BCAAの低下が予測されることから, 肝不全用経腸栄養剤を利用することもある.

● 食道静脈瘤

かたい食べ物を飲み込むことで生じる, 食道粘膜への傷や, 咳き込むことの刺激で静脈瘤が破裂することがあるため注意する. 食事は軟らかく調理する. 栄養素が不足しないように肝不全用経腸栄養剤を併用するとよい. 食道の炎症を悪化させる香辛料など刺激物は避ける.

脂肪肝・アルコール性肝障害・非アルコール性脂肪肝炎

1）脂肪肝

脂肪肝は肝脂肪に脂肪沈着が1/3以上認められ, 壊死, 炎症, 線維の増生を伴わない病態を示す. 肝での中性脂肪・合成の亢進と脂肪酸酸化の低下, 肝からのリポたんぱく生成低下（脂肪輸送の障害）により生じる.

病因別では, 以下のようなものがある.

① エネルギーの過剰摂取による肥満からくる過栄養性脂肪肝

② 糖尿病を伴う脂肪肝

③ アルコール性脂肪肝

④ 飢餓, 吸収不良などの低栄養性脂肪肝　など

肥満・糖尿病・アルコール性脂肪肝は脂肪合成の増大であり, 飢餓など低栄養による脂肪肝は低たんぱく質のため肝でのリポたんぱく生成が低下し, リポたんぱくとして放出されないため肝臓に蓄積する. 特有な症状はないが, 食欲不振, 腹部膨満感がみられる場合もある.

2）アルコール性肝障害

　長期にわたる過剰の飲酒によって引き起こされる肝障害で，低栄養状態に陥っていることも多く，断酒が必要である．エネルギーは 30 ～ 35 kcal/kg/ 日，たんぱく質は 1.0 ～ 1.2 g/kg/ 日，ビタミン B 群を摂取するようにする．

3）非アルコール性脂肪肝炎（NASH：Nonalcoholic Steatohepatitis）

　飲酒歴がなく，あるいはウイルス性肝炎や自己免疫性肝炎など肝障害がないにもかかわらず，アルコール肝障害に類似した脂肪沈着を認め，さらに，肝組織に炎症や細胞浸潤を発症した状態をいう．一部は肝線維症や肝硬変に移行また肝細胞がんへの進行がみられる．

　肥満，耐糖能異常，脂質異常症など**メタボリックシンドローム**との関連があると指摘されている（図6）．

4）治療の基本

　食事療法と運動療法を基本とする．

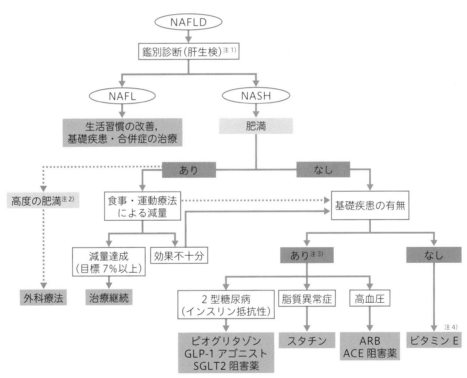

● 図 6 ● NAFLD/NASH 治療のフローチャート

注 1）肝生検を施行していないが線維化が疑われる NAFLD は NASH の可能性を検討し治療する．
注 2）保険適用は，①6 か月以上の内科的治療が行われているにもかかわらず BMI 35 kg/m³ 以上であること，②糖尿病，高血圧，脂質異常症，睡眠時無呼吸症候群のうち 1 つ以上を有していることと定められている．
注 3）基礎疾患それぞれに適応の薬剤にビタミン E を適宜追加する．
注 4）本邦では NAFLD/NASH 治療として保険適用になっていない．
・各段階において各々の基礎疾患に準じた治療を適宜追加する．

（日本消化器病学会・日本肝臓学会：NAFLD/NASH 診療ガイドライン 2020，p.xviii，2020）

5）栄養アセスメント

① 自覚症状がほとんどない.

② 肝の線維化は類同内や中心静脈周囲から進行することが特徴とされる.

③ 肥満症例が多い. また, 糖尿病, 高血圧, 脂質異常症などのメタボリックシンドロームの合併症が多い.

6）栄養計画

① 肥満改善を行うが, 急激な体重減少は病態を悪化させることがあり 2 ～ 3 kg/ 月を目標とする.

② エネルギー：25 ～ 30 kcal/kg/ 日, たんぱく質：1.0 ～ 1.2 g/kg/ 日, 脂質：20％以下

2 ┤ 栄養ケア

栄養基準量

栄養素	急性肝炎	代償期 慢性肝炎	非代償期 肝硬変	肝性脳症
エネルギー （kcal/kg/日）	25 ～ 30	30 ～ 35	25 ～ 30	25 ～ 30
たんぱく質 （g/kg/日）	0.8 ～ 1.0	1.2 ～ 1.5	1.0 ～ 1.2	0.7 ～ 0.8
脂 質 （%）	20	20 ～ 25	20 ～ 25	20 ～ 25
食塩相当量 （g）	5 ～ 7	5 ～ 7	5 ～ 7	3 ～ 5
BCAA の配慮	しない	しない	する	する

食品構成表

食品群	代償期 2,000 kcal P：80 g F：50 g	非代償期 1,800 kcal P：70 g F：40 g	食品群	代償期 2,000 kcal P：80 g F：50 g	非代償期 1,800 kcal P：70 g F：40 g
穀類（米飯類）	220×2	180×2	乳 類	200	150
穀類（パン・麺類）	120	120	油脂類（種実類含む）注）		
いも類	100	100	油脂類 / 種実類注）	15/2	15/2
果実類	200	200	緑黄色野菜類	150	150
魚介類	80	70	その他の野菜類 （きのこ含む）	200	200
肉 類	60	50	海藻類	5	5
卵 類	60	50	砂糖類	15	15
豆 類	100	100	み そ	8	8

注）油脂類はどちらかを選んで記入する.

③┤ 献立作成・調理上の注意点

① 食欲不振や腹部膨満感はエネルギー，たんぱく質，食物繊維などの不足を招く．病態を考慮して適正な栄養量を確保するよう工夫する.

② 必要量は 3 食に等分化を原則とする.

③ ビタミン B 群，脂溶性ビタミン，葉酸が欠乏しやすいので，緑黄色野菜，魚類を取り入れる.

④ 低カリウム血症は腹水や肝性脳症の誘因となるため，野菜，海藻，きのこ類，果物などを取り入れる.

⑤ 亜鉛は肝臓の線維化に伴い，不足となる.

⑥ 香辛料を使用する．また，香味野菜は食欲を増進させる.

⑦ 食材は栄養バランスを保ち，飽きがこないよう少量多品目とする.

⑧ 間食を利用し栄養素を補う.

⑨ 腹部膨満感があるときは，炭酸飲料を避ける.

⑩ 便秘予防には野菜，果物，ヨーグルトを利用する.

⑪ 熱すぎたり，刺激があったりする調理は避け，煮る・蒸す・ゆでるなどの調理方法を行う.

⑫ 旨味で食品素材の味を引き立たせる（酸味，香りを利用）.

4 症 例

1）症例と検査値

性・年齢・職業	男性，78歳，無職	主 訴	腹部膨満感，食欲不振
家族構成・家族歴	妻と2人	既往歴	肝性脳症，狭心症
問診結果	3か月前から腹部膨満感が著明であったが受診せず，膨満感と食欲不振が著しいことと血便が出現したことにより開業医を受診，開業医より当病院に紹介され入院となった． 食道静脈瘤破裂による出血に対し，内視鏡的止血術が施行された．腹水が顕著にあることにより利尿剤管理と減塩にて改善した． 外食は週2回で和食が多かった．味付けは濃いものを好み，漬物を毎食食べている．飲酒習慣はない．		

症例による検査値から異常値を読み取り，右欄にメモを取りなさい．

検査項目		略 語	単 位	検査値	Memo
身体検査	身長	HT	cm	168	
	体重	BW	kg	58	
	体脂肪		%	22	
循環器	血圧 収縮期	systolic-p	mmHg	142	
	拡張期	diastolic-p	mmHg	89	
血液一般	白血球数	WBC	/μL	6.5	
	赤血球数	RBC	/μL	354×10^4	
	ヘモグロビン	Hb	g/dL	11.2	
	血小板数	PLC	/μL	15×10^4	
血液生化学	総蛋白	TP	g/dL	6.2	
	アルブミン	Alb	g/dL	2.6	
	総ビリルビン	TB	mg/dL	2.2	
	アルカリフォスファターゼ	ALP	IU/L	251	
肝臓系	AST（GOT）注)	AST	IU/L	82	
	ALT（GPT）注)	ALT	IU/L	54	
	γ-グルタミルトランスペプチダーゼ	γ-GTP	IU/L	45	
	プロトロンビン	PT	%	68	
	アンモニア	NH_3	μg/dL	43	
腎臓系	尿素窒素	BUN	mg/dL	21	
	クレアチニン	Cr	mg/dL	0.5	
	推定糸球体濾過量	eGFR	mL/分/1.73 m^2	68	
膵臓系	血清アミラーゼ	Amy	IU/L		
	リパーゼ	Lp	IU/L		
代謝系	尿酸	UA	mg/dL		
	ナトリウム	Na	mEq/L	142	
	カリウム	K	mEq/L	4.0	
	クロル	Cl	mEq/L	100	
	カルシウム	Ca	mEq/L	9.5	
脂質系	総コレステロール	TC	mg/dL	140	
	LDLコレステロール	LDL-Cho	mg/dL	120	
	HDLコレステロール	HDL-Cho	mg/dL	42	
	中性脂肪	TG	mg/dL	80	
糖代謝	早朝空腹時血糖	FBS	mg/dL	96	
	グリコヘモグロビン	HbA1c	%	4.8	
尿検査	尿糖		（基準値−）	（−）	
	尿蛋白		（基準値−）	（−）	

注）AST（GOT）：アスパラギン酸アミノトランスフェラーゼ，ALT（GPT）：アラニンアミノトランスフェラーゼの略．

2）SOAP 記録

SOAP 記録の書式例（付録 p.190）に則り，記入しなさい.

3）モデル献立

	A 非代償期				B 非代償期・肝不全用経腸栄養剤		
	献立名	材料名	純使用量（g）		献立名	材料名	純使用量（g）
朝食	パン	ロールパン	120	朝食	パン	ロールパン	120
		いちごジャム・低糖度	10			いちごジャム・低糖度	10
	野菜サラダ	鶏卵	30		野菜サラダ	きゅうり	50
		きゅうり	50			トマト	50
		トマト	50			ハム	5
		ハム	5			食塩	0.1
		食塩	0.1			和風ドレッシング	6
		和風ドレッシング	6		フルーツ	りんご	100
	フルーツ	りんご	100		コーヒー	コーヒー	200
	コーヒー	コーヒー	100				
	牛乳	普通牛乳	100				
昼食	ごはん	米飯・精白	180	昼食	ごはん	米飯・精白	100
	さけのムニエルチーズのせ	しろさけ	60		さけのムニエル	しろさけ	50
		食塩	0.2			小麦粉・薄力1等	1
		小麦粉・薄力1等	2			バター	3
		バター	3			にんじん	10
		にんじん	10			パセリ	少々
		ナチュラルチーズ	20		和風ポトフ	キャベツ	40
		パセリ	少々			オクラ	10
	和風ポトフ	キャベツ	40			にんじん	20
		オクラ	10			乾燥わかめ・水戻し	10
		にんじん	20			こいくちしょうゆ	3
		乾燥わかめ・水戻し	15			本みりん	3
		こいくちしょうゆ	5			食塩	0.2
		本みりん	3			かつおだし	40
		食塩	0.2		豆腐とにらのオリーブ油炒め	木綿豆腐	50
		かつおだし	40			ほんしめじ	10
	豆腐とにらのオリーブ油炒め	木綿豆腐	100			にら	10
		ほんしめじ	15			オリーブ油	5
		にら	20			ウスターソース	3
		オリーブ油	5			砂糖・上白糖	2
		ウスターソース	3		フルーツ	日本なし	50
		砂糖・上白糖	2		肝不全用経腸栄養剤	アミノレバン®EN	1包
	フルーツ	日本なし	50				

A 非代償期		
献立名	材料名	純使用量（g）
ごはん	米飯・精白	180
鶏肉の南蛮漬け	鶏肉・もも・皮つき	50
	食塩	0.3
	こしょう・白	少々
	穀物酢	10
付け合わせ	じゃがいも	50
	赤ピーマン	10
	たまねぎ	20
	調合油	8
煮びたし	はくさい	60
	じゅうろくささげ	10
	乾しいたけ	1
	こいくちしょうゆ	5
	砂糖・上白糖	2
	かつおだし	20
かぼちゃサラダ	かぼちゃ・西洋	50
	干しぶどう	5
	さつまいも	12
	鶏卵	10
	マヨネーズ・全卵型	2
	食塩	0.2
バナナのヨーグルトかけ	ヨーグルト・全脂 無糖	50
	バナナ	40

（夕食）

B 非代償期・肝不全用経腸栄養剤		
献立名	材料名	純使用量（g）
ごはん	米飯・精白	100
鶏肉の南蛮漬け	鶏肉・もも・皮つき	40
	食塩	0.1
	こしょう・白	少々
	穀物酢	8
付け合わせ	じゃがいも	30
	赤ピーマン	10
	たまねぎ	20
	調合油	5
煮びたし	はくさい	60
	じゅうろくささげ	10
	乾しいたけ	1
	こいくちしょうゆ	5
	砂糖・上白糖	2
	かつおだし	20
かぼちゃサラダ	かぼちゃ・西洋	30
	干しぶどう	5
	さつまいも	12
	マヨネーズ・全卵型	5
フルーツ	バナナ	100
肝不全用経腸栄養剤	アミノレバン®EN	1包

（夕食）

肝不全用経腸栄養剤

製品名	容量（g）	エネルギー（kcal）	たんぱく質〔BCAA〕(g)	脂質（g）	EPA（mg）	DHA（mg）	亜鉛（mg）	鉄（mg）
アミノレバン®EN	50	213	13.5〔6.1〕	3.7			0.85	1.33
ヘパン ED®	80	310	11.2〔5.5〕	2.8				
ヘパス®	125	200	6.5〔3.5〕	6.7	100	65	7.5	<0.3

調理上のポイント，とくに工夫した点

A 非代償期
① 塩分制限を行う．

② n-3 系脂肪酸食品（植物油や魚類など）の積極的な使用．

③ 野菜の使用（食物繊維，ビタミン群の摂取）．

B 非代償期・肝不全用経腸栄養剤
① アミノ酸代謝異常では食事内容の一部を肝不全用経腸栄養剤で置き換える．

② 1 日に必要なエネルギーやたんぱく質から，肝不全用経腸栄養剤のエネルギーやたんぱく質を差し引いた栄養量とする．

4）モデル献立のおもな栄養量の1日配分

栄養素	A 非代償期				B 非代償期・肝不全用経腸栄養剤			
	合計	朝食	昼食	夕食	合計	朝食	昼食＋（アミノレバン®EN）	夕食＋（アミノレバン®EN）
エネルギー（kcal）	1,899	583	638	678	1,816	486	392 +（213）	512 +（213）
たんぱく質　　（g）	65.5	18.2	29.4	17.9	67.0	11.9	16.3 +（13.5）	11.8 +（13.5）
脂　質　　　　（g）	55.1	17.2	19.0	18.9	44.4	11.0	11.7 +（3.7）	14.3 +（3.7）

5）エネルギーと栄養素摂取量

栄養素	単 位	A 非代償期	B 非代償期・肝不全用経腸栄養剤
エネルギー	kcal	1,899	1,816
たんぱく質	g	65.5	67.0
総脂質	g	55.1	44.4
飽和脂肪酸	g	19.9	11.1
n-6 系脂肪酸	g	9.4	6.7
n-3 系脂肪酸	g	1.9	1.5
コレステロール	mg	273	77.5
炭水化物	g	249.6	191.3
食物繊維	g	25.4	20.0
ビタミン A	μgRAE	740	462
ビタミン B_1	mg	0.87	0.7
ビタミン B_2	mg	1.13	0.6
ビタミン C	mg	130	121
ナトリウム	mg	2,347	1,711
カリウム	mg	2,823	2,378
カルシウム	mg	639	255
リン	mg	1,116	664
鉄	mg	6.3	7.1
食塩相当量	g	5.9	4.3

6）モデル献立の栄養比率

栄養素	A 非代償期	B 非代償期・肝不全用経腸栄養剤
エネルギー産生栄養素バランス（P：F：C 比）	P：13.8% F：26.1% C：60.1%	P：14.8% F：22.0% C：63.2%
穀類エネルギー比	49.5%	47.2%
動物性たんぱく質比	45.5%	62.3%
n-3：n-6	1：4.8	1：2.5
Na：K	1：1.2	1：1.9
Ca：P	1：1.7	1：2.1

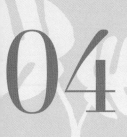

04 膵 炎

❶ 疾患の概要・特性

　膵臓は全長約15cmの実質性臓器であり，膵頭部・膵体部・膵尾部に分けられる．膵臓は膵液を分泌する外分泌腺とホルモンを分泌する内分泌腺から構成される．外分泌腺からは栄養素の消化酵素が分泌され，内分泌腺からは血糖調節のホルモンである**インスリン，グルカゴン**などが分泌される（図1）．

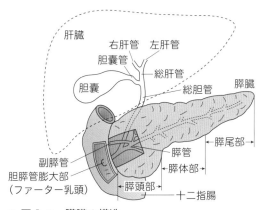

● 図1 ● 膵臓の構造
（香川靖雄ほか編：人体の構造と機能及び疾病の成り立ち 各論, p.189, 南江堂, 2013）

1）急性膵炎

　急性膵炎とは，膵液酵素が何らかの原因により膵臓内の活性化の亢進や防御作用の破綻によって，膵臓が自己消化を起こした状態をいう．重症では出血・壊死がみられる．成因はアルコールの多飲，胆石症，原因不明な突発性の脂質異常症などがある．

（1）治療の基本

① 安静と絶食
② 輸液管理
③ 疼痛治療（薬物療法）

（2）栄養アセスメント

① 発症から初期治療までの期間が短ければ，栄養状態は比較的保たれている．

② 生化学検査では**血清アミラーゼ，リパーゼ**の上昇がみられる．白血球増加，CRP の上昇もみられる．代謝亢進，異化亢進状態のため BUN や血糖値上昇がみられる．

③ たんぱく質異化亢進時にはエネルギー不足に注意する．

④ 急性期を脱したあとは，身体計測を行い栄養状態の評価を行う．

（3）栄養計画

① 食事療法は，予後の影響が重大であることから，慎重に進める．

② 臨床症状が回復し，血液生化学検査の結果が改善されたら，流動食から開始し分粥食，七分～全粥食へ移行する．

③ 糖質を主体とし，低脂肪および良質のたんぱく質を基本とする．炎症が治まるまでは脂質は 30 g/ 日以下とする．

④ 胃液分泌が亢進するもの（アルコール，カフェイン，炭酸水，香辛料，刺激物）は避ける．

⑤ 3 食を等分に分け，規則正しい食生活とする．

2）慢性膵炎

　病期が 6 か月以上に及び，膵実質細胞の破壊と線維化，細胞浸潤，肉芽組織などの慢性変化が不可逆性に進行し，膵臓の外・内分泌機能の低下を伴う疾患をいう．成因はアルコール多飲，胆石症であるが，原因不明の場合もある．

（1）治療の基本

① 禁酒，食事療法，薬物療法

② **経過時期**（代償期，移行期，非代償期）を見きわめる必要がある．代償期では急性膵炎の再燃焼予防と疼痛管理，非代償期では良好な血糖コントロールと吸収障害管理を行う．

（2）栄養アセスメント

① 生化学検査では，ヘモグロビン，総コレステロール，アルブミンが吸収不良による栄養指標となる．

② 血清，尿アルブミンの上昇がみられる．また肝機能，腎機能，血糖値の上昇がみられることもある．

③ 食欲不振，悪心，嘔吐など胃腸症状の有無の確認．

④ 体重減少，浮腫の有無の確認．

（3）栄養計画

　消化吸収不良，耐糖能異常，脂質制限食，また疼痛発作のため食事量の自己制限から栄養状態が低下する．長期の脂質摂取量低下では脂溶性ビタミン欠乏が起こりやすい．

① 代償期

　・膵臓の安静を保つ．

　・アルコール摂取，過食，胃酸分泌を亢進させる炭酸や香辛料は避ける．

　・膵臓の再生修復のために良質なたんぱく質を摂取する．

　・脂肪制限食（30 g/ 日以下）とする．

② 非代償期

- 糖代謝障害，消化吸収障害のため低栄養をきたしやすいことに注意する．
- エネルギー摂取は 30 kcal/kg/ 日を目安とする．
- 脂溶性ビタミン不足となることから，脂肪は 40 g/ 日とする．
- 膵リパーゼを必要としない中鎖脂肪酸（MCT）の利用が有効的である．

2 ─ 栄養ケア

栄養基準量

栄養素		**A** 慢性膵炎（代償期）	**B** 慢性膵炎（非代償期）
エネルギー	(kcal)	1,600 ～ 1,800	1,600 ～ 1,800
たんぱく質	(g)	60 ～ 70	60 ～ 70
脂　質	(g)	30 以下	40 以下
炭水化物	(g)	281 ～ 300	260 ～ 280
食塩相当量	(g)	6.0	6.0

症例では，**A** 慢性膵炎（代償期）の栄養基準を使用した．

食品構成表

食品群	**A** (g)	**B** (g)	食品群	**A** (g)	**B** (g)
穀類（米飯類）	400	400	乳　類	30	30
穀類（パン・麺類）	100	100	油脂類	5	15
いも類	120	120	緑黄色野菜類	150	150
果実類	200	200	その他の野菜類（きのこ含む）	250	250
魚介類	80	80	海藻類	10	10
肉　類	40	40	砂糖類 / 粉あめ	5/20	10/0
卵　類	40	40	み　そ	5	5
豆　類	50	50			

3 ─ 献立作成・調理上の注意点

① 油を使用する調理は避け，揚げ物，炒め物は厳禁，煮物や蒸し物などとする．

② 脂質は乳化されたマヨネーズ，バター，マーガリンの少量の使用は可とする．

③ 炭水化物を主体とする．

④ 低脂質で良質のたんぱく質を摂取する．

⑤ 消化のよい食材を使用する．

⑥ エネルギー摂取のため，粉あめを使用する．

《粉あめの特徴》

- エネルギーは砂糖とほぼ同じでありながら，甘さが砂糖の 1/5 であるため，手軽にエネル

ギーを確保できる.

・甘味が低く，大量摂取が可能である.

・主成分は，でんぷんからつくられたマルトオリゴ糖である.

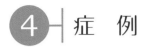 症　例

1）症例と検査値

性・年齢・職業	男性，58歳，会社員	主　訴	腹部痛，食欲不振，下痢
家族構成・家族歴	妻と息子の3人	既往歴	高血圧
問診結果	過食，アルコール多飲でドック受診時にはアミラーゼ，リパーゼが高値のため膵臓の精査をすすめられるも放置．1年前より上腹部痛と背部痛を繰り返し，体重も減少してきたことから，近医を受診．慢性膵炎と診断されたが，仕事が忙しいこともあり，疼痛が改善されると受診しないことが多かった．最近腹部痛の頻度が増し，加えて食欲不振，下痢も頻回となる．6か月で体重が6kg減少する．治療目的で当院に入院する．アルコールはほぼ毎日で，日本酒を3合．こってりした油っこいものを好み，食事量も多く，摂取時間は不規則である．		

症例による検査値から異常値を読み取り，右欄にメモを取りなさい.

	検査項目		略　語	単　位	検査値	Memo
身体検査	身長		HT	cm	168	
	体重		BW	kg	51	
	体脂肪			%		
循環器	血圧	収縮期	syntolic-p	mmHg	140	
		拡張期	diastolic-p	mmHg	85	
血液一般	白血球数		WBC	/μL	10,600	
	赤血球数		RBC	/μL	281×10^4	
	ヘモグロビン		Hb	g/dL	8.8	
	血小板数		PLC	/μL	3.8×10^4	
血液生化学	肝臓系	総蛋白	TP	g/dL	6.8	
		アルブミン	Alb	g/dL	3.1	
		総ビリルビン	TB	mg/dL	1.1	
		アルカリフォスファターゼ	ALP	IU/L		
		AST（GOT）[注]	AST	IU/L	24	
		ALT（GPT）[注]	ALT	IU/L	41	
	腎臓系	尿素窒素	BUN	mg/dL	20	
		クレアチニン	Cr	mg/dL	0.3	
		推定糸球体濾過量	eGFR	mL/分/1.73 m^2		
	膵臓系	血清アミラーゼ	Amy	IU/L	285	
		リパーゼ	Lp	IU/L	70	
	代謝系	尿酸	UA	mg/dL		
		ナトリウム	Na	mEq/L	134	
		カリウム	K	mEq/L	2.9	
		クロル	Cl	mEq/L		
		カルシウム	Ca	mEq/L		
	脂質系	総コレステロール	TC	mg/dL	110	
		LDLコレステロール	LDL-Cho	mg/dL	76	
		HDLコレステロール	HDL-Cho	mg/dL	35	
		中性脂肪	TG	mg/dL	95	
	糖代謝	早朝空腹時血糖	FBS	mg/dL	88	
		グリコヘモグロビン	HbA1c	%	5.8	
尿検査	尿糖			（基準値−）		
	尿蛋白			（基準値−）		
	C反応性蛋白		CRP	mg/dL	11.6	

注）AST（GOT）：アスパラギン酸アミノトランスフェラーゼ，ALT（GPT）：アラニンアミノトランスフェラーゼの略.

2）SOAP 記録

SOAP 記録の書式例（付録 p.190）に則り，記入しなさい.

3）モデル献立

A 慢性膵炎（代償期）：朝食がごはんの場合		
献立名	材料名	純使用量（g）

	献立名	材料名	純使用量（g）
朝食	ごはん	米飯・精白	200
	みそ汁	えのきたけ	15
		だいこん	40
		たまねぎ	15
		淡色辛みそ	8
		かつおだし	140
	ほうれんそうの卵とじ	ほうれんそう・通年	70
		にんじん	10
		鶏卵	40
		こいくちしょうゆ	4
		かつおだし	10
	ふくめ煮	さといも	60
		乾しいたけ	1
		こいくちしょうゆ	3
		かつおだし	30
	コーヒー牛乳風	脱脂粉乳	20
		粉あめ	20
		水	150
		インスタントコーヒー	0.5
昼食	ごはん	米飯・精白	150
	お吸い物	乾燥わかめ・水戻し	10
		みつば	5
		かつおだし	150
		こいくちしょうゆ	3
	しょうが焼き	豚肉・ロース脂身つき	20
		鶏肉・ささ身	20
		しょうが	1
		こいくちしょうゆ	4
		調合油	5
	付け合わせ	アスパラガス	30
		キャベツ	50
		きゅうり	30
		トマト	40
	じゃがいものきんぴら風煮	じゃがいも	70
		にんじん	20
		青ピーマン	10
		こいくちしょうゆ	3
		かつおだし	30
	フルーツ	いちご	70

A 慢性膵炎（代償期）：朝食がパンの場合		
献立名	材料名	純使用量（g）

	献立名	材料名	純使用量（g）
朝食	パン	食パン	80
		いちごジャム・低糖度	10
	野菜サラダ	きゅうり	30
		たまねぎ	10
		トマト	40
		レタス・土耕栽培	20
		じゃがいも	50
		乾燥わかめ・水戻し	10
		和風ドレッシングタイプ調味料	8
	フルーツ	日本なし	100
	牛乳	加工乳・低脂肪	200
昼食	ごはん	米飯・精白	200
	豆腐のハンバーグ	木綿豆腐	50
		豚肉・ロース脂身つき	40
		赤ピーマン	20
		ほんしめじ	15
		パン粉・生	20
		砂糖・上白糖	3
		こしょう・白	少々
		食塩	0.2
		調合油	2
	うま煮	さといも	70
		だいこん	60
		にんじん	40
		乾しいたけ	2
		れんこん	15
		ブラックタイガー	20
		砂糖・上白糖	3
		こいくちしょうゆ	3
		かつおだし	60
	おひたし	ほうれんそう・通年	60
		こいくちしょうゆ	2
		削り節	少々

A 慢性膵炎（代償期）：朝食がごはんの場合		
献立名	材料名	純使用量（g）
ごはん	米飯・精白	150
包み焼き	からふとます	90
	食塩	0.2
	こしょう・白	少々
	たまねぎ	20
	ほんしめじ	10
	なす	20
	さつまいも	20
	脱脂粉乳 / 水	10/10
	マヨネーズ・全卵型	5
夕食 豆腐のサラダ	木綿豆腐	50
	トマト	30
	黄ピーマン	10
	レタス・土耕栽培	30
	パインアップル	30
	果実酢・りんご酢	15
	食塩	0.2
	こしょう・白	少々
れんこんの	れんこん	60
青シソ風味	しそ・葉	1
	こいくちしょうゆ	3
	かつおだし	30
間食		

A 慢性膵炎（代償期）：朝食がパンの場合		
献立名	材料名	純使用量（g）
焼きおにぎり	米飯・精白	220
	淡色辛みそ	8
	しそ・葉	1
	砂糖・上白糖	3
	本みりん	3
かきたま汁	鶏卵	30
	こねぎ	1
	こいくちしょうゆ	3
	かつおだし	150
夕食 いわしの	いわし	60
梅風味煮	ふき	20
	しょうが	1
	本みりん	2
	砂糖・上白糖	3
	こんぶ	1
	かつおだし	20
	梅干し・調味漬	5
	こいくちしょうゆ	3
	オクラ	20
フルーツ	りんご	100
間食		

調理上のポイント，とくに工夫した点

① たんぱく質性食品は，脂質の少ない良質のものを使用とする．

② 牛乳は低脂肪牛乳または脱脂粉乳を使用し，脂質を制限するとよい．

③ 調理方法は煮る，蒸すなどを基本とするとよい．

④ パンを献立に取り入れる場合は，脂肪摂取が多くなるので，食材に注意する．

⑤ 食欲不振による低栄養も考慮し，満足感を与えるような食事内容とする．

4）モデル献立のおもな栄養量の1日配分

栄養素	A 慢性膵炎：朝食がごはん					A 慢性膵炎：朝食がパン				
	合計	朝食	昼食	夕食	間食	合計	朝食	昼食	夕食	間食
エネルギー （kcal）	1,653	610	463	580		1,663	396	660	607	
たんぱく質 （g）	61.0	18.9	14.5	27.6		56.5	14.3	22.5	19.7	
脂質 （g）	25.1	5.0	9.2	10.9		26.6	5.2	13.2	8.2	

5）エネルギーと栄養素摂取量

栄養素	単　位	A 慢性膵炎：朝食がごはん	A 慢性膵炎：朝食がパン
エネルギー	kcal	1,653	1,663
たんぱく質	g	61.0	56.5
総脂質	g	25.1	26.6
飽和脂肪酸	g	6.07	9.78
n-6 系脂肪酸	g	5.72	4.91
n-3 系脂肪酸	g	2.32	1.86
コレステロール	mg	237	218
炭水化物	g	259.8	261.4
食物繊維	g	28.6	29.2
ビタミン A	μgRAE	650	678
ビタミン B$_1$	mg	1.20	0.98
ビタミン B$_2$	mg	1.42	1.29
ビタミン C	mg	213	117
ナトリウム	mg	2,203	2,343
カリウム	mg	4,139	3,383
カルシウム	mg	617	576
リン	mg	1,335	1,041
鉄	mg	7.3	7.4
食塩相当量	g	5.8	6.1

6）モデル献立の栄養比率

栄養素	A 慢性膵炎：朝食がごはん	A 慢性膵炎：朝食がパン
エネルギー産生栄養素バランス（P：F：C 比）	P：14.8% F：13.7% C：71.5%	P：13.6% F：14.4% C：72.0%
穀類エネルギー比	47.2%	51.3%
動物性たんぱく質比	60.8%	53.1%
n-3：n-6	1：2.5	1：2.6
Na：K	1：1.9	1：1.4
Ca：P	1：2.2	1：1.8

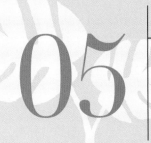

diabetes mellitus

05 | 糖尿病

1─┤ 疾患の概要・特性

1）概　要

　糖尿病は耐糖能異常による血糖上昇が継続する状態で，その原因はさまざまである.

　正常な代謝では，食事によって上昇した血糖に反応して膵臓のランゲルハンス島（膵島）β-細胞からインスリンが放出され，血糖値は 80 ～ 180 mg/dL 程度の範囲で調整されるが，インスリンの供給不足，またはインスリン抵抗性の増大による作用不足が引き金になって耐糖能が低下し，血糖値が正常範囲を超えるようになると，糖尿病と診断されることになる（**図 1**）.

　軽度では自覚症状がほとんどなく，進行するにつれて**口渇，多尿，多飲，倦怠感，かゆみ**などを感じるようになるが，軽症では本人が糖尿病を疑うことが少なく，多くは健康診断で指摘されるか，症状を強く感じるようになって医療機関を訪れたり，それも放置すると高血糖による糖尿症性昏睡で発覚することも少なくない.

　自覚症状がほとんどないため，高血糖が放置されることはしばしばで，5 年ほどで合併症が始まり，10 年ほど経過すると重篤な合併症を引き起こすことがある. 早期に血糖値を正常域まで管理することが治療の中心になる.

　合併症は，血管の老化による細小血管障害である網膜症，神経障害，腎症が三大合併症で，心筋梗塞，脳梗塞を代表とする危険な大血管障害は，糖尿病予備群の段階から徐々に進行している. そのほか，歯周病，壊疽，白内障など，全身の血管や神経に影響を及ぼすため，合併症も広範囲に及ぶ.

　妊娠糖尿病では，妊娠前～初期の血糖値が正常でない場合に児の先天異常や流産が高率になる. HbA1c 7.0％未満が妊娠を許容できる目安であり，妊娠前からの血糖管理も重要である.

2）分　類

　耐糖能に異常をきたす原因はさまざまであり，次のように分類される.

- **1 型糖尿病**：自己免疫の異常な攻撃によって膵島β-細胞が障害され，ほぼ機能していない.
- **2 型糖尿病**：生活習慣の不摂生と肥満に起因するインスリン抵抗性の増大とβ-細胞の疲弊.
- **その他の特定の機序，疾患によるもの**：遺伝子異常やほかの疾患や条件によるもの.
- **妊娠糖尿病**：妊娠が引き金になって起こる**糖代謝異常**で，糖尿病の女性が妊娠する "糖尿病合併

妊娠”や妊娠中にはじめて発見された“明らかな糖尿病”とは異なる.

3) 診　断

　診断には次の**基準**を用いる（**図 1**）.

① 空腹時血糖：126 mg/dL 以上

② 75 g OGTT（ブドウ糖負荷試験）2 時間値：200 mg/dL 以上

③ 随時血糖値：200 mg/dL 以上

④ HbA1c（国際標準値）：6.5% 以上

　1 回の検査で次の項目のどれかに該当すれば「糖尿病型」となり，この時点で糖尿病とは診断しないが，後日の再検査でも「糖尿病型」が確認されると「糖尿病」と診断される.

　・HbA1c のみの 2 回の検査は不可で，どちらか 1 回は血糖値による検査が必要.

　・①〜③のいずれかと④が同時に確認されれば，1 回の検査で診断ができる.

　・①〜③のいずれかに加え，糖尿病由来の口渇，多飲，多尿，体重減少か，糖尿病性網膜症があれば 1 回の検査で診断できる.

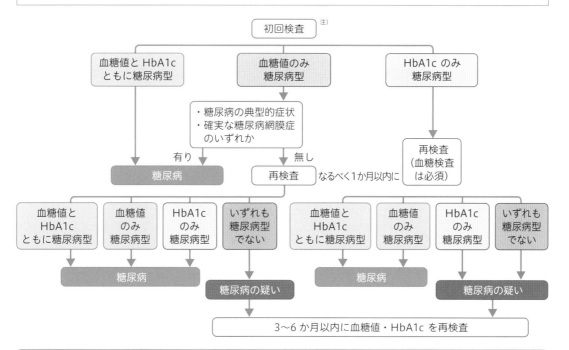

注）糖尿病が疑われる場合は，血糖値と同時に HbA1c を測定する．同日に血糖値と HbA1c が糖尿病型を示した場合には，初回検査だけで糖尿病と診断する.

● 図 1 ● **糖尿病の臨床診断のフローチャート**

（日本糖尿病学会編・著：糖尿病治療ガイド 2022‑2023, p.26, 文光堂, 2022）

妊娠糖尿病は別に次の診断基準が別に定められている．

75 gOGTT において次の基準の 1 点以上を満たした場合に診断する．

● 空腹時血糖値　≧ 92 mg/dL（5.1 mmol/L）

● 1 時間値　≧ 180 mg/dL（10.0 mmol/L）

● 2 時間値　≧ 153 mg/dL（8.5 mmol/L）

　・これらは妊娠中の基準であり，出産後は再度糖尿病の診断が必要である．

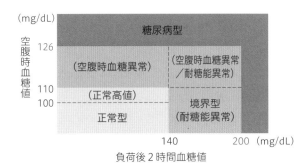

● 図 2 ●　空腹時血糖値および 75 gOGTT による判定区分

（日本糖尿病学会編・著：糖尿病治療ガイド 2022-2023，p.28，文光堂，2022）

4）病　態

（1）1 型糖尿病

　発症年齢は幼児，児童などの**若年層**に多く，少数だが中高年も発症する．

① インスリンがほとんど分泌されないので，インスリン依存状態であり，注射またはポンプによってインスリンを接種・注入する必要がある．

② 食生活が原因ではないので，基本的には食事を制限する必要はないが，血糖値は食事内容によって大きく変動するため，一般的にはインスリン療法と食事療法を併用する．

（2）2 型糖尿病

　糖尿病の約 95％は 2 型糖尿病であり，その原因には次のことがあげられる．

① 遺伝的素因によって，インスリンの分泌が遅いか量が少ない，またはその両方に該当する．

② 肥満による内臓脂肪の蓄積と運動不足によって，インスリン抵抗性が生じている．

③ 継続した高血糖状態では「糖毒性」を起こしてインスリン抵抗性がますます増悪し，高血糖であってもインスリンの分泌が抑制されている．

（3）その他の特定の機序，疾患によるもの

　遺伝子異常によるもの，ほかの疾患や条件によるものなどがあり，原因によって対応や症状がさまざまで，それぞれの状況に応じた対応が必要である．

（4）妊娠糖尿病

① 妊娠中にはじめて発見または発症した糖尿病に至っていない糖代謝異常である．

② 血糖は胎児に移行するが，インスリンは母体からではなく胎児自身が分泌するインスリンで処理をしているので，母体からの血糖の量が胎児のインスリン分泌能に影響する．

③ 胎盤が形成されると母体のインスリン抵抗性が増大し，血糖値は上昇しやすくなる．

5）治療法

1型糖尿病ではインスリン注射またはインスリンポンプ（CSII）が必須であり，薬物のなかでインスリンの分泌を促すSU薬や速効型インスリン分泌促進薬は，効果が期待できない．また，血糖値は糖質（炭水化物－食物繊維）の摂取量や質，食べ方によって大きく左右されるので，1型糖尿病，2型糖尿病のいずれにおいても**糖質の摂取量の調整**は重要である．

また，妊娠中の血糖コントロールは，母体や胎児の合併症を予防するために，朝食前血糖値70～100 mg/dL，食後2時間値は120 mg/dL未満，HbA1c 6.2%未満を目標にし，インスリン以外の薬物は使用できないので，**カーボカウントや分割食などを含めた食事療法**は重要である．

国民健康・栄養調査（令和2年，3年は新型コロナウイルス感染症の影響により調査中止）で数十年の経過をたどると，摂取エネルギーは増加していないにもかかわらず，肥満者とともに糖尿病患者が増加している．これは糖尿病患者の増加と比例して自家用車の普及率が上昇していることが示すように，社会全体が利便性を求めた結果，できるだけからだを動かさずに生活が成り立つ方向に変化していったため，運動量が減り消費エネルギーが大幅に減少したことが原因と考えられる．さらに，1日あたりの摂取エネルギー量は，すべての年代のうち，60歳代が最も高いことも影響していることが懸念される．

（1）運動療法

2型糖尿病患者には，運動不足によるエネルギー過剰から肥満をきたし，インスリン抵抗性の増大を経て恒常的な高血糖状態に移行するケースが多く，こういった患者にとっては適度な運動は効果が大きい．とくに効果的な運動の一例は，毎食後30～60分経過後に行う30～60分間の速歩であるが，運動療法実施の適否については医師の判断が必要である．

効果的な運動の例としては以下のものがある．
① 散歩，速歩，軽めのジョギング，サイクリングなどの歩行系の運動
② 水泳，水中歩行，ラジオ体操，ストレッチ，ノルディックウォーキングなどの全身運動
③ ダンベル体操，スクワットなどのレジデンス運動

運動はエネルギーを消費するだけでなく，インスリン抵抗性を改善し，その効果は翌日も持続するので，隔日で実施しても効果がある．レジデンス運動はエネルギー消費が少なくても筋肉の増加による代謝の向上が期待でき，個人の状況に合わせたメニューを設定すれば高齢者でも可能である．

（2）薬物療法

近年の糖尿病薬の作用機序はさまざまであり，とくに近年の進歩はめざましいものがある．妊娠中，授乳中，さらに妊娠する可能性の高い場合は，原則としてインスリン以外の薬物は使用しない．

● 経口薬

インスリン分泌促進，抵抗性の改善，糖質消化阻害，DPP-4の阻害，尿糖の促進など多種多様．

DPP-4阻害薬はインクレチン関連薬に分類される．食後に腸から分泌されるホルモンである"インクレチン"のなかには，膵臓からのインスリン分泌を促すGLP-1という物質があるが，DPP-4という酵素によってほとんどがすみやかに分解されてしまう．DPP-4の働きを抑えてGLP-1の効果を持続させ，インスリンの分泌を促すのがDPP-4阻害薬である．また，日本で開発されたSGLT-2阻害薬は，腎臓でつくられた原尿から糖を再吸収しているSGLT-2の働きを阻害することにより尿

薬の作用	薬の種類	作用する部位
インスリンの分泌を促す	DPP-4 阻害薬	十二指腸や小腸
	スルホニル尿素（SU）薬	膵臓
	速効型インスリン分泌促進（グリニド）薬	膵臓
糖質の吸収を抑える	α-グルコシダーゼ阻害（α-GI）薬	小腸
インスリン抵抗性を改善する	チアゾリジン薬	肝臓，筋肉，内臓脂肪
抵抗性改善と糖吸収の抑制	ビグアナイド（BG）薬	肝臓，筋肉，小腸
腎臓での糖の再吸収を抑える	SGLT2 阻害薬	腎臓

（「糖尿病ネットワーク」ホームページより一部改変）

● 表 2 ● 各インスリン製剤の効果

タイプ	作用時間など	区分
超速効型	発現は 10 〜 20 分後，30 分〜 3 時間がピークで，3 〜 5 時間作用する	追加
速効型	発現は 30 分〜 1 時間後，1 〜 3 時間がピークで 5 〜 8 時間作用する	追加
中間型	発現は 1 〜 3 時間後，4 〜 12 時間がピークで，18 〜 24 時間作用する	−
持効型	発現は 1 〜 2 時間後，明らかでないピークは 3 〜 14 時間後，1 日作用	基礎
混合型	超速効型または速効型と中間型を混合したもの．中間型と同様の持続時間	−
配合溶解型	発現は配合されたそれぞれの時間，持効型と同様の持続	基礎・追加

（「糖尿病ネットワーク」ホームページより一部改変）

への糖の排泄を促す，という新しい発想で注目されているが，脱水に注意が必要で，とくに高齢者には，栄養食事指導の際に水分を十分補給することを配慮しなければならない．

糖尿病経口薬の性質や種類を**表 1** に示す．

● 注射薬

インクレチン関連薬の GLP-1 受容体作動薬は，DPP-4 に分解されにくい構造に合成した人工的な GLP-1 で，インスリンの分泌を持続的に促すという利点がある．さらに，GLP-1 受容体作動薬には食欲を抑える効果もあり，体重の減少や増加の抑制が期待できる．

この薬の最大の特徴は，高血糖のときだけインスリンの分泌を促すので，低血糖を起こしにくいことであるが，インスリンの分泌能がほとんどない患者（1 型など）には効果が期待できない．

● インスリン製剤

超速効型，速効型，中間型，持効型，混合型，配合溶解型の 6 種類があり，用途によって選択する．持効型（基礎インスリン）と超速効型（追加インスリン）の組み合わせが一般的である．

インスリン製剤のそれぞれの特徴を**表 2** にまとめた．

② 栄養ケア

1）栄養ケアのポイント

① エネルギー調整と栄養バランス

肥満がある場合は，標準体重を目標にしてエネルギーを調整するとともに，バランスのとれた食事を心がけ，とくに糖質の量に大きな差が生じないように調整することは血糖値の安定に有効である．

3 食を均等に配分することが基本であるが，妊娠糖尿病で薬物やインスリンを回避したい場合や，インスリンを回避したいときには，食事の量を減らして回数を増やす「分割食」で食後血糖値を低くする試みも実践する価値がある．

② 食べる順番による血糖値の変化

食事をどういう順番で食べるかは重要で，とくに「野菜が最初」は浸透し，広く実践されてきたが，近年の研究により，インクレチンはたんぱく質，脂質の刺激でも分泌するため，血糖値の上がる糖質の前にたんぱく質，脂質を摂取することでインクレチンの効果を活用することがより重要であることが判明している．

③ 食品交換表と糖質制限

食事療法は，エネルギーの調整と栄養バランスを重視した『糖尿病食事療法のための食品交換表』（日本糖尿病学会編．以下，食品交換表）を使用することが第一選択であるが，血糖値の上昇の主な要因である糖質の摂取量を制限する糖質制限食を実践する医療施設もある．糖質制限食の効果については糖尿病学会でも意見が分かれるが，現状での共通点は，エネルギー摂取量を調整しないで糖質だけを制限することは，食事療法としては勧められないという状況である．

④ カーボカウント

糖質をコントロールして適切な糖質量を摂取する「基礎カーボカウント」と，特に 1 型糖尿病患者において，摂取する糖質の量に見合ったインスリン量を算出する「応用カーボカウント」からなるカーボカウント法（p.71〜参照）は，栄養バランスにも配慮した対処法として定着しつつある．

2）食品交換表

エネルギーと栄養バランスをコントロールするには「食品交換表」が有効である．食品を 6 つの表と調味料に分類し，それぞれの表に該当する食品の 1 単位（＝ 80 kcal）に相当する食品の重量を掲載している．身長や運動量から適したエネルギーを計算し，単位に換算したうえで，単位配分例に沿って各表等に配分する．

2013（平成 25）年に改訂された第 7 版では，糖質の割合を 50，55，60％の 3 種類の範囲で選択することができるが，腎症の場合は，たんぱく質の許容量に応じた配分を構成する必要があり，糖尿病性腎症の食品交換表を使う方法もある．

食品交換表は，エネルギー計算を簡単な"単位"で数えることができるので，手軽にエネルギー調整ができ，同時に良好な栄養バランスを保つことができる点で優れているが，エネルギーを基準にしているため，単位が同じでも糖質の量は同じではない．血糖値に主眼を置く精度の高い血糖コントロールをめざす場合は，基礎カーボカウントによる糖質量の調整が必要になる（p.71 参照）．

食品交換表による食事の例を以下に示す．

● 年齢 50 歳，身長 165 cm，体重 65 kg で，会社員（事務），糖尿病と診断された男性の例

① 摂取エネルギーの算出

現体重（65 kg）ではなく，身長から標準体重を計算して使用する．

1.65（m）× 1.65 × 22 ≒ 60

身体活動量を考えて，体重 1 kg 当たりのエネルギーの目安（例）からエネルギーを算出する（**表 3**）．

● 表3 ● 身体活動量に対応するエネルギー量の目安

身体活動量の例	エネルギー量の目安
事務作業が多い	25 ～ 30 kcal/kg
立ち仕事が多い	30 ～ 35 kcal/kg
力のいる仕事が多い	35 kcal/kg ～

注）成人標準は 30 kcal/kg，肥満の場合 25 kcal/kg が基本となる.
肥満の判定：1 度 25.0 ≦ BMI < 30.0，2 度 30.0 ≦ BMI < 35.0，
　　　　　　3 度 35.0 ≦ BMI < 40.0，4 度 40.0 ≦ BMI

本症例では以下のようになる.

$$60 \text{ kg} \times 30 \text{ kcal （事務作業が多い）} = \underline{1,800 \text{ kcal}}$$

② 1,800 kcal を糖質エネルギー比 55% の単位に読み替える.

1,800 kcal ÷ 80 kcal = 22.5 単位⇒ 22 単位または 23 単位を選択する.

（1 日：23 単位の配分例，表 1：11，表 2：1，表 3：6，表 4：1.5，表 5：1.5，表 6：1.2，調味料：0.8）単位はできるだけ 3 食均等に配分し，野菜を最初に食べる，よく噛んでゆっくり食べる，就寝前の 3 時間は食べ物を口にしない，などの注意が必要である.

栄養基準量（炭水化物 55%）

栄養素		**A** 15 単位（1,200 kcal）	**B** 20 単位（1,600 kcal）
エネルギー	(kcal)	1,200	1,600
たんぱく質	(g)	54	72
脂　質	(g)	35	47
炭水化物	(g)	167	223
食塩相当量	(g)	8	8

単位配分量

エネルギー・単位	炭水化物（%）	表1 穀物・いも・豆等	表2 くだもの	表3 魚介・大豆・卵・チーズ・肉	表4 牛乳・乳製品	表5 油脂・多脂性食品等	表6 野菜・海藻・きのこ・こんにゃく	調味料 みそ・みりん・砂糖等
1,200 kcal 15 単位	50%	5	1	4.5	1.5	1	1.2	0.8
	55%	6	1	3.5	1.5	1	1.2	0.8
	60%	7	1	2.5	1.5	1	1.2	0.8

エネルギー・単位	炭水化物（%）	表1	表2	表3	表4	表5	表6	調味料
1,600 kcal 20 単位	50%	8	1	6	1.5	1.5	1.2	0.8
	55%	9	1	5	1.5	1.5	1.2	0.8
	60%	10	1	4.5	1.5	1	1.2	0.8

（日本糖尿病学会編・著：糖尿病食事療法のための食品交換表，第 7 版，p.28 ～ 33，日本糖尿病協会・文光堂，2015 より抜粋して作成）

3 — 献立作成・調理上の注意点（食品交換表を使用した場合）

① 1 食の単位数がなるべく 3 食均等になるように配分する.

② 間食の配分は状況に応じて 1 日の単位の範囲内で配分する. 嗜好品は原則として好ましくないが, 長続きさせる目的で少量を認めることもある.

③ 砂糖やみりん, ルウなどエネルギーの多い調味料の使い方で血糖値に影響が出るので, 1 食に集中して使うことは避ける. また, 表 5 の脂質も, なるべく 3 食に使うことが望ましい.

④ 野菜は生食にこだわらず, 海藻, きのこも使って煮物, 汁物にするなど, うまく組み合わせて毎回 120 g 以上摂取する. 野菜などを一緒に食べるとカサ増し効果で, 満腹感が得られる.

⑤ 循環器疾患, 腎疾患に配慮し, 食塩の使用を控えめにする. 診断があれば 6 g/ 日未満とする.

4 症例

1）症例と検査値

性・年齢・職業	男性，50 歳，会社員	主 訴	検診で尿糖を指摘された
家族構成・家族歴	母親が糖尿病，高血圧	既往歴	特になし
問診結果	肥満ではあるが，いたって健康だと思っていた．偏食はなく，何を食べてもおいしい．朝食はトースト 1 枚と野菜ジュース，昼食は外食で，ラーメン，丼物の単品メニューが多く，野菜はほぼなし．間食にはせんべいが確保してある．夕食が遅く，野菜を食べるが全体の量も多くて睡眠までの時間が短い．週末はテレビで野球をみながらの晩酌が楽しみ．職場の検診で"尿糖陽性"と指摘されて受診．		

症例による検査値から異常値を読み取り，右欄にメモを取りなさい．

検査項目			略 語	単 位	検査値	Memo
身体検査	身長		HT	cm	165	
	体重		BW	kg	75	
	体脂肪		%		31	
循環器	血圧	収縮期	systolic-p	mmHg	142	
		拡張期	diastolic-p	mmHg	92	
血液一般	白血球数		WBC	/μL	6,200	
	赤血球数		RBC	/μL	480×10^4	
	ヘモグロビン		Hb	g/dL	15.2	
	血小板数		PLC	/μL	34×10^4	
血液生化学	肝臓系	総蛋白	TP	g/dL	6.9	
		アルブミン	Alb	g/dL	4.6	
		AST（GOT）[注]	AST	IU/L	30	
		ALT（GPT）[注]	ALT	IU/L	40	
	腎臓系	尿素窒素	BUN	mg/dL	16	
		クレアチニン	Cr	mg/dL	0.9	
		推定糸球体濾過量	eGFR	mL/分/1.73 m^2	62	
	代謝系	尿酸	UA	mg/dL	8.7	
		ナトリウム	Na	mEq/L	141	
		カリウム	K	mEq/L	4	
		クロル	Cl	mEq/L	100	
		カルシウム	Ca	mEq/L	9.5	
	脂質系	総コレステロール	TC	mg/dL	202	
		LDL コレステロール	LDL-Cho	mg/dL	115	
		HDL コレステロール	HDL-Cho	mg/dL	31	
		中性脂肪	TG	mg/dL	280	
	糖代謝	早朝空腹時血糖	FBS	mg/dL	130	
		グリコヘモグロビン	HbA1c	%	7.0	
尿検査	尿糖			（基準値－）	+	
	尿蛋白			（基準値－）	－	

注）AST（GOT）：アスパラギン酸アミノトランスフェラーゼ，ALT（GPT）：アラニンアミノトランスフェラーゼの略．

2）SOAP 記録

SOAP 記録の書式例（付録 p.190）に則り，記入しなさい．

3）モデル献立

注）表6のカーボカウントを行う材料には，※印を付した.

	献立名	材料名	純使用量（g）	表1	表2	表3	表4	表5	表6	調味料
A 15単位（1,200 kcal）の食事				**食品交換表による単位計算**						
朝食	ごはん	米飯	100	2.0						
	あじの塩焼き	あじ	50			0.8				
		塩	0.4							
		ゆず（皮）	0.5						※	
	しそ和え	はくさい	40						※	
		りょくとうもやし	20						※	
		しそ・葉	0.5						※	
		うすくちしょうゆ	2							
	ミルク味噌汁	絹ごし豆腐	30			0.2				
		だいこん	30						※	
		根深ネギ	28						※	
		みつば	2						※	
		豆みそ	8							0.2
		牛乳	7				0.2			
		かつお・昆布だし	150							
	フルーツヨーグルト	パインアップル	100		0.7					
		ヨーグルト（全脂無糖）	70				0.6			
		小計（5.1単位）		2.0	0.7	1.0	0.8	0.0	0.4	0.2
昼食	炒飯	米飯	100	2.0						
		鶏卵	40			0.8				
		ロースハム	12			0.2			※	
		たまねぎ	40						※	
		にんじん	10						※	
		ピーマン	10						※	
		しょうが	1						※	
		こいくちしょうゆ	2							
		塩	1							
		こしょう	0.01							
		サラダ油（調合油）	8					0.8		
	もやしとニラの辛味噌和え	もやし	55						※	
		にら	5						※	
		トウバンジャン	2							} 0.1
		麦みそ	1							
	中華スープ	根深ねぎ	20						※	
		乾しいたけ	1							
		中華だしの素	1.5							
		水	150							
		ごま油	1					0.1		
		小計（4.4単位）		2.0	0.0	1.0	0.0	0.9	0.4	0.1
夕食	ごはん	米飯	100	2.0						
	豚しゃぶ	豚肉もも・脂身なし	80			1.3				
		はくさい	50						※	
		ぶなしめじ	30						※	
		しらたき	20						※	
		かいわれだいこん	10						※	
		こねぎ	5						※	
	ポン酢	穀物酢	8							
		こいくちしょうゆ	8							
		砂糖（上白）	2							0.1
		本みりん	2							

A 15 単位（1,200 kcal）の食事　　　　　　　　食品交換表による単位計算

	献立名	材料名	純使用量（g）	表1	表2	表3	表4	表5	表6	調味料
夕食	キャベツの梅肉和え	キャベツ	30						※	
		えのきだけ	20						※	
		梅びしお	3							0.1
		かつお削り節	0.5							
		本みりん	1							
	水菜と油揚げの風味炒め	みずな	30						※	
		油揚げ	4			0.2				
		しょうが	0.5						※	
		ごま油	1					0.1		
		こいくちしょうゆ	1							
		小計（4.2 単位）		2.0	0.0	1.5	0.0	0.1	0.4	0.2
間食	ミルクゼリー	牛乳	80				0.7			
		キウイフルーツ	40		0.3					
		砂糖（上白）	6							0.3
		ゼラチン	3							
		小計（1.3 単位）		0	0.3	0	0.7	0	0	0.3
		合計（15.0 単位）		6.0	1.0	3.5	1.5	1.0	1.2	0.8

B 20 単位（1,600 kcal）の食事　　　　　　　　食品交換表による単位計算

	献立名	材料名	純使用量（g）	表1	表2	表3	表4	表5	表6	調味料
朝食	トースト	食パン 8 枚切り×2 枚	90	3.0						
	ツナと卵の野菜サラダ	鶏卵・ゆで	25			0.5				
		まぐろ・缶・油漬ライト	15			0.5				
		きゅうり	20						※	
		レタス	20						※	
		あまに油	6					0.6		
		穀物酢	8							
		塩	0.5							
	トマトのスープ	トマト	50						※	
		たまねぎ	20						※	
		にんじん	10						※	
		ハム	12			0.2				
		固形ブイヨン	1							
		水	150							
	バナナヨーグルト	ヨーグルト（全脂無糖）	60				0.5			
		バナナ	50		0.5					
		小計（6.2 単位）		3.0	0.5	1.2	0.5	0.6	0.4	0.0
昼食	盛りそば	そば・ゆで	160	2.7						
		かつお・昆布だし	70							
		こいくちしょうゆ	10							
		本みりん	7							0.2
		こねぎ	5						※	
		わさび	1							
	まぐろと大根の風味和え	きはだまぐろ（さしみ）	40			0.6				
		だいこん	60						※	
		しそ・葉	0.5						※	
		ピーナッツ（みじん）	1.5					0.1		
		うすくちしょうゆ	2							

B 20 単位（1,600 kcal）の食事			食品交換表による単位計算						
献立名	材料名	純使用量（g）	表1	表2	表3	表4	表5	表6	調味料
昼食 生揚げの卵とじ	鶏卵	40			0.8				
	生揚げ	30			0.5				
	ほうれんそう	25						※	
	さやえんどう	5						※	
	うすくちしょうゆ	1							
	本みりん	3.5							0.1
抹茶ブラマンジェ	牛乳	120				1.0			
	抹茶	0.8							
	砂糖	5							0.5
	低エネルギー甘味料	8							
	コーンスターチ	5	0.3						
	ゼラチン	1.5							
	小計（7.1 単位）		3.0	0.0	1.9	1.0	0.1	0.3	0.8
夕食 ごはん	米飯	150	3.0						
ロールキャベツ	キャベツ（2 枚）	90						※	
	豚ひき肉（もも・脂付）	60			1.5				
	たまねぎ	15						※	
（肉だね）	鶏卵	10			0.2				
	塩	0.3							
	こしょう	0.01							
	固形ブイヨン	2							
	ローリエ	1/2 枚							
	水	200							
えびとアスパラ ガスの塩炒め	しばえび	40			0.2				
	グリーンアスパラガス	30						※	
	まいたけ	10						※	
	塩	0.3							
	こしょう	0.01					0.1		
	ごま油	1							
グリーンサラダ	ブロッコリー	20						※	
	レタス	10						※	
	エリンギ	20						※	
	アボカド	8					0.2		
	オリーブオイル	5					0.5		
	穀物酢	5							
	塩	0.3							
	こしょう	0.01							
	小計（6.2 単位）		3.0	0.0	1.9	0.0	0.8	0.5	0.0
間食 フルーツ	みかん	100		0.5					
	小計（0.5 単位）		0.0	0.5	0.0	0.0	0.0	0.0	0.0
	合計（20 単位）		9.0	1.0	5.0	1.5	1.5	1.2	0.8

調理上のポイント，とくに工夫した点

A 15 単位（1,200 kcal）の食事

① 朝食は，簡単なメニューで品数を抑えつつ，果物とヨーグルトでエネルギーを十分補給する．

② 減塩効果のある“乳和食”のミルク味噌汁の調理の重要なポイントは，味噌汁に牛乳を入れるのではなく，味噌と牛乳を練り合わせてから出汁に入れることである．

③ 間食は糖質の少ない食品をとることが理想だが，果物にするときは 1 単位の量を一度にとらず，

分割することで血糖値の急な上昇を緩和する．この献立では，無糖のヨーグルトをパイナップルとともに食べることで血糖上昇に配慮した．

④ 昼食は具材が多くて脂質少なめの炒飯とした．タンパク質と脂質をとるとエネルギーは上がるが，インクレチンが分泌することで血糖値の上昇を緩やかにする効果がある．

⑤ 夕食は薄切り肉をしゃぶしゃぶにして，野菜やきのこ，しらたきでボリュームを出している．

B 20単位（1,600 kcal）の食事

① 朝食を食パンの献立とし，副食を野菜，卵，ツナにドレッシングを加えたサラダにして，血糖上昇の緩和に配慮した．無糖ヨーグルトとバナナ0.5単位の組み合わせで血糖値に配慮した．

② 昼食のもりそばのエネルギーはほぼ糖質によるので，そばのみを最初に食べると血糖値の急上昇につながる．必ず副菜を先に食べてからそばという順番を守るようにする．デザートはコーンスターチとゼラチンを組み合わせ，低カロリー甘味料を使って食感と血糖値の両方に配慮したブラマンジェにしている．

③ 夕食はロールキャベツを主菜にし，副菜にはエネルギーの低いしばえび，まいたけ，エリンギを使い，野菜のサラダには，あえて表5のアボカドを少量添えてアクセントにした．

④ 間食は果物だけなので，比較的低エネルギーであるみかんを1単位ではなく0.5単位にした．果物は間食ではなく，食後のデザートとしたほうが血糖値スパイクの回避につながる．

4）モデル献立のおもな栄養量の1日配分

栄養素	A 15単位（1,200 kcal）					B 20単位（1,600 kcal）				
	合計	朝食	昼食	夕食	間食	合計	朝食	昼食	夕食	間食
エネルギー（kcal）	1,230	373	363	386	108	1,536	487	498	502	49.0
単位	15	5.1	4.4	2.9	1.3	20	6.2	7.1	6.2	0.5
たんぱく質（g）	56.0	17.7	10.3	22.5	5.5	73.2	17.3	29.9	25.6	0.4
脂質（g）	29.9	5.1	14.5	7.3	3.0	46.4	18.3	13.5	14.6	0.0
炭水化物（g）	161.9	56.8	41.3	49.8	14.0	186.8	57.2	57.2	63.5	8.9

食品交換表に掲載された各表の栄養素量はあくまで概算値なので，実際の食品で算出した栄養量とは若干の差ができることを理解しておかなければならない．

5）エネルギーと栄養素摂取量

栄養素	単 位	A 15 単位 （1,200 kcal）	B 20 単位 （1,600 kcal）
エネルギー	kcal	1,230	1,536
たんぱく質	g	56.0	73.2
脂質	g	29.9	46.4
飽和脂肪酸	g	9.54	13.51
n-3 系脂肪酸	g	1.55	4.31
n-6 系脂肪酸	g	6.79	8.02
コレステロール	mg	268	440
炭水化物	g	161.9	186.8
食物繊維	g	20.0	19.0
ビタミン A	μgRAE	322	601
ビタミン B$_1$	mg	1.55	1.48
ビタミン B$_2$	mg	1.20	1.25
ビタミン C	mg	199	151
ナトリウム	mg	2,603	2,861
カリウム	mg	2,800	2,700
カルシウム	mg	611	535
リン	mg	982	1,195
鉄	mg	7.0	8.4
食塩相当量	g	6.7	7.0

6）モデル献立の栄養比率

栄養素	A 15 単位	B 20 単位
エネルギー産生栄養素バランス（P：F：C 比）	P：18.2% F：21.8% C：52.6%	P：19.1% F：27.2% C：48.7%
穀物エネルギー比	38.0%	41.2%
動物性たんぱく質比	66.4%	62.7%
n-3：n-6	1：4.4	1：1.9
Na：K	1：1.1	1：1.0
Ca：P	1：1.6	1：2.2

5 カーボカウントの概要

　カーボカウントとは，食事中の炭水化物（carbohydrates）を計算することを意味する．厳密には血糖に影響を与えるのは，炭水化物から食物繊維を除いた糖質であるが，炭水化物を使ってもその差は小さいので，糖質＝炭水化物と考えてもよい．

　食事中の糖質を計算し，その量を増減して血糖値を安定させるのが基礎カーボカウントで，糖質量に応じて必要なインスリンの量（単位）を決定するのが応用カーボカウントである．

1）日本糖尿病学会の示す「基礎カーボカウント」

　基本的には食品交換表を第一選択としているので，これを活用する方法であり，平均栄養素量を使う簡便方式と食品個々の糖質量を計算する方法が示されている．エネルギーの栄養素の配分は，炭水化物50～60%（糖質で考える場合は45～55%），たんぱく質20%まで，脂質は炭水化物とたんぱく質を引いた残りとする．表示する単位は「糖質（g）」を使う．

① 主食の糖質量を計算する

　主食の重量から糖質量を計算することができるので，種類ごとの糖質含有量を覚えておくと簡単に計算できる．米飯は重量の約40%，パンは約50%，ゆで麺は約20%を基準にする．それぞれの150gの糖質量は次のように計算できる．

　　　米飯150g・・・150g×0.4＝60g

　　　パン150g・・・150g×0.5＝75g

　　　ゆで麺150g・・150g×0.2＝30g

② 副食の糖質を計算する

　副食の糖質は食品交換表の平均栄養含有量の炭水化物量（g）をもとに表1～6と調味料の単位を調整するが，バランスのよい食品配分ができているときには1食当たり20gと考えても大きな差は出ない（バランスが悪いときには当てはまらない）．

③ 食品交換表による単位の配分を各表の平均栄養素含有量をもとに，3食（間食がある場合は3食から間食の糖質を差し引く）に糖質量が均等になるよう決める．

　食品交換表の平均栄養素含有量をもとにした計算では食品ごとに計算すると糖質量に幅が生じるので，さらに正確な量を求めるときは④の方法で計算する．

④ 食事は主食＋主菜，副菜，汁物，果物・乳製品に分類されるので，それぞれの糖質を日本食品標準成分表を使って計算する．

　食事の糖質＝主食の糖質（g）＋副食（主菜＋副菜）の糖質（g）＋果物・乳製品（g）の糖質

2）日本糖尿病学会の示す「応用カーボカウント」

　1型糖尿病ではインスリンが必須となるが，その場合にも食品交換表による食事療法が第一選択であり，さらに調整が必要な場合には基礎カーボカウントを用い，必要に応じて，または食生活の自由度を上げたい場合には応用カーボカウントを活用する．

　基礎カーボカウントが糖質の量を調整するのに対して，応用カーボカウントは，糖質の量に応じたインスリンの量を計算して対処する方法である．若年期の1型糖尿病では，血糖値を安定させるために，健常者と明確に異なる食事管理で，無用な精神的ストレスを余儀なくされる．これはインスリンの単位を固定し，それに適合させるために食事量を守り，間食を厳しく制限する食事療法が必要といった固定概念によるもので，食品に対するインスリンの供給量（単位）が変えられないために"間食は絶対に食べない"という選択をすることになる．しかし，もともと食生活に大きな問題があるわけではなく，インスリンが適切に供給できれば健常者と何ら変わらない生活が可能で，必要なインスリン（単位）を糖質（カーボ）の量に応じて（カウントして）計算することができればどんな食事にも対応できる．これが応用カーボカウントである．

図3に，教育入院でのカーボカウントの実践例，表4にカウントする食品とカウントしない食品の例を示した．

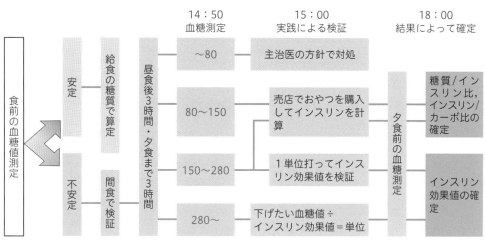

● 図3 ● 教育入院でのカーボカウントの実践例

注）1型糖尿病で入院した患者に，医師からカーボカウントの指導を依頼された際は，給食の糖質，カーボ数を事前に通知して，いつでも指導を開始できる準備をしながら実践してみる．その際の大まかな手順の目安を示した．実際は医師と協議の上，個々に対応することになる．

● 表4 ● カウントする食品とカウントしない食品の例

《カウントする食品の例》

主食，でん粉食品など	米飯，パン，麺類，春雨，ビーフン，オートミール，コーンフレーク，片栗粉，くず粉など
芋類など	じゃが芋，さつま芋，里芋，長芋，くわい，栗など
果物	りんご，みかん，バナナ，ぶどう，柿，なし，桃，すいか，メロン，伊予柑，オレンジなど
野菜，豆類	南瓜，れん根，コーン，グリンピース，小豆など
牛乳乳製品	牛乳，ヨーグルト，練乳など
調味料など	砂糖，みりん，蜂蜜，ウスターソース，味噌（少量は除く），ジャム，ケチャップ，カレールー，パン粉，小麦粉など
菓子類	ケーキ，ドーナツ，せんべい，ポテトチップス，アイスクリーム，あめ，ビスケットなど
嗜好飲料，酒など	ジュース，豆乳飲料，ビール，日本酒，梅酒，チュウハイ（甘味料入り），ワイン（ロゼ）

《カウントしない食品の例》

肉類	牛，豚，鶏肉，ハムなど
魚介類	魚全般，えび，いか，貝類など
豆類，種実	豆腐，油揚げ，納豆，ナッツ類
油脂類	食用油，バター，マヨネーズなど
野菜類	ほうれん草，にんじん，白菜，キャベツ，たまねぎ，ピーマン，もやし，ねぎ，なすなど
海藻，きのこ	わかめ，のり，ひじき，ところてん（甘味を除く），しいたけ，しめじ，えのきだけなど
卵・乳製品	鶏卵，ウズラ卵，チーズなど
調味料など	塩，醤油，酒（少量），低カロリー甘味料，マヨネーズ，酢，ドレッシングなど
0 kcal 食品など	ゼリー，寒天，コーラ，飴など
嗜好飲料，酒など	野菜100％ジュース，焼酎，ウイスキー，ワイン（白・赤）など

《カウントすることがある食品の例》

甘味のあるトマト，ドレッシング，青汁や黒酢など

注）糖質の量がおおむね1食当たり5g（0.5カーボ）以上含まれる食品をカウントが必要な食品としている．したがって，食べる量によってカウントの要・不要を考慮する必要がある．

（「応用カーボカウント理解のためのテキスト」より抜粋）

3）「食品糖質交換表」を使用した 1,200kcal の 55％を糖質で摂取する場合の配分例

（1） 1,200kcal の 55％を糖質で摂取する場合の配分例

1,200 × 0.55 ＝ 660 kcal

660 g ÷ 4 ≒ 165 g（1 日の糖質量）

165 g ÷ 3 ＝ 55 g（1 食の糖質量）

という計算で，1 食当たりの糖質の目標量を 55 g と算出する．これをカーボ（1 カーボ＝糖質 10 g）に置き換えると 5.5 カーボとなる．1 食を 5.5 カーボにそろえると食後の血糖上昇を均等に分散させることができる．

糖尿病の食事療法の指導でよく使われる「主食の量をつねに一定にする」という方法は，最も糖質の多い主食を同量にすることによって糖質を一定に近づけようとしている．しかし，実際には副食や果物などのデザートの糖質も計算が必要であることから，副食のカーボ数を計算したうえで，残りのカーボで主食の量を決めて毎食の糖質を一定にするのが最も安定する手法である．

（2） 1,200kcal，カーボ数 16.5，1 食 5.5 カーボの食事の例

① 朝食：朝食の副食は 2.5 カーボなので，これを差し引いた 3.0 カーボを主食の量とする．

② 昼食：昼食のカウントは，炒飯の 3.5 カーボのみで，2.0 カーボの追加に主食を追加するか，間食のミルクゼリー 1.5 カーボと果物などを 0.5 カーボをあわせて食べることができる．

③ 夕食：主菜の豚しゃぶのポン酢に使う砂糖とみりんを 1 カーボ，副菜のキャベツの梅肉和えのみりんを 0.5 カーボとすると，主食は 4 カーボ（米飯で 100 g）になる．

上記の例で示すように，表 3，5，6 では糖質は増えないが，表 2 の果物，表 4 のヨーグルトと調味料が加わると明らかに糖質が増えるので，主食を同じ量にすると糖質の量は一定とはならない．この例では朝：米飯 80 g，昼：炒飯の米飯 100 g，夕：米飯 100 g というように増減する必要があることがわかる．

この方法は，食品糖質交換表を使った基礎カーボカウントの実践例である．

糖質の量を一定にするには食品の糖質を計算する必要があるが，患者自身が食品成分表を使って実践することはむずかしい．そこで，応用カーボカウントと食品交換表の手法を取り入れた「食品糖質交換表」を使うと糖質量とカーボの計算が容易になり，基礎カーボカウントが楽に実践できる．

参考資料：基礎カーボカウントと分割食の実践のための食品糖質交換表

本項著者，浅田英嗣考案の以下の資料を右の QR コードからダウンロードできる．

『食品糖質交換表 version2.5』・・・2 型糖尿病患者の指導用で，基礎カーボカウントによる糖質調整法を掲載．妊娠糖尿病などに対する分割食への展開も可能．

『糖質・カーボ早見表』・・・基礎カーボカウントの実践で，外食などのカーボの確認に活用できる．

『応用カーボカウント理解のためのテキスト version12』・・・1 型糖尿病患者の指導用で，応用カーボカウントの糖質 / インスリン比とインスリン / カーボ比の両方の使い方を掲載．

『カーボ・炭水化物早見表』・・・応用カーボカウントの実践で，外食などのカーボの確認に活用できる．

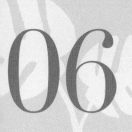

06 高尿酸血症

1 疾患の概要・特性

1）高尿酸血症と痛風

　血液中の尿酸が多い状態が続くと，関節（とくに足の親指に多い）に尿酸の結晶が沈着する．それに外的な衝撃が加わったときなどに結晶がはがれ落ち，神経を刺激することで激痛を感じる．「風が吹いただけで痛い」という患者の訴えから"痛風"という病名がついたといわれるが，その根本的な原因が高尿酸血症である．

　高尿酸血症は血液中の尿酸値が高い状態ではあるが，高尿酸血症の患者＝痛風の患者ではない．尿酸の結晶が沈着した状態だけでは痛みはまったく感じないため，とくに自覚症状がないままに高尿酸血症を放置し，あるとき突然の痛みで受診して初めて認識するケースも多い．

　尿酸は腎臓を介して排泄されており，排泄可能な量は 1 日 500 ～ 600 mg である．これを超える量が生成されると排泄が追いつかなくなる．また，プリン体の大量摂取により尿酸値が急に上昇することがある．

　一般に女性の尿酸値は男性よりも低く，痛風や尿路結石は男性に多い．

2）高尿酸血症と尿路結石

　高尿酸血症は痛風の発症につながる可能性があるだけでなく，尿酸の結晶が塊となって"尿酸結石"がつくられる．それが尿管で徐々に大きくなり，やがて腎臓からの尿道を塞ぐほどになると，腎臓が腫れ，激痛を伴うことになる．これが尿路結石である．

　尿酸結石をつくりやすいのは，

① 尿の濃度が高い
② 尿が酸性に傾いている
③ 尿酸値が高い

　などの状況が考えられる．結石をつくるものには尿酸のほかにシュウ酸カルシウムがある．

3）診　断

　高尿酸血症は血液中の尿酸値が 7.0 mg/dL 以上の状態をさし，値が高くなるほど危険性も高いが，

発症は 5％程度にとどまり，発症していない無症候性高尿酸血症が多い．痛みを伴うのは外的な衝撃などがきっかけになると考えられるが，詳細ははっきりわかっていない．

4) 要 因

高尿酸血症はその名のとおり尿酸値が高い状態であるが，体内で尿酸をつくり出す過程を理解しておく必要がある．尿酸をつくり出す要因には次のことがかかわっている．

① 尿酸はプリン体が廃棄用に変換されたもので，プリン体を多く含む食品には注意が必要である．

② アルコール，果糖は代謝の過程でプリン体を生成するのでプリン体が少なくても注意を要する．

③ プリン体から生成される尿酸の割合は，体内でつくられる割合が約 75％，食事による割合が約 25％で，肥満者では体内で生成される量が増える．

②├ 栄養ケア

1) 食品の選択

尿酸値を下げ，痛風を予防・改善するためのポイントとして次のことがあげられる．

① プリン体の摂取量を 1 日 400 mg 以内とするため，プリン体を多く含む食品を控える．また，プリン体を生成するアルコール飲料，砂糖の多い菓子や清涼飲料水の摂取量にも注意する．

② 体内で生成される尿酸を抑えるために，肥満のある場合は適正体重まで減量する．

③ 尿路結石の生成防止のために，飲水量を **2,000 mL/ 日以上**とする．

④ プリン体はうまみ成分に含まれるため，"うまいもの"に多い傾向がある．また，プリン体は**水溶性**のため，スープや煮物の汁などにも注意が必要である．

⑤ プリン体は核酸に由来し，細胞の多い魚卵や内臓に多く，野菜よりも肉，肉よりも魚，なかでも赤身の魚に多い．また，プリン体は水溶性のため，加工品はその製造過程でプリン体が減少するので，ソーセージやちくわなどの練り製品には少ない（**表1**）．

⑥ 健康食品のなかには多量のプリン体を含むものがあるので注意が必要である（ビール酵母：2,995.7 mg/100 g，クロレラ：3,182.7 mg/100 g，ローヤルゼリー：403.4 mg/100 g など）．これは 100 g あたりの含有量なので多く感じるが，肉や魚のような量を食べるわけではないのでそのままで比較はできない．しかし，1 日の摂取量によっては注意が必要である．

2) 合併症への注意

痛風の予防・改善が中心であるが，高尿酸血症では合併症として腎障害・尿路結石や高血圧・心血管障害が高頻度に発症するので，対処が必要である．

（1）腎障害・尿路結石

尿の濃度が高いことと，酸性に傾くことで発症を招きやすいので，次のような対策があげられる．

① 尿の濃度を上げないために，1 日尿量を 2,000 mL 以上になるように水分を摂取する．

② 尿が酸性になると尿酸が溶けにくいため，尿として尿酸の排出が抑制され，尿酸の結晶化が進む．反対に，尿のアルカリ化を促すことで尿酸は溶けやすくなる．**表2**に尿アルカリ化食品，尿酸性

● 表1 ● 食品のプリン体含有量（100 g あたり）

きわめて多い （300 mg 以上）	あんこう肝の酒蒸し，鶏レバー，まいわし干物，いさき白子，煮干し，干ししいたけ，かつおぶし
多い （200 ～ 300 mg）	豚レバー，牛レバー，かつお，まいわし，大正えび，おきあみ，まあじ干物，さんま干物
中間 （100 ～ 200 mg）	ブロッコリースプラウト，ひらたけ，納豆，豚肉（ヒレ・舌・心臓），牛肉（もも・スネ・心臓），鶏肉（手羽・ささ身・もも・皮），サラミ，まぐろ，さわら，きす，にじます，まだい，まあじ，まさば，ぶり，さけ，あゆ，さんま，鯨肉，ひらめ，にしん，たらこ，明太子，するめいか，たこ，くるまえび，ずわいがに，あさり，かき，はまぐり，あんこう肝（生），生ハム，ツナ缶，サーモン缶，うに，わかめ，かにみそ
少ない （50 ～ 100 mg）	そば粉，ほうれんそう，カリフラワー，豆もやし，かいわれだいこん，ブロッコリー，まいたけ，豚肉（かた・かたロース・ばら・ロース），牛肉（かたロース・リブロース・ヒレ・舌），レバーペースト，羊肉（マトン・ラム），あんこう身（生），めんよう，ボンレスハム，プレスハム，ベーコン，わかさぎ，うなぎ，はたはた，たらばがに，つみれ，ぼたんえび，ほたてがい，さきいか，ひじき
きわめて少ない （50 mg 以下）	玄米，白米，小麦粉，そば，果物，もやし，オクラ，そらまめ，なめこ，えのきだけ，つくりたけ，鶏卵，牛乳，チーズ，豆腐，ウインナーソーセージ，コンビーフ，すじこ，かずのこ，いくら，焼きちくわ，板かまぼこ，魚肉ソーセージ，枝豆，豆乳，おから，バター，とうもろこし，じゃがいも，さつまいも，キャベツ，トマト，にんじん，だいこん，はくさい，こんぶ，そらまめ，ピーナッツ，アーモンド，さつまあげ

注）p.208 付録 06- ㉑プリン体を参照 （公益財団法人痛風財団 HP より引用）

● 表2 ● 尿のアルカリ化食品と酸性化食品

尿のアルカリ化を 高めるおもな食品	海藻類（ひじき，わかめ，こんぶ，しいたけなど） 野菜類（ほうれんそう，ごぼう，にんじんなど） 果物類（糖質も多いので，とり過ぎには注意する）
尿の酸性化を高め るおもな食品	肉類（豚肉，牛肉など） 魚介類（さば，かつお，ぶり，まぐろ，さんま，ほたてなど） 卵類

化食品を示すが，尿酸性化食品は良質のたんぱく質源であるので，適正な量を摂取することを心がける．

（2）高血圧・心血管障害

高尿酸血症は血管障害を促進する危険因子と考えられるので，高血圧症，脂質異常症，糖尿病などにも注意が必要で，とくに食塩の摂取量を抑えることは重要である．

栄養基準量

栄養素	A 1,700 kcal	B 2,000 kcal
エネルギー （kcal）	1,700	2,000
たんぱく質 （g）	65	75
脂　質 （g）	45	55
炭水化物 （g）	250	300
食塩相当量 （g）	8	8

食品構成表

食品群	A (g)	B (g)	食品群	A (g)	B (g)
穀類（米飯類）	360	480	乳 類	200	200
いも類	50	100	油脂類（種実類含む）	10	15
果実類	200	200	緑黄色野菜類	120	120
魚介類	60	70	その他の野菜類（きのこ含む）	230	230
肉 類	50	50	海藻類	2	2
卵 類	50	50	砂糖類	30	30
豆 類	120	150	み そ	12	12

3 献立作成・調理上の注意点

① プリン体が少なく，なおかつ尿が酸性になりにくい食材を気にし過ぎると，食品の選択肢が狭くなり，偏った選択しかできなくなってしまうので，使用量を少なくするという対応で考える．

② 味付けは薄味を心がけ，野菜を十分に使って，エネルギーを押さえながら満足できる量を確保する．

③ アルコールは原則として「なし」とするが，やむを得ない場合は適量以内とする．

④ プリン体は水溶性であることから，食品を浸漬したり，煮ることで減らすことができるが，浸漬水や煮汁の使用には注意が必要である．

⑤ 脂質異常症に注意し，油の量だけでなく，質や酸化しにくい調理法にも配慮する．

⑥ 飲水量を確保しやすいように，お茶などをあらかじめ用意しておき，汁物による食塩の過剰摂取や清涼飲料水による糖分を抑える．

4 症 例

1）症例と検査値

性・年齢・職業	男性，41 歳，会社員	主 訴	突然の関節痛
家族構成・家族歴	単身赴任（妻）	既往歴	とくになし
問診結果	単身赴任で食事は外食が多い．夕食には 350 mL の缶ビール 2 本とつまみに缶詰を食べることが多い．好物は安くて栄養があるいわしのかば焼きや鶏レバーの味付けが多く，買いだめをしている．野菜は好んで食べるほうではなく，偏食も激しい．仕事が忙しいので勤務中はあまり水分をとらない．マイカー通勤で，休日もあまり動かない．趣味はビデオ鑑賞と魚釣り．		

症例による検査値から異常値を読み取り，右欄にメモを取りなさい．

検査項目			略 語	単 位	検査値	Memo
身体検査		身長	HT	cm	175	
		体重	BW	kg	83	
		体脂肪		%	23.6	
循環器	血圧	収縮期	systoLic-p	mmHg	145	
		拡張期	diastoLic-p	mmHg	78	
血液一般		白血球数	WBC	/μL	9,700	
		赤血球数	RBC	/μL	520×10^4	
		ヘモグロビン	Hb	g/dL	15.8	
		血小板数	PLC	/μL	34.3×10^4	
血液生化学	肝臓系	総蛋白	TP	g/dL	8.1	
		アルブミン	ALb	g/dL	4.8	
		総ビリルビン	TB	mg/dL	0.9	
		アルカリフォスファターゼ	ALP	IU/L	313	
		AST（GOT）[注]	AST	IU/L	25	
		ALT（GPT）[注]	ALT	IU/L	29	
	腎臓系	尿素窒素	BUN	mg/dL	20	
		クレアチニン	Cr	mg/dL	1.2	
		推定糸球体濾過量	eGFR	mL/分/1.73 m^2	70	
	膵臓系	血清アミラーゼ	Amy	IU/L	130	
		リパーゼ	Lp	IU/L		
	代謝系	尿酸	UA	mg/dL	9.8	
		ナトリウム	Na	mEq/L	135	
		カリウム	K	mEq/L	4.2	
		クロル	CL	mEq/L	98	
		カルシウム	Ca	mEq/L	10.1	
	脂質系	総コレステロール	TC	mg/dL	283	
		LDL コレステロール	LDL-Cho	mg/dL	216	
		HDL コレステロール	HDL-Cho	mg/dL	45	
		中性脂肪	TG	mg/dL	111	
	糖代謝	早朝空腹時血糖	FBS	mg/dL	110	
		グリコヘモグロビン	HbA1c	%	6.1	
尿検査		尿糖		（基準値−）		
		尿蛋白		（基準値−）		

注）AST（GOT）：アスパラギン酸アミノトランスフェラーゼ，ALT（GPT）：アラニンアミノトランスフェラーゼの略．

2）SOAP 記録

SOAP 記録の書式例（付録 p.190）に則り，記入しなさい.

3）モデル献立

A 1,700 kcal		
献立名	材料名	純使用量（g）
卵雑炊	米飯・精白	120
	鶏卵	50
	ねぎ	30
	糸みつば / しょうが	5/2
	豆腐	70
朝	しろしょうゆ	5
食	昆布・かつおだし	150
ソテー	ブロッコリー	50
	オリーブ油 / 食塩	2/0.1
お浸し	りょくとうもやし	30
	かいわれだいこん	15
	こいくちしょうゆ	1
フルーツヨーグルト	ヨーグルト・全脂無糖	90
	りんご	100
焼きそば	中華めん	120
	豚肉・もも・脂身なし	30
	キャベツ	70
	えのきたけ	10
	にんじん	10
	調合油	5
	ウスターソース	15
昼 チーズソテー	かぼちゃ・西洋	40
	ウインナーソーセージ	20
食	じゃがいも	50
	グリンピース・缶詰	5
	オリーブ油	3
	こしょう・白	少々
	粉チーズ	5
焼き油揚げの	米飯・精白	120
おろし丼	油揚げ	50
	だいこん（おろし）	80
	ポン酢/砂糖・上白糖	10/5
	しらす干し・微乾燥	10
	イクラ	10
	しそ・葉	2
夕	ごま	1
食 みそ汁	チンゲンサイ	30
	カットわかめ	2
	ちくわ	10
	豆みそ	10
	昆布・かつおだし	150
酢の物	きゅうり	20
	食塩	0.2
	はんぺん	30
	穀物酢/砂糖・上白糖	10/5

B 2,000 kcal		
献立名	材料名	純使用量（g）
卵サンド	6 枚切食パン（2 枚）	120
	鶏卵	50
	レタス・土耕栽培	20
	きゅうり	20
	バター	2
朝 キャロット	にんじん	40
ポタージュ	じゃがいも	50
食	たまねぎ	40
	固形ブイヨン	1
	水	50
	普通牛乳	100
	バター	3
フルーツヨーグ	パインアップル	100
ルト	ヨーグルト・全脂無糖	50
ガーリックチーズスパゲッティー	スパゲッティー・ゆで	150
	ベーコン	10
	まぐろ・缶詰・油漬	10
	えのきたけ	20
	青ピーマン	30
	たまねぎ	30
	にんにく	8
	オリーブ油	10
昼	こしょう・黒	0.03
食	糸みつば	10
	パルメザンチーズ	10
オクラとカニカマのスープ	カニカマ	20
	オクラ	20
	固形ブイヨン	1
	水	150
	こしょう・白	0.01
フライドサツマイモ	さつまいも	60
	調合油	5
さけとトマトの	米飯・精白	170
茶漬丼	塩さけ（ほぐし身）	40
	いくら	15
	トマト	80
	昆布・かつおだし	150
	食塩	0.2
	焼きのり	1
	わさび	2
夕 きのこと豚肉の	ぶなしめじ	20
みそ炒め	エリンギ	20
食	根深ねぎ	10
	豚肉・ばら・脂身つき	40
	ごま油	5
	しょうが	1
	豆みそ	2
	本みりん	6

<table>
<tr><td colspan="3">A 1,700 kcal</td><td colspan="3">B 2,000 kcal</td></tr>
</table>

	献立名	材料名	純使用量（g）		献立名	材料名	純使用量（g）
夕食				夕食	卯の花和え	卯の花	40
						油揚げ	10
						にんじん	10
						ごぼう	10
						調合油	5
						昆布・かつおだし	30
						こいくちしょうゆ	2
						砂糖・上白糖	3
間食	フルーツ	バナナ	100	間食	フルーツ	グレープフルーツ	100

調理上のポイント，とくに工夫した点

A 1,700 kcal

① 簡単に調理でき，水分の多い雑炊を朝食のメインにすえて，野菜を補う副菜を和洋で 2 品とした．

② 昼食には，男性でも簡単につくることができる焼きそばと，ウインナーソーセージを入れたチーズソテーで，プリン体の少ない食材を中心に使用した．

③ 夕食の焼き油揚げのおろし丼は，油揚げをフライパンで焼いて焦げ目をつけることで香ばしさが出る．ごはんの上に油揚げを適当に切って並べ，しらす干しとおろしだいこんを混ぜたものを上にかけ，イクラを中央に飾る．ポン酢をかけて食べるとさっぱりしておいしい．簡単にできて，朝食や昼食でも使えるが，たんぱく質を補う必要がある．

④ 夕食の丼の重要な味付けのアクセントになっているしらす干しはプリン体が多いが，少量であれば問題ないので 10 g 使用した．また，魚卵であるイクラはプリン体が多そうだが，実際には表 1 （p.77）に示すように少なく，加工の段階で大幅に減少していると考えられる．コレステロールが多いことには注意が必要である．

B 2,000 kcal

① 朝食をパンのメニューとした．食パンは 2 枚で食塩 1.6 g を含んでいることをふまえて低塩の副食を組み合わせる必要がある．このメニューではにんじんとたまねぎの甘みで，野菜もたっぷりとれるスープを組み合わせた．

② 昼食のスパゲッティーは，ベーコンを少量使用してにんにくの風味とみつばの香りが食欲をそそるメニューとした．みつばは加熱しないで，最後にチーズとともに散らす．

③ 夕食の丼は，ほぐしたさけとトマトを乗せた上にだし汁をかけるだけの簡単なメニューだが，さけとトマトのうまみが絶妙で，トマトの酸味がさわやかである．わさびを添えて，飾りにのりの細切りを散らした．

4）モデル献立のおもな栄養量の1日配分

栄養素	A 1,700 kcal					B 2,000 kcal				
	合計	朝食	昼食	夕食	間食	合計	朝食	昼食	夕食	間食
エネルギー （kcal）	1,659	476	489	601	93	1,996	612	579	765	40
たんぱく質 （g）	59.8	18.9	17.8	22.4	0.7	71.2	22.2	20.3	28.2	0.5
脂 質 （g）	49.9	12.8	17.8	19.1	0.2	72.4	15.7	22.0	34.6	0.1

5）エネルギーと栄養素摂取量

栄養素	単 位	A 1,700 kcal	B 2,000 kcal
エネルギー	kcal	1,659	1,996
たんぱく質	g	59.8	71.2
総脂質	g	49.9	72.4
飽和脂肪酸	g	11.49	21.52
n-6 系脂肪酸	g	12.71	12.83
n-3 系脂肪酸	g	2.70	3.15
コレステロール	mg	292	362
炭水化物	g	217.3	237.6
食物繊維	g	27.7	34.7
ビタミン A	μgRAE	560	810
ビタミン B_1	mg	1.04	1.30
ビタミン B_2	mg	1.18	1.23
ビタミン C	mg	195	168
ナトリウム	mg	2,520	3,000
カリウム	mg	2,830	2,810
カルシウム	mg	676	640
リン	mg	1,107	1,210
鉄	mg	8.9	7.0
食塩相当量	g	6.4	7.6

6）モデル献立の栄養比率

栄養素	A 1,700 kcal	B 2,000 kcal
エネルギー産生栄養素バランス（P：F：C 比）	P：14.4% F：27.1% C：58.5%	P：14.3% F：32.6% C：53.1%
穀類エネルギー比	38.0%	40.7%
動物性たんぱく質比	40.1%	55.2%
n-3：n-6	1：4.7	1：4.1
Na：K	1：1.1	1：0.9
Ca：P	1：1.6	1：1.9

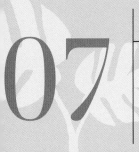

dyslipidemia

07 | 脂質異常症
（高 LDL-C 血症と高 TG 血症）

❶ 疾患の概要・特性

　脂質異常症とは，血液中の脂質の LDL-コレステロール（悪玉，以下 LDL-C），TG（トリグリセリド），HDL-コレステロール（善玉，以下 HDL-C）のうち，1 つ以上が異常値を示す疾患である．動脈硬化の原因となり，進行により心疾患や脳梗塞などの発症につながる．

　血漿脂質のうち遊離脂肪酸を除く脂肪は，すべてアポたんぱくと結合したリポたんぱく質として血中を運ばれる．その種類は比重により**カイロミクロン**（CM），**超低比重リポたんぱく質**（VLDL），**中間型リポたんぱく質**（IDL），**低比重リポたんぱく質**（LDL），**高比重リポたんぱく質**（HDL）の 5 種類に分類される（**表 1**）．

1）成因と原因分類

　リポたんぱく代謝経路は，3 つが考えられる．外因性経路として食事由来の脂肪が小腸で吸収され脂肪細胞から肝臓に取り込まれる．内因性経路は肝臓において合成・分泌された VLDL が IDL となり，肝性トリグリセリドリパーゼにより分解され LDL となる．コレステロールの逆転送は，末梢細胞から遊離コレステロールを引き抜き，HDL-C 転送たんぱくの作用を受けて肝臓に取り込まれる．血漿リポたんぱく質濃度の異常は，代謝におけるいずれかのステップの障害（アポたんぱく質の生成障害や合成亢進，アポたんぱく質受容体欠損，リポたんぱくリパーゼ欠損など）で生じ，リポたんぱく質はそれぞれの役割をする．

　リポたんぱく質の増加による脂質異常症は 6 つに分類される（**表 2**）．

　原因分類でみると，「原発性」は遺伝的因子が強く成因が不明なものが多い．遺伝子異常によるも

● 表 1 ● リポたんぱく質の役割

CM	VLDL	LDL	HDL
外因性（食事性）の脂質の転送	内因性脂質，TG の転送	コレステロールを肝臓から末梢組織への転送	コレステロールを末梢組織から肝臓へ転送
外因性コレステロールの転送	内因性コレステロールの転送	リン脂質の転送	コレステロールエステルの生成
生体内コレステロール合成の調整			TG の異化に関与

● 表2 ● リポたんぱく質の増加による脂質異常症分類（WHO分類）

脂質異常症のタイプ	増加するリポたんぱく質分類	LDL	TG
Ⅰ型	カイロミクロン	↑	↑↑↑
Ⅱa型	LDL	↑↑↑	→
Ⅱb型	LDL　VLDL	↑↑	↑↑
Ⅲ型	IDL　β-VLDL	↑↑	↑↑
Ⅳ型	VLDL	→	↑↑
Ⅴ型	カイロミクロン　VLDL	↑	↑↑↑

のは，先天的にLDL受容体に欠陥があり，コレステロールが増えてしまう家族性高コレステロール血症がある．特徴として，アキレス腱黄色腫や眼瞼黄色腫，結節性黄色腫などの特異的な症状がみられる．ほとんどが欧米化した食習慣で脂質の過剰摂取によるカロリーのとり過ぎや運動不足などが引き金となって発症する．

　さまざまな原疾患に伴って「二次的」に現れる疾患には，甲状腺機能低下症・糖尿病・クッシング症候群・褐色細胞腫などの内分泌疾患やネフローゼ症候群・慢性腎不全，肝疾患の閉塞性黄疸・原発性胆汁性肝疾患などがある．

　そのほか，閉経期の女性は**女性ホルモン**（エストロゲン）の分泌が急激に減少するため中性脂肪やコレステロールが増加しやすい．

2）診　断

　早朝空腹時，採血にてLDL-CとHDL-C・トリグリセリドの測定をする（**表3**）．

　トリグリセリドが増加するものは血清の白濁がみられることが多い．家族歴も詳しく聴取する．脂質異常症はほとんど自覚症状がないので食生活改善への意識づけが重要である．食生活に注意をすれば，3〜6か月後には検査値の改善が期待できる．

● 表3 ● 脂質異常症の診断基準

LDL-C	140 mg/dL 以上	高 LDL-C 血症
	120〜139 mg/dL	境界域高 LDL-C 血症[注2]
HDL-C	40 mg/dL 未満	低 HDL-C 血症
TG	150 mg/dL 以上（空腹時採血[注1]）	高トリグリセライド血症
	175 mg/dL 以上（随時採血[注1]）	
Non-HDL-C	170 mg/dL 以上	高 non-HDL-C 血症
	150〜169 mg/dL	境界域高 non-HDL-C 血症[注2]

注1）基本的に10時間以上の絶食を「空腹時」とする．ただし水やお茶などカロリーのない水分の摂取は可とする．空腹時であることが確認できない場合を「随時」とする．
注2）スクリーニングで境界域高LDL-C血症，境界域高non-HDL-C血症を示した場合は，高リスク病態がないか検討し，治療の必要性を考慮する．
・LDL-CはFriedewald式（TC − HDL-C − TG/5）で計算する（ただし空腹時採血の場合のみ）．または直接法で求める．
・TGが400 mg/dL以上や随時採血の場合はnon-HDL-C（TC − HDL-C）かLDL-C直接法を使用する．ただしスクリーニングでnon-HDL-Cを用いる時は，高TG血症を伴わない場合はLDL-Cとの差が＋30 mg/dLより小さくなる可能性を念頭においてリスクを評価する．
・TGの基準値は空腹時採血と随時採血により異なる．
・HDL-Cは単独では薬物介入の対象とはならない．
　　　（日本動脈硬化学会編：動脈硬化性疾患予防ガイドライン2022年版，p.22，日本動脈硬化学会，2022）

● 表4 ● リスク区分別脂質管理目標値

| 治療方針の原則 | 管理区分 | 脂質管理目標（mg/dL） | | | |
		LDL-C	Non-HDL-C	TG	HDL-C
一次予防 まず生活習慣の改善を行った後薬物療法の適用を考慮する	低リスク	< 160	< 190	< 150 （空腹時）[注3] < 175 （随時）	≧ 40
	中リスク	< 140	< 170		
	高リスク	< 120 < 100 [注1]	< 150 < 130 [注1]		
二次予防 生活習慣の是正とともに薬物治療を考慮する	冠動脈疾患またはアテローム血栓性脳梗塞（明らかなアテローム[注4]を伴うその他の脳梗塞を含む）の既往	< 100 < 70 [注2]	< 130 < 100 [注2]		

注1）糖尿病において，PAD，細小血管症（網膜症，腎症，神経障害）合併時，または喫煙ありの場合に考慮する（動脈硬化性疾患予防ガイドライン 2022 年版 第 3 章 5.2 参照）.
注2）「急性冠症候群」，「家族性高コレステロール血症」，「糖尿病」，「冠動脈疾患とアテローム血栓性脳梗塞（明らかなアテロームを伴うその他の脳梗塞を含む）」の 4 病態のいずれかを合併する場合に考慮する.
注3）10 時間以上の絶食を「空腹時」とする. ただし水やお茶などカロリーのない水分の摂取は可とする. それ以外の条件を「随時」とする.
注4）頭蓋内外動脈の 50％以上の狭窄，または弓部大動脈粥腫（最大肥厚 4 mm 以上）.
・一次予防における管理目標達成の手段は非薬物療法が基本であるが，いずれの管理区分においても LDL-C が 180 mg/dL 以上の場合は薬物治療を考慮する. 家族性高コレステロール血症の可能性も念頭に置いておく（動脈硬化性疾患予防ガイドライン 2022 年版 第 4 章参照）.
・まず LDL-C の管理目標値を達成し，次に non-HDL-C の達成を目指す. LDL-C の管理目標を達成しても non-HDL-C が高い場合は高 TG 血症を伴うことが多く，その管理が重要となる. 低 HDL-C については基本的には生活習慣の改善で対処すべきである.
・高齢者については動脈硬化性疾患予防ガイドライン 2022 年版 第 7 章を参照.

（日本動脈硬化学会編：動脈硬化性疾患予防ガイドライン 2022 年版，p.71，日本動脈硬化学会，2022）

（1）治療方針

原発性と二次性の鑑別をし，二次性であれば原疾患の治療を優先する. 原発性で既往歴がないときは，第一に生活習慣の改善が必要である. 個々の危険因子を評価して，耐糖能異常やインスリン抵抗性・肥満や高血圧などがあれば，取り除くことが重要である（**表4**）.

（2）薬物治療

コレステロール合成抑制に HMG-CoA 還元阻害薬，コレステロールの吸収抑制に陰イオン系薬，VLD の異化促進に対してはフィブラート系薬・ニコチン酸製剤，HDL の合成増加に HMG-CoA，還元阻害薬，フィブラート系薬・ニコチン酸製剤などが処方される.

（3）運動療法

運動によって筋細胞が増えて活性化され，筋細胞の LDL レセプターを増やし，末梢組織での LDL-C の利用率を高める効果がある. インスリン抵抗性が改善されて門脈中の遊離脂肪酸の濃度が減少し，肝臓での VLDL の合成が低下する. よって血清中性脂肪は低下し HDL-C は上昇する. 逆に運動不足では，筋細胞が委縮して細胞内のコレステロールが血中に運び出され多くなる.

2 栄養ケア

まずは栄養ケアを行う必要のある対象者を見つけ出すためのスクリーニングを行う. その内容は問診・観察，身体計測，臨床検査，食生活調査の 4 項目から実施する.

多くの情報を入手することが必要なので，簡易に判定するための栄養スクリーニングツールがある.

入院時によく使われるツールとして，体脂肪や骨格筋・浮腫の状況を観察して行う主観的包括栄養評価（SGA；subjective global assessment）がある．多職種からの情報（カルテやコミュニケーションなど）も取り入れて栄養ケア・マネジメントをすることが重要である．

1）問診・観察

既往歴，現病歴，家族歴，冠動脈疾患の家族歴，喫煙歴，合併症の有無や発症時期の確認をする．皮膚の色や症状と全身状態の観察をして脂質異常症特有の特徴をつかむ．

2）身体計測

身長，体重，体脂肪率，ウエスト周囲径の測定，エネルギー貯蔵状況の指標となる皮下脂肪厚の測定，内臓脂肪蓄積面積から，標準体重（BMI）の算出を行い体脂肪分布の評価をする．骨格筋はたんぱく質の貯蔵庫であり，上腕筋周囲径を測定し皮下脂肪厚を用いて算出する．これらから，エネルギーのとり過ぎや栄養素の偏り，消費カロリーについて評価する．

3）臨床検査

血圧測定，血清脂質の測定をする．また，糖尿病や脂肪肝・高尿酸血症などの合併しやすい疾患の検査項目である血糖値，HbA1c，AST，ALT，尿酸なども測定し評価する．
LDL-C は Friedewald の式で算出できる（**表3**を参照）．

4）食生活調査（食事調査）

日常の食生活による栄養状態への影響は大きい．対象者を十分考慮して栄養摂取量をより正確に把握することが重要である．食事回数と時間，間食や外食の有無と頻度，飲酒習慣，喫煙歴，食習慣と嗜好などから栄養素のエネルギー比率，ビタミン，ミネラルや食物繊維など生活スタイルや摂取栄養素の問題点をみつける．

① 性別，年齢，身長，体重，身体活動レベルから必要栄養量を算出し，食事調査の結果と照らし合わせ栄養ケア・プランをたてる．食生活を中心としたライフスタイルの見直しも行う．

② ストレス時に分泌されるホルモンや喫煙は，HDL-C を減らし，LDL-C の酸化を促進して動脈硬化の原因となるため，ストレスを軽減し喫煙量にも注意する．

③ アルコールは HDL-C を増やす働きがあるが，飲み過ぎると肝臓における VLDL の合成を促進して血清中性脂肪が上昇するため，HDL-C は低下する．

④ 腹八分目を心がけ，ゆっくりよく噛んで食べる．食事の全体量や咀嚼回数，食中のお茶の飲み方などについても聴取する．

● 表5 ● 動脈硬化疾患予防のための食事療法

(1) 過食に注意し，適正な体重を維持する
・総エネルギー摂取量（kcal/日）は，一般に目標とする体重（kg）[注1]×身体活動量（軽い労作で25〜30，普通の労作で30〜35，重い労作で35〜）を目指す
(2) 肉の脂身，動物脂，加工肉，鶏卵の大量摂取を控える
(3) 魚の摂取を増やし，低脂肪製品を摂取する
・脂肪エネルギー比率を20〜25%，飽和脂肪酸エネルギー比率を7%未満，コレステロール摂取量を200mg/日未満に抑える
・n-3系多価不飽和脂肪酸の摂取を増やす
・トランス脂肪酸の摂取を控える
(4) 未精製穀類，緑黄色野菜を含めた野菜，海藻，大豆および大豆製品，ナッツ類の摂取を増やす
・炭水化物エネルギー比率を50〜60%とし，食物繊維は25g/日以上の摂取を目標とする
(5) 糖質含有量の少ない果物を適度に摂取し，果糖を含む加工食品の大量摂取を控える
(6) アルコールの過剰摂取を控え，25g/日以下に抑える
(7) 食塩の摂取は6g/日未満を目標にする

注1) 18歳から49歳：〔身長（m）〕^{2}×18.5〜24.9kg/m^2，50歳から64歳：〔身長（m）〕^{2}×20.0〜24.9kg/m^2，65歳から74歳：〔身長（m）〕^{2}×21.5〜24.9kg/m^2，75歳以上：〔身長（m）〕^{2}×21.5〜24.9kg/m^{2}とする

（日本動脈硬化学会編：動脈硬化性疾患予防ガイドライン2022年版．p.101，日本動脈硬化学会，2022）

● 表6 ● 動脈硬化性疾患の危険因子改善への対応

(1) 高LDL-C血症
・飽和脂肪酸エネルギー比率：7%未満，コレステロール：200mg/日未満に制限する
・食物繊維を積極的に摂取する
・緑黄色野菜を含めた野菜および大豆・大豆製品の摂取を増やす
(2) 高TG血症
・炭水化物エネルギー比率を50〜60%の設定の中でやや低めとする
・アルコールの過剰摂取を制限し，n-3系多価不飽和脂肪酸の摂取を増やす
(3) 高カイロミクロン血症
・脂質エネルギー比率を15%以下に制限し，中鎖脂肪酸を主として用いる
(4) 低HDL-C血症
・炭水化物エネルギー比率をやや低めとし，トランス脂肪酸を減らす
(5) メタボリックシンドローム
・内臓脂肪量減少や脂肪細胞の質的異常の改善を目的に目標とする体重と，日常生活活動量をもとに総エネルギー摂取量を適正化する
・摂取エネルギーのうち50〜60%を糖質とし，必須アミノ酸を含むたんぱく質を十分摂取する
・ビタミンやミネラルを多めに摂取する
(6) 高血圧症
・減塩（6g/日未満）を強化し，野菜・果物を積極的に摂取する
・飽和脂肪酸やコレステロールの摂取を控え，多価不飽和脂肪酸，低脂肪乳製品を積極的に摂取する
・過度のアルコール摂取を制限する
(7) 糖尿病
・総エネルギー摂取量を朝・昼・夕の3食に均等に配分し，よく噛んで時間をかけて摂取する
・エネルギー摂取比率は，炭水化物50〜60%，たんぱく質20%以下を目安とし，残りを脂質とするが，脂質が25%を超える場合は，多価不飽和脂肪酸を増やすなど脂肪酸の構成に配慮する
・食物繊維は25g/日以上の摂取を目標とする

（日本動脈硬化学会編：動脈硬化性疾患予防ガイドライン2022年版．p.96，日本動脈硬化学会，2022を一部改変）

栄養基準量の目安

「動脈硬化性疾患予防ガイドライン」（日本動脈硬化学会）を参考に，予防のための食事を基本とし，血清脂質の状態に応じて，病型別栄養・食事療法を実施する．

栄養基準量

栄養素		A 高 LDL-C 血症	B 高 TG 血症
エネルギー	(kcal)	30 kcal× IBW（IBW　50 kg）	30 kcal× IBW（IBW　60 kg）
たんぱく質	(g)	49 〜 75（E 比 13 〜 20%）	59 〜 90（E 比 13 〜 20%）
脂　質	(g)	42（E 比 25 %）	50（E 比 25%以下）
炭水化物	(g)	187 〜 224（E 比 50 〜 65%）	270（E 比 60 %以下）
食塩相当量	(g)	6（高血圧のため）	7 〜 8（血圧が高いため）
コレステロール	(mg)	200	−
食物繊維	(g)	15	18

食品構成表

食品群	A (g)	B (g)	食品群	A (g)	B (g)
穀類（米飯類）	300	400	乳　類	150	200
穀類（パン・麺類）	200（麺）	200（麺）	油脂類	10	10
いも類	50	50	緑黄色野菜類	120	120
果実類	150	100	その他の野菜類（きのこ含む）	230	230
魚介類	70	70	海藻類	2	2
肉　類	40	60	砂糖類	8	8
卵　類	10	30	み　そ	8	8
豆　類	100	100			

3 献立作成上の注意点

A 高 LDL-C 血症

① 摂取エネルギー

　標準体重× 25 〜 30（kcal）により算出する．減量に実現可能な目標をもつことが重要であり，段階的に設定してもよい（標準体重＝〔身長（m）〕^{2} × 22）．

② 栄養素配分の適正化

　・炭水化物エネルギー比率は 60%を上限とする．

　・主食の米飯・麺・パン・いも類の量を調整する．

　・単糖類の砂糖は極力減らし，果物の果糖もとり過ぎないように注意する．

　・たんぱく質エネルギー比率は 15 〜 20%を目安にして，肉・魚・卵・大豆製品などを偏りなく摂取する．

③ 脂質
- ・飽和脂肪酸の多い動物性脂肪やトランス脂肪酸（ハードマーガリン，ショートニング）は減らす．
- ・油の使用は必要最小限を心がける（煮物や和え物などで油量の調整をする）．
- ・コレステロールの多い食品（内臓や鶏卵，えび，たらこ，うなぎなど）は量を控え，1 日のコレステロール量は 200 mg を目安とする．鶏卵は栄養的に優れているので量に注意して献立に変化をつける．
- ・魚油や植物油からの n-3 系多価不飽和脂肪酸の摂取を増やす（魚は青魚を多く取り入れて，肉は部位を考慮して選ぶ）．

④ 抗酸化食品を積極的にとり，食物繊維の摂取も増やす
- ・食物繊維をたっぷりとるには，野菜は 300 g 以上を目標とする．ビタミンを偏りなく摂取するためには，100 g 以上を緑黄色野菜とする．新鮮な野菜や果物のビタミン C，種実類のビタミン E には抗酸化作用がある．野菜にはコレステロールの吸収を抑える効果もあるので 3 食に分けて食べるとよい．

⑤ 血圧が高いときは，1 日食塩 6 g 未満を目標とする
- ・しいたけ，昆布，かつおなどのうまみ（旨味）のある食材を活用して，しょうゆやみそなどの調味料を減らす．
- ・カリウムの多い野菜，海藻，いも，果物は適量を摂取し，ナトリウムの排泄を促す．

B 高 TG 血症
① 総エネルギーの算出方法や栄養素の配分方法，脂質やビタミン，食物繊維のとり方などは，高 LDL-C 血症の注意を参考にする．
② 炭水化物のエネルギー比率は 60％を目安に設定する．砂糖や果物は控える．
③ 間食やアルコールは，とくに血清 TG が増加する原因となりやすいので注意を要する．
　対象者が自ら行動変容ができるような具体的な改善案であり，実行可能な提案をすることが重要で，継続して食事相談に応じることができる関係を築くことが大切である．

4 調理上の注意点

① 食材は新鮮なものを選び，香りや食感を大切にする．
② だし汁は濃い目につくる．
　血圧が高い場合は，調味料は正確に計量して減塩のコツをつかむ．
　砂糖は極力控え，食材のうまみを引き出す．
③ 香辛料や調味料の使い分けをして，減塩でもおいしく調理する．
　しょうが，ねぎ，しそ（葉），柑橘類の風味を利用し，また魚や肉は酒で生臭みを消して食べやすくする．
④ 色彩を重視して，視覚からおいしさを訴える．
⑤ 切り方や加熱時間に注意して，煮崩れに注意し，食材のうまみを引き立たせる．
⑥ 盛り付けは最後の仕上げとなる．器と量的なバランスが重要である．

適した食品の選び方と調理方法

① スローフードの雑穀米は咀嚼回数が増え，消化時間も長くなり満腹感が得られる．食物繊維が多くなることで，コレステロールの吸収を抑制する．

② 主となる食品の肉や魚は，加工品より食品そのものを選び，余分の塩分や食品添加物を減らす．

③ 野菜は毎食 100 g 以上を心がけ，赤・白・黄・緑などの色彩を考えることで，ビタミンをバランスよくとることができる．

④ 海藻・きのこ・こんにゃく類はカロリーがなく，量を増やすことで満腹感が得られるので，うまみのある食品と組み合わせると，よりおいしく食べることができる．

⑤ 菓子類や果物は脂肪になりやすいので，夕食後に食べるのではなくエネルギーとして消費できる昼間のほうがよい．

⑥ 食品由来のコレステロールは全体コレステロールの 1/3 ともいわれている．よって極端なコレステロールの減量をすると肝臓での合成が進み，逆に増えてしまうことがあるので注意する．
献立がマンネリ化しないように 1 週間くらいの平均として食品を選ぶと，栄養素の偏りもなく変化に富んだ食品選びや調理ができる（例：1 日 10 g の卵量であれば，卵 2 個（100 g）のオムレツは 10 日分に換算する）．

⑦ 油は良質なものを選び，少量で香りを楽しむとよい．加熱しすぎないこと．炒め物は少量の水で蒸し焼きにし，食品の油脂を利用し，最後に強火で炒り上げる．

⑧ 減塩は高血圧に限らず必要である．ふだんから薄味を心がけて，食材のうまみや香辛料・香草などの香りや辛さが楽しめるように，敏感な舌の感覚を保つようにする．

5 症例

1）症例と検査値

A 高 LDL-C 血症

性・年齢・職業	女性，48 歳，パート	主 訴	頭痛，全身倦怠感
家族構成・家族歴	夫と 3 人の子どもの 5 人，父親は心筋梗塞	既往歴	7 年前より高血圧で治療中
問診結果	40 歳ころより肩こりや頭痛がひどく，高血圧の診断を受けて，薬を服用している．めまいや立ちくらみが起きるようになり精査のために入院となる．朝食は和食で漬物と目玉焼き 2 個が定番．昼食は自宅で子どもの弁当の残りか，お茶漬けや菓子パンが多い．あれば果物を 1 個くらい．夕食は就業後スーパーの惣菜をよく購入する．子どもは肉を好むので，メニューは焼き肉・ハンバーグ・カレーライスが多い．帰宅後にジュース 1 杯が習慣．夫の帰宅は 22 時を過ぎるので先に子どもと夕食を済ませ，夫の夕食時にチーズ 1 個とビール 350 mL を飲むことが楽しみ．趣味は編み物で運動はほとんどしない．喫煙歴なし．		

症例による検査値から異常値を読み取り，右欄にメモを取りなさい．また，表 3 を参照して，LDL-C 値を計算しなさい．

	検査項目	略 語	単 位	検査値	Memo
身体検査	身長	HT	cm	152	
	体重	BW	kg	61	
	体脂肪		%	28	
循環器	血圧 収縮期	systolic-p	mmHg	150	
	拡張期	diastolic-p	mmHg	86	
血液一般	白血球数	WBC	/μL	6,300	
	赤血球数	RBC	/μL	$410×10^4$	
	ヘモグロビン	Hb	g/dL	13	
	血小板数	PLC	/μL	$22×10^4$	
血液生化学	肝臓系 総蛋白	TP	g/dL	7.3	
	アルブミン	Alb	g/dL	4.3	
	総ビリルビン	TB	mg/dL	1	
	アルカリフォスファターゼ	ALP	IU/L	80	
	AST（GOT）[注]	AST	IU/L	28	
	ALT（GPT）[注]	ALT	IU/L	36	
	腎臓系 尿素窒素	BUN	mg/dL	16	
	クレアチニン	Cr	mg/dL	0.7	
	推定糸球体濾過量	eGFR	mL/分/1.73 m²	69.7	
	膵臓系 血清アミラーゼ	Amy	IU/L	110	
	リパーゼ	Lp	IU/L	30	
	代謝系 尿酸	UA	mg/dL	3.8	
	ナトリウム	Na	mEq/L	138	
	カリウム	K	mEq/L	4.3	
	クロル	Cl	mEq/L	102	
	カルシウム	Ca	mEq/L	9.7	
	脂質系 総コレステロール	TC	mg/dL	270	
	LDL コレステロール	LDL-Cho	mg/dL		
	HDL コレステロール	HDL-Cho	mg/dL	50	
	nonHDL コレステロール	nonHDL-C	mg/dL		
	中性脂肪	TG	mg/dL	148	
	糖代謝 早朝空腹時血糖	FBS	mg/dL	130	
	グリコヘモグロビン	HbA1c	%	6.2	
尿検査	尿糖		（基準値−）	−	
	尿蛋白		（基準値−）	−	

注）AST（GOT）：アスパラギン酸アミノトランスフェラーゼ，ALT（GPT）：アラニンアミノトランスフェラーゼの略.

B 高TG血症

性・年齢・職業	男性，50歳，会社員	主 訴	息切れ，動悸，あぶら汗
家族構成・家族歴	母親は糖尿病	既往歴	とくになし
問診結果	30歳から肥り始め45歳で75kg，管理職となって85kgになった．いたって元気であったが，息切れや動悸がして精査のため入院となる．朝はコーヒーのみ，昼食はコンビニの焼肉やおにぎり弁当，週2回は1.5人分のインスタントラーメンを食べる．中間に炭酸飲料350mLと，帰宅が遅いので17時ごろにおにぎりとジュースを飲む．なんでもおいしく食べられ，とんかつが好物．夕食は野菜，海藻，きのこをたっぷり食べる．高校時代はラグビー部に所属し，ごはんが大好きで今も2杯は食べる．夕食は平均22時で，風呂上りにビール350mLを2缶の習慣がある．休日はゴルフか読書をする．		

　症例による検査値から異常値を読み取り，右欄にメモを取りなさい．また表3を参照して，LDL-C値を計算しなさい．

検査項目		略 語	単 位	検査値	Memo
身体検査	身長	HT	cm	170	
	体重	BW	kg	85	
	体脂肪		%	35	
循環器	血圧 収縮期	systolic-p	mmHg	168	
	拡張期	diastolic-p	mmHg	100	
血液一般	白血球数	WBC	/μL	6,000	
	赤血球数	RBC	/μL	$450×10^4$	
	ヘモグロビン	Hb	g/dL	15	
	血小板数	PLC	/μL	$25×10^4$	
血液生化学	総蛋白	TP	g/dL	7.5	
	アルブミン	Alb	g/dL	4.8	
	総ビリルビン	TB	mg/dL	1.2	
肝臓系	アルカリフォスファターゼ	ALP	IU/L	95	
	AST（GOT）注)	AST	IU/L	45	
	ALT（GPT）注)	ALT	IU/L	60	
	γ-グルタミルトランスペプチダーゼ	γ-GTP	IU/L	80	
腎臓系	尿素窒素	BUN	mg/dL	18	
	クレアチニン	Cr	mg/dL	0.9	
	推定糸球体濾過量	eGFR	mL/分/1.73 m²	70.8	
膵臓系	血清アミラーゼ	Amy	IU/L	112	
	リパーゼ	Lp	IU/L	28	
代謝系	尿酸	UA	mg/dL	6.9	
	ナトリウム	Na	mEq/L	150	
	カリウム	K	mEq/L	4.8	
	クロル	Cl	mEq/L	110	
	カルシウム	Ca	mEq/L	9.0	
脂質系	総コレステロール	TC	mg/dL	220	
	LDLコレステロール	LDL-Cho	mg/dL	135	
	HDLコレステロール	HDL-Cho	mg/dL	60	
	nonHDLコレステロール	nonHDL-C	mg/dL	160	
	中性脂肪	TG	mg/dL	480	
糖代謝	早朝空腹時血糖	FBS	mg/dL	155	
	グリコヘモグロビン	HbA1c	%	6.0	
尿検査	尿糖		（基準値－）	±	
	尿蛋白		（基準値－）	－	

注）AST（GOT）：アスパラギン酸アミノトランスフェラーゼ，ALT（GPT）：アラニンアミノトランスフェラーゼの略．

2）SOAP記録

　SOAP記録の書式例（付録 p.190）に則り，記入しなさい．

3) モデル献立

		A 高 LDL-C 血症（1,500 kcal）		
		献立名	材料名	純使用量（g）
朝食		ごはん	米飯・精白	150
		みそ汁	木綿豆腐	30
			たまねぎ	10
			カットわかめ	2
			かつおだし	150
			淡色辛みそ	8
		焼き魚	まさば	50
			酒 / 調合油	少々 /3
		だいこんおろし	だいこん	50
			穀物酢	5
			こいくちしょうゆ	2
			レモン	10
		キャベツの	キャベツ	30
		青しそ和え	にんじん	10
			しそ・葉 / しょうが	適量
		フルーツ	バナナ	100
昼食		きつねうどん	うどん（ゆで）	200
			油揚げ	10
			かまぼこ・蒸し	10
			根深ねぎ	20
			鶏卵	25
			かつおだし	150
			こいくちしょうゆ	10
		野菜サラダ	レタス・土耕栽培	20
			きゅうり	20
			ブロッコリー	30
			トマト	30
			ドレッシング	8
		牛乳	普通牛乳	200
夕食		ごはん	米飯・精白	150
		鶏肉のハーブ	鶏肉・むね・皮なし	60
		焼き	香草・バジル	0.5
			こしょう・白 / 酒	少々
			アスパラガス	30
		添え野菜炒め	赤ピーマン	20
			じゃがいも	50
			オリーブ油	10
			白・黒こしょう	少々
		ひじき煮	ほしひじき・ステンレス釜	7
			焼き竹輪	15
			にんじん	10
			乾しいたけ	2
			いんげんまめ	10
			かつおだし	20
			砂糖・上白糖	1
			本みりん	3
			こいくちしょうゆ	5
間食		フルーツ	オレンジ	80

		B 高 TG 血症（1,800 kcal ）		
		献立名	材料名	純使用量（g）
朝食		ごはん	米飯・精白	200
		みそ汁	木綿豆腐	30
			たまねぎ	10
			カットわかめ	2
			かつおだし	150
			淡色辛みそ	8
		焼き魚	まさば	50
			酒 / 調合油	少々 /3
		だいこんおろし	だいこん	50
			穀物酢	5
			こいくちしょうゆ	2
			レモン	10
		キャベツの	キャベツ	30
		青しそ和え	にんじん	10
			しそ・葉 / しょうが	適量
		フルーツ	バナナ	100
昼食		卵うどん	うどん（ゆで）	200
			鶏卵	50
			油揚げ	10
			かまぼこ・蒸し	10
			根深ねぎ	20
			かつおだし	150
			こいくちしょうゆ	10
		野菜サラダ	レタス・土耕栽培	20
			きゅうり	20
			ブロッコリー	30
			トマト	30
			ドレッシング	8
		牛乳	普通牛乳	200
		レーズンパン	ぶどうパン	30
夕食		ごはん	米飯・精白	200
		鶏肉のハーブ	鶏肉・むね・皮なし	80
		焼き	木綿豆腐	50
			香草・バジル	0.5
			こしょう・白 / 酒	少々
		添え野菜炒め	アスパラガス	30
			赤ピーマン	20
			じゃがいも	50
			オリーブ油	10
			白・黒こしょう	少々
		ひじき煮	ほしひじき・ステンレス釜	7
			焼き竹輪	10
			にんじん	10
			乾しいたけ	2
			いんげんまめ	10
			かつおだし	20
			砂糖・上白糖	1
			本みりん	3
			こいくちしょうゆ	5
間食		フルーツ	オレンジ	80

調理上のポイント，とくに工夫した点

A 高 LDL-C 血症，**B** 高 TG 血症

① 減塩のため，食感を大切にして加熱時間に注意し，食材のおいしさを損なわない．

② 青しそ和えの野菜は食塩（分量外）で下もみをして色よくし，流水で塩を洗ってしょうがと和える．

③ 昼食は簡単に準備できるものとした（麺類はインスタントを代用してもよい）．

④ 野菜は何でもよいので，たっぷりとれるとよい．

⑤ ハーブ焼きの鶏肉は酒とこしょうで臭みを消し，香草は乾燥させたものを利用すると便利である．オリーブ油の香りを活かして，肉と一緒に豆腐，じゃがいも，野菜も焼き，肉の香りやうまみを野菜に閉じ込めてこしょうで調整する．じゃがいもは固めの下ゆで，豆腐も下ゆでをするとうまく調理できる．

4）モデル献立のおもな栄養量の1日配分

栄養素		**A** 高 LDL-C 血症					**B** 高 TG 血症				
		合計	朝食	昼食	夕食	間食	合計	朝食	昼食	夕食	間食
エネルギー	(kcal)	1,501	535	449	483	34	1,822	613	563	612	34
たんぱく質	(g)	57.1	17.7	19.6	19.2	0.6	70.7	18.7	24.6	26.8	0.6
脂質	(g)	37.7	11.6	14.3	11.7	0.1	43.8	11.7	17.7	14.3	0.1

5）エネルギーと栄養素摂取量

栄養素	単位	**A** 高 LDL-C 血症	**B** 高 TG 血症
エネルギー	kcal	1,501	1,822
たんぱく質	g	57.1	70.7
総脂質	g	37.7	43.8
飽和脂肪酸	g	11.29	13.11
n-6 系脂肪酸	g	5.97	7.73
n-3 系脂肪酸	g	2.05	2.25
コレステロール	mg	196	302
炭水化物	g	211.3	262.1
食物繊維	g	27.6	30.3
ビタミン A	μgRAE	589	643
ビタミン B_1	mg	0.84	0.97
ビタミン B_2	mg	1.21	1.36
ビタミン C	mg	210	211
ナトリウム	mg	2,561	2,689
カリウム	mg	3,106	3,355
カルシウム	mg	673	743
リン	mg	1,013	1,198
鉄	mg	8.5	10.0
食塩相当量	g	6.6	6.9

6）モデル献立の栄養比率

栄養素	A 高 LDL-C 血症	B 高 TG 血症
エネルギー産生栄養素バランス （P：F：C 比）	P：15.2% F：22.6% C：62.2%	P：15.5% F：21.6% C：62.9%
穀類エネルギー比	43.9%	49.0%
動物性たんぱく質比	56.4%	54.1%
n-3：n-6	1：2.9	1：3.4
Na：K	1：1.2	1：1.2
Ca：P	1：1.5	1：1.6

08 | hypertension
高血圧症

1 疾患の概要・特性

　高血圧症は，何らかの疾患が原因で発症する二次性高血圧と，二次性高血圧を除いた原因を特定できない本態性高血圧の，大きく2つに分けられる．二次性高血圧は，ネフローゼ症候群や腎不全などの腎臓疾患が原因疾患の代表例である．一方，本態性高血圧は高血圧症の90％ほどを占めており，生活習慣，食習慣，運動習慣および加齢などのさまざまな要因が関係した動脈硬化が引き金とされている．

　高血圧は**最高血圧**（収縮期血圧）140 mmHg以上，もしくは**最低血圧**（拡張期血圧）90 mmHg以上である場合に診断され，それぞれの数値によって高血圧の診断区分に分けられている．すべての高血圧症に共通する治療目標の1つは降圧である．二次性高血圧は原因疾患の治療，本態性高血圧では動脈硬化の改善により降圧が期待され，薬物，食事および運動療法が複合的に取り入れられている．このような高血圧治療は，薬物療法が中心となっているが，「高血圧治療ガイドライン2019」（日本高血圧学会）では食事や運動療法も高い位置づけとしており，減塩，肥満者の減量，運動，節酒，野菜，果物，魚油などの多価不飽和脂肪酸の積極的摂取，コレステロールや飽和脂肪酸の摂取制限などの食事療法の実践が必要とされている．

　血圧は，大きく2つに分けて循環血液量と（末梢）血管抵抗により調節されている．高血圧は，循環血液量の増加と血管抵抗の亢進，もしくはそのどちらかが原因となっているため，原因を取り除くための治療を行う必要がある．薬物療法では，利尿剤を用いた循環血液量の減量を，カルシウム拮抗薬，α遮断薬，β遮断薬，ACE阻害薬（アンジオテンシン変換酵素阻害薬）およびARB（アンジオテンシン受容体拮抗薬）を用いた血管抵抗の改善や血管拡張によって降圧を行う．運動療法では，血流増加による血管内皮細胞のNO（一酸化窒素）産生増加に伴った血管拡張で血管抵抗を改善させることなどによって降圧を行う．栄養食事療法においては，さまざまな食事コントロールで降圧を行うだけでなく，薬物療法を支えるための食事内容を考慮することも念頭に置かなければならない．

2 栄養ケア

　高血圧症においては，生活習慣，食事内容および服薬内容を総合的に判断して栄養ケアプロセスを立案する必要がある．栄養アセスメントについては，血圧や身体計測だけでなく昇圧の原因を判定で

き，治療実施後のモニタリングができることが必要である．

1）臨床検査項目

① 身体計測

身長，体重および体組成を測定し，**肥満の判定**を行う．BMI を 18.5 〜 25 kg/m^2 の範囲内にコントロールすることが 1 つの目安である．一方，BMI が範囲内であっても，内臓脂肪型肥満を判定するために，**ウエスト・ヒップ比**（1 以内）や体脂肪率の測定も含めることが望ましい．

② 血圧

収縮期血圧 140 mmHg 未満，拡張期血圧 90 mmHg 未満とする．血圧は，測定時間，測定環境などによって変動するため，家庭では起床後の早朝空腹時とするなど，測定時間をある程度固定し，定期的に測定してモニタリングする必要がある．

③ 血液検査

メタボリックシンドロームや生活習慣病に関連する指標は，たとえ基準範囲内であっても重症化の判定やモニタリング指標として有用である．

④ 食事摂取調査

エネルギー摂取量，エネルギー産生栄養素バランス，食塩，カリウム，n-3/n-6 系脂肪酸，コレステロール摂取量を調査する．加えて，抗動脈硬化作用を有するビタミン C，E，および抗酸化成分の摂取状況も把握しておきたい．一方で，日ごろから血圧降下をうたったサプリメントや機能性食品は薬剤との相互作用を示すものも多く，調査しておく必要がある．

2）生活習慣について

副腎機能や甲状腺機能が亢進する生活習慣は，血圧を上昇させる．過度のストレス，夜更かしおよび寝不足は血圧上昇だけでなく，高血糖や脂質異常症をきたし動脈硬化の進展につながる．

3）高血圧症の栄養管理

高血圧症の栄養食事療法は，減塩，野菜・果物・魚（魚油）の積極的摂取，コレステロールや飽和脂肪酸の摂取制限，肥満があれば減量および節酒である．

（1）食塩制限（推奨の強さ 1，エビデンスの強さ A）

食塩制限によって，循環血液量の増加抑制と，血管平滑筋緊張の緩和が期待できる．食塩である塩化ナトリウムは，水溶液中ではナトリウムイオンと塩化物イオンとして存在している．このうち，ナトリウムイオンは 140 mEq/L 前後の濃度で血漿中に存在し，**血漿浸透圧**の維持に働いている．塩化ナトリウムを摂取すると，消化管から吸収されたあと，血液中に流入していくが，腎臓の糸球体を通過すると濾過尿中に排出され，副腎皮質ホルモンである**アルドステロン**の作用で尿細管や集合管で一定濃度になるように再吸収される．塩化ナトリウムの摂取量が多いと，血中のナトリウムイオン濃度を正常化するために，尿細管からの水の再吸収も亢進するため血液量が増加すると考えられている．腎機能が正常であれば，すみやかに尿中へ排泄されるが，加齢に伴って腎機能は低下するため，排泄が間に合わず，結果として体内貯留してしまうこととなる．食塩制限は体内のナトリウムイオン総量を減少させ，ナトリウムイオン濃度を一定濃度にするために水の貯留を抑制し，循環血液量の増加を

抑制することで降圧を期待する方法である.

一方でナトリウムイオンは，血管平滑筋やそれを取り巻く神経系の刺激・興奮を増強させる働きをもっている．そのため，食塩制限を行うことで，血管収縮力を低下させ，末梢血管抵抗を低減させることとなり，降圧が期待できる.

（2）肥満者における減量

肥満者，とくに内臓脂肪型肥満では，**アディポネクチン**分泌低下や**レプチン**抵抗性が認められ，血管反応性の低下だけでなく，脂質異常症の併発による動脈硬化の進展による高血圧をも発症するといわれている．また，慢性腎臓病の増悪因子でもあるため，さらなる高血圧の進展が予想される．加えて脂肪組織の増加は，毛細血管路の増加を招き，末梢血管抵抗を亢進させてしまうことになる．肥満者の減量は，理想体重に見合ったエネルギー摂取量に制限することで，降圧を期待する方法である．しかしながら，上述したレプチン抵抗性は満腹感が薄れるため過食になりやすく，食塩摂取量が増えやすいため，行動療法をあわせて実施する必要がある.

（3）魚（魚油）の積極的摂取

魚油は**エイコサペンタエン酸**や**ドコサヘキサエン酸**などの**n-3系脂肪酸**を主成分としている．n-3系脂肪酸は，炎症性サイトカインの生成を抑制するような生理活性物質（エイコサノイド）の産生を高めるだけでなく，LDL-コレステロール値および中性脂肪値の低下に貢献することで動脈硬化を抑制するといわれている．つまり，魚の摂取は，動脈硬化による血管抵抗を低減させることにより降圧を期待する方法である.

（4）野菜や果物の積極的摂取

野菜や果物には**カリウム**や**食物繊維**が多く含まれている．カリウムは，ナトリウムイオンの尿中排泄を高めるだけでなく，血管平滑筋やそれを取り巻く神経系の緊張を低下させる働きがある．食物繊維は，食事中の各種ミネラルやコレステロールの吸着作用，糖質や脂質の吸収を抑制する働きがある．すなわち，野菜や果物の積極的摂取により，カリウムによる循環血液量の減量と血管抵抗の低下を，食物繊維によるナトリウムや脂質や糖質の吸収抑制による動脈硬化進展が低減されることが期待できる.

（5）節酒

アルコールは **7.1 kcal/g** のエネルギーを有する熱要素の1つである．エネルギーとして利用されなかったアルコールはアセトアルデヒドや酢酸へ代謝されたあと，中性脂肪に変換され肝臓脂肪組織やリポたんぱく質もしくは脂肪組織に蓄積される．つまり，節酒することで肥満者の減量と同様の効果が得られることが期待できる．「高血圧治療ガイドライン2019」では，**エタノール**で男性 20 ～ 30 mL/ 日以下，女性 10 ～ 20 mL/ 日以下にすべきである，としている．アルコール飲料には，アルコール度数が記載されており，たとえばアルコール度数 5%ならば，男性 20 ～ 30 mL/ 日以下 ÷ 5% = 400 ～ 600 mL となり，500 mL のビール中瓶が適量と計算できる.

（6）薬剤との相互作用

カルシウム拮抗薬をはじめとする**降圧剤**は，腸管および肝臓のチトクローム P450 の解毒代謝を受けなかったものが効果を示す．チトクローム P450 は，**グレープフルーツ**に含まれるナリンジンという成分の分解にも利用されるために，解毒を受けなかった薬剤成分が増えることになり，結果として薬効を増強させてしまう．そのため，降圧剤服用時はグレープフルーツの摂取は控えなければな

らない．

　一方で，高血圧の食事は減塩が基本であるが，**利尿剤**を用いる降圧治療の場合は，ナトリウムやカリウムを喪失していることを想定する必要がある．食事の摂取量が少ない場合は，脱水やナトリウム欠乏の可能性があるため，主治医と相談して減塩を行わなければならない．

栄養基準量

栄養素		A 朝食がごはん	B 朝食がパン
エネルギー	(kcal)	1,600	1,600
たんぱく質	(g)	65	65
脂　質	(g)	40	40
炭水化物	(g)	245	245
食塩相当量	(g)	6	6
飽和脂肪酸	(g)	10	10
カリウム	(mg)	3,000 以上	3,000 以上

食品構成表

食品群	A (g)	B (g)	食品群	A (g)	B (g)
穀類（米飯類）	400	300	乳　類	200	200
穀類（パン・麺類）	20	90	油脂類	13	13
いも類	80	80	緑黄色野菜類	100	100
果実類	50	50	その他の野菜類（きのこ含む）	200	200
魚介類	80	80	海藻類	10	10
肉　類	60	60	砂糖類	15	15
卵　類	50	50	み　そ	10	10
豆　類	80	80			

3 ─ 献立作成上の注意点

① 適切なエネルギー産生栄養素バランスを心がける

　　高血圧の背景に動脈硬化が存在することを念頭に置いて，日本人の食事摂取基準（2020 年版）を参考に，たんぱく質は 13 〜 20％（50 〜 64 歳は 14 〜 20％，65 歳以上は 15 〜 20％），脂質は 20 〜 30％，炭水化物を 50 〜 65％とすることが望ましい．病院給食においては，エネルギーコントロール食（糖尿病食，脂質異常症食，高度肥満症食，痛風食，肝臓病食）やたんぱく質コントロール食（腎臓病食，肝臓病食）に減塩を加えた食事として提供されていることが多い．

② 減塩のための献立構成とする

　　日本人の食事摂取基準（2020 年版）では，成人の食塩相当量の目標量は男性で 7.5 g 未満，女性で 6.5 g 未満である．日本高血圧学会では食塩は 6 g 未満としているため，0.5 〜 1.5 g 程度の減塩が必要となる．常食の塩分量は目標量より多いことがあり，場合によっては 3 g 程度の減塩を想定する必要がある．このとき，単に調味料を減らして減塩するだけでは，ただ味が薄い料

理となってしまうので，さまざまな工夫が必要となる．減塩を実践する方法は以下のとおりである．

・塩味を必要としない料理を取り入れて，塩味を必要とする料理の味を維持する

　　素材本来の味を活かしたり，香味（ゆず，かつお，のりや香辛料）や酸味を取り入れた献立とする．たとえば，おひたし50 g（しょうゆ2 g）を，しょうゆを使わない「おかか和え」や「ごまよごし」に変更することで，0.3 gの減塩が可能である．

・だし汁は濃い目にとり，食塩使用量を減らす

　　だし汁に含まれるうまみ成分は，そのもの自体がおいしさとなるだけでなく，塩味を相乗的に強く感じさせる働きがあるので，種々の材料（昆布，かつお節，しいたけ，鶏ガラなど）でだし汁を取ったり，だし汁の使用量を増やしたりする．そのほか，お粥，だいこんおろしなどに昆布だし汁を加えることも有用な方法である．

・下味の塩やゆで塩，塩もみは行わない

　　肉や魚の下味は材料重量の0.8%程度の食塩を用いる．

・加工食品に含まれる食塩を考慮する

　　塩蔵品は控える．パンや麺は加工のために使用している食塩を考慮する．

・できるだけ表面に味がつく献立を考える

　　具材をしっかりだし汁で煮てうまみ成分を浸透させる下調理を行ったあと，表面に味を絡ませたり，たれやソースをかけたりして，中まで味を浸透させないようにする．

・煮物料理を用いる場合は，煮汁を盛りつけないようにする

　　献立立案時は可食量としての調味料使用量を献立に反映させるが，その分量で実際に調理すると，まったく味がないか，煮汁が足らず調理できない．そのため，実際の使用量は多くしておいて，煮汁を盛りつけないようにすることで対応する．つまり，できあがり時の具材と煮汁の合計量に対する調味%を0.6%とした場合，盛り付け時は具材のみとなるので，具材重量×0.6%が実際の塩分量となる．

・汁物は1日1回とするか，1食分量を減らす

　　常食の汁物を150 cc，調味%を0.8%とした場合，1.2 gの塩分を含んでいることになる．つまり，汁物を1日1回とすることで約2 gの減塩が可能である．しかし，献立から汁物をなくすと見栄えが劣るので，1食分量を減らすのも1つの方法である．一般的な汁椀は150〜180 ccが適量であるが，100 cc前後を適量とする汁椀を利用すれば見劣りすることもない．具を多くして汁を少なくする方法は有用であるが，病院給食の場合，減塩食だけ具だくさんの汁物を調理することは煩雑とされていることもあるので，汁物の具材分量はそのままにして汁だけ減量する方法も有用である．たとえば，汁量150 ccのみそ汁を汁だけ2/3量とした場合，1日3回汁物を提供しても，計1.2 gの減塩となる．

　　麺類の献立は，十分なかけ汁を盛り付けることがむずかしくなる．汁を残すように指導していても，残さず摂取してしまうことが多いので，つけ麺や，酸味やごま風味を取り入れた麺料理に変更する．

③脂質の内容に配慮する

　　n-3/n-6の比率を1：3〜4程度，飽和脂肪酸：一価不飽和脂肪酸：多価不飽和脂肪酸を3：4：3に近づけることが望ましい．また，日本人の食事摂取基準（2020年版）では，飽和脂肪

酸の目標量としてエネルギー比率 7％以下としているので，同様に考慮する．これらの脂質は，動物性たんぱく質を獣鳥肉に偏らせず，魚や大豆製品を積極的に取り入れたり，ごま油やオリーブ油を取り入れたりすることも有用である．

④ 野菜や海藻類を積極的に取り入れる

2013 年に WHO が高血圧予防に有効なカリウム摂取量として 3,510 mg/ 日を提唱し，日本人の食事摂取基準（2020 年版）の目標量を男性 3,000 mg/ 日以上，女性 2,600 mg/ 日以上としている．加えて，食物繊維摂取量の目標量を男性 21 g/ 日以上，女性 18 g/ 日以上としている．これらの目標量を達成させるためには，少なくとも野菜，海藻・こんにゃく類を 1 日合計で 350 g 摂取する必要がある．いも類も両者を多く含んでいるが，糖質が多いことも想定し，50 〜 100 g 程度を 1 つの目安とする．またナトリウム / カリウム比を 2 以下にして，過剰なナトリウムの排泄を促す．

4 調理上の注意点

① 塩分の効率のよい利用方法を考える

食塩はさまざまな料理の下処理で利用されているが，減塩食では利用しない．たとえば，食塩を加えずに野菜をゆでたり，塩もみをせず軽くゆでるなどしてしんなりさせたりするほうが塩分量を把握しやすい．最近は，ゆで野菜はスチームコンベクションオーブンを用いて加熱し，ブラストチラーを用いて素早くしっかりと冷却する方法が採用されるようになってきている．一方で，スチームコンベクションオーブンでほうれんそうをゆでたとしても，ブラストチラーを用いず，アク抜きを兼ねて冷水を用いて冷却する方法も行われている．この場合は，長時間水にさらすのではなく，多くの水を用いて短時間で水から引き上げ，絞るなどしてしっかり水を切り，水っぽさを軽減させるとよい．ただし，両者とも調味料と和えたあとに大量の水が出てしまうので，味が薄くなりがちである．

一方，塩ゆでや塩もみは，下味をつけておいしさを高める役割も有している．塩ゆでの場合は，ゆで湯の塩分濃度から食材にしみこんだ塩分量を，塩もみの場合は，食材から流出する水分量とその水分の塩分濃度から食材に残った塩分量を推測することが可能である．そして，推測した塩分量を参考に調味料の分量を調節すればよい．手間がかかるが，調味後の離水が少なく水っぽさがなくなり，料理のおいしさは格段に向上する．減塩食の品質向上のために，検討したい塩分管理法である．

② 味つけは，できる限り配膳の直前に行う

表面に味をつけて，塩味を感じやすくしている料理は，時間経過とともに食材から水が出たり，食材内部に味が浸透したりして，味が薄くぼやけてしまう．和えものは 2 回に分けて味をつけたり，炒め物は水溶きかたくり粉で薄くトロミをつけたりするとよい．

③ 下味は，だし汁で煮る，だし汁でゆでる，の工夫を

少ない塩分で強い塩味を感じさせるために，かつお節と昆布の混合だし汁を多用する．通常の 2 〜 3 倍ほど濃い目のだし汁をつくっておき，冷菜や減塩食はそのまま利用，そのほかの常食や治療食，温かい食事は希釈して利用，といった方法が望ましい．

5 症例

1）症例と検査値

性・年齢・職業	男性，59歳，事務職	主 訴	軽いめまい
家族構成・家族歴	とくになし	既往歴	とくになし
問診結果	以前より会社の健診でメタボリックシンドロームを指摘されていたが，血液検査で異常がないことから放置していた．今回，高血圧を指摘され，近医を受診し，高血圧と診断される． 1日3食欠かさず食べる．夕食時はビール500 mL．濃い目の味付けが好きで，自分だけ食卓調味料を多用している．平均的な食事内容は以下のとおり． 朝：ごはん（おかわり1回），みそ汁，焼き魚，納豆，漬物，味付け海苔 昼：社員食堂（定食形式）．一般的な食卓調味料，ふりかけや漬物はセルフサービスで毎回利用 夕：ビール，おつまみを摂取したあとで，ごはん，みそ汁，おかず3品 通勤は車を利用．とくに運動習慣もない		

症例による検査値から異常値を読み取り，右欄にメモを取りなさい．

	検査項目		略 語	単 位	検査値	Memo
身体検査	身長		HT	cm	163	
	体重		BW	kg	69	
	体脂肪		%		26.5	
循環器	血圧	収縮期	syntolic-p	mmHg	155	
		拡張期	diastolic-p	mmHg	92	
血液一般	白血球数		WBC	/μL	5,200	
	赤血球数		RBC	/μL	470×10^4	
	ヘモグロビン		Hb	g/dL	14.1	
	血小板数		PLC	/μL	23.8×10^4	
血液生化学	肝臓系	総蛋白	TP	g/dL	7.7	
		アルブミン	Alb	g/dL	4.2	
		総ビリルビン	TB	mg/dL	0.7	
		アルカリフォスファターゼ	ALP	IU/L	220	
		AST（GOT）注)	AST	IU/L	33	
		ALT（GPT）注)	ALT	IU/L	42	
		γ-グルタミルトランスペプチダーゼ	γ-GTP	IU/L	64	
	腎臓系	尿素窒素	BUN	mg/dL	17	
		クレアチニン	Cr	mg/dL	0.8	
		推定糸球体濾過量	eGFR	mL/分/1.73 m²	113	
	膵臓系	血清アミラーゼ	Amy	IU/L		
		リパーゼ	Lp	IU/L		
	代謝系	尿酸	UA	mg/dL	6.8	
		ナトリウム	Na	mEq/L	139	
		カリウム	K	mEq/L	4.0	
		クロル	Cl	mEq/L	101	
		カルシウム	Ca	mEq/L	9.1	
	脂質系	総コレステロール	TC	mg/dL	200	
		LDLコレステロール	LDL-Cho	mg/dL	125	
		HDLコレステロール	HDL-Cho	mg/dL	44	
		中性脂肪	TG	mg/dL	156	
	糖代謝	早朝空腹時血糖	FBS	mg/dL	113	
		グリコヘモグロビン	HbA1c	%	5.9	
尿検査	尿糖			（基準値−）		
	尿蛋白			（基準値−）		

注) AST（GOT）：アスパラギン酸アミノトランスフェラーゼ，ALT（GPT）：アラニンアミノトランスフェラーゼの略．

2) SOAP 記録

SOAP 記録の書式例（付録 p.190）に則り，記入しなさい.

3) モデル献立

A 減塩食 1,600 kcal（朝食がごはんの場合）			
	献立名	材料名	純使用量（g）
朝食	麦ごはん	麦ごはん	130
	みそ汁	だいこん	15
		ごぼう	15
		さといも	15
		ほうれんそう・通年	10
		だし汁	70
		淡色辛みそ	5
	炒り豆腐	木綿豆腐	80
		鶏卵	40
		かつおだし	10
		かたくり粉 / 調合油	1/4
		たまねぎ	15
		乾しいたけ	2
		にんじん	10
		さやえんどう	10
		食塩	0.4
	青菜のごまよごし	こまつな	60
		かつおだし	3
		すりごま	1
昼食	麦ごはん	麦ごはん	130
	中華スープ	りょくとうもやし	20
		しいたけ	5
		鶏卵	20
		カットわかめ	1
		中華だし	70
		食塩 / こしょう・白	0.6/0.01
	鶏肉の甘酢炒め	鶏肉・もも・脂身なし	80
		かたくり粉 / 調合油	5/5
		青ピーマン	20
		赤ピーマン	20
		たまねぎ	15
		たけのこ	40
		中華だし	15
		オイスターソース	5
		砂糖・上白糖	5
		穀物酢	5
		七味唐辛子	0.5
		水 / かたくり粉	20/3
	さっぱり和え	しらたき	40
		きゅうり	10
		にんじん	5
		めかぶ	15
		りんご	10
		こいくちしょうゆ	4
		レモン果汁	1
		ごま油	2

B 減塩食 1,600 kcal（朝食がパンの場合）			
	献立名	材料名	純使用量（g）
朝食	サンドイッチ	ライ麦パン	80
		まぐろ・缶詰・油漬	20
		カレー粉	0.05
		鶏卵	20
		プレスハム	10
		レタス・土耕栽培	15
		きゅうり	15
		トマト	15
		マヨネーズ・全卵型	10
		パセリ	3
	コーンスープ	スイートコーン・缶・クリーム	20
		じゃがいも	15
		たまねぎ	15
		なばな	10
		固形ブイヨン	0.8
		こしょう・白	0.02
		水	60
	牛乳	加工乳・低脂肪	200
昼食	ごはん	米飯・精白	150
	みそ汁	なす	15
		ほんしめじ	15
		こねぎ	1
		淡色辛みそ	5
		かつおだし	70
	ポークジンジャー	豚肉・ロース・脂身なし	80
		たまねぎ	30
		しょうが	4
		こいくちしょうゆ	4
		本みりん	4
		砂糖・上白糖	2
		調合油	3
	付け合わせ	キャベツ	20
		オクラ	15
		トマト	15
	カリフラワーのさっぱり和え	カリフラワー	60
		しそ・葉	1
		かつお節	1
		かつおだし	5
		梅肉	3
	フルーツ	うんしゅうみかん	100

A 減塩食 1,600 kcal（朝食がごはんの場合）		
献立名	材料名	純使用量（g）
麦ごはん	麦ごはん	130
さわらの香草グリル	さわら	80
	バジル	0.5
	にんにく	1
	食塩	0.6
	オリーブ油	4
付け合わせ	キャベツ	30
	オクラ	15
	トマト	15
	青じそドレッシング	8
彩り野菜のコンソメ煮	さつまいも	40
	ミニトマト	15
	たまねぎ	20
	板こんにゃく・精粉	40
	スナップえんどう	10
	固形ブイヨン	2
	水	120
バナナヨーグルト	バナナ	50
	ヨーグルト・全脂無糖	30
	砂糖・上白糖	4

（左端に「夕食」）

B 減塩食 1,600 kcal（朝食がパンの場合）		
献立名	材料名	純使用量（g）
ごはん	米飯・精白	150
焼き豆腐の煮物	焼き豆腐	50
	はくさい	30
	にんじん	20
	乾しいたけ	5
	こんぶ	2
	さやえんどう	4
	かつおだし	120
	本みりん	5
	こいくちしょうゆ	5
マグロとサーモンの山かけ	まぐろ・赤身	30
	サーモン	40
	やまのいも	40
	黄ピーマン	15
	かつおだし	5
	こいくちしょうゆ	3
	わさび	1
	しそ・葉	0.5（1枚）
大根と水菜のゆず風味さっと和え	だいこん	30
	みずな	30
	かつおだし	5
	ゆず	1
	こいくちしょうゆ	2
くずきり	くずきり	30
	黒蜜	3

（左端に「夕食」）

調理上のポイント，とくに工夫した点

A 朝食がごはんの場合

① だし汁は通常の 2 〜 3 倍の濃さで取る．乾しいたけの戻し汁もだし汁として利用するが，風味が強いのでうまみのバランスを考えて適宜利用する．

② 甘酢炒めは「炒め」としているが，鶏肉はかたくり粉をまぶしたあと，オイルスプレーで油をかけ，コンベクションオーブンのオーブンで焼き，野菜はスチームモードで加熱し，甘酢たれで和える．

③ さっぱり和えのきゅうりとにんじんは，さっと熱湯でゆでてしんなりさせる．しらたきはしっかりとゆでてアク抜きをして，こんにゃく独特の臭みをしっかりとる．薄味に仕上げると味が落ちるので注意する．

④ さわらの香草グリルは，さわらにまとわせる香草ソースをつくって漬け込んでおく．

⑤ コンソメ煮は，煮崩れを防ぐため煮汁が少なくなる手前で火を止めて，盛りつけ前に再加熱する．

B 朝食がパンの場合

① パンや麺の多くは小麦加工品なので，小麦グルテン形成のために食塩が多く含まれている．モデル献立ではパンの塩味を活かして具材の塩味をなくしている．市販の無塩パンを用いるなら，1 g 程度の食塩相当の調味が可能である．

② ポークジンジャーは，すべての具材を漬け込んで，肉とたまねぎを別々のホテルパンに入れてスチームコンベクションオーブンで加熱する．残った調味液は煮詰めて上からかける．

③ 焼き豆腐の煮物のむずかしいところは豆腐の煮崩れである．スチームコンベクションオーブンのコンビモードでつくるか，鍋でつくるときは弱火で加熱し，かき混ぜない．

④ 山かけのとろろは，だし汁をしっかり利かせておく．とろろいもやだいこんおろしを提供するときは，だし汁を合わせておくことが望ましい．一緒に食べるものの塩分含有量が少なくても，味を感じやすくすることができる．

⑤ さっと和えは，色を鮮やかにして食感を残すため加熱しすぎない．調味液で加熱するのではなく，材料をさっと加熱して，調味液で和えるようにすればよい．

4）モデル献立のおもな栄養量の1日配分

栄養素	A 朝食がごはん					B 朝食がパン				
	合計	朝食	昼食	夕食	間食	合計	朝食	昼食	夕食	間食
エネルギー（kcal）	1,606	470	543	593		1,627	491	576	560	
たんぱく質　（g）	61.8	17.0	22.9	21.9		67.1	20.3	22.5	24.3	
脂　質　　　（g）	39.0	13.0	13.3	12.7		42.2	17.6	14.5	10.1	

5）エネルギーと栄養素摂取量

栄養素	単　位	A 朝食がごはん	B 朝食がパン
エネルギー	kcal	1,606	1,627
たんぱく質	g	61.8	67.1
総脂質	g	39.0	42.2
飽和脂肪酸	g	9.2	11.1
n-6 系脂肪酸	g	9.3	9.9
n-3 系脂肪酸	g	2.5	2.16
コレステロール	mg	344	192
炭水化物	g	214	168
食物繊維	g	23.4	20.1
ビタミン A	μgRAE	531	432
ビタミン B_1	mg	1.03	1.7
ビタミン B_2	mg	1.2	1.2
ビタミン C	mg	145	173
ナトリウム	mg	2,339	2,364
カリウム	mg	3,019	3,162
カルシウム	mg	493.7	614
リン	mg	1,073	1,204
鉄	mg	10.5	8.9
食塩相当量	g	5.9	6.0

6) モデル献立の栄養比率

栄養素	A 朝食がごはん	B 朝食がパン
エネルギー産生栄養素バランス （P：F：C比）	P：15.4% F：21.9% C：62.7%	P：16.5% F：23.3% C：60.2%
穀類エネルギー比	47.4%	43.8%
動物性たんぱく質比	34.2%	60.3%
n-3：n-6	1：3.7	1：4.6
Na：K	1：1.3	1：1.3
Ca：P	1：2.2	1：2.0

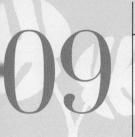

09 虚血性心疾患，（うっ血性）心不全

1 疾患の概要・特性

1）虚血性心疾患（狭心症，心筋梗塞）

　虚血性心疾患とは，心筋細胞が虚血状態に陥ることで心臓のポンプ機能が低下した状態をいう．心筋細胞の虚血状態（以下，心筋虚血）は，これを養う冠動脈の血管内腔が動脈硬化や血管攣縮により狭くなったり（狭窄），血栓により詰まったり（閉塞）することで引き起こされる．心筋壊死には至らないが労作時に胸痛苦を伴う機能低下が認められる「狭心症」と，心筋虚血により心筋壊死に至ったことで起こる激しい胸痛を訴える「心筋梗塞」とに大別される．

　狭心症は，労作によって心筋機能を保つために必要な血流が確保できないことが原因で胸痛を訴えることが大半である．発作時にニトログリセリン舌下錠で血管を拡張させて胸痛を和らげる対症療法が行われるが，血管造影検査において将来的に血管閉塞の危険性が高い場合は，早期にバルーンカテーテル術やバイパス術などの心臓血管外科的治療が適応されるようになってきている．

　心筋梗塞は，胸痛を緩和する薬物投与を行ったあと，ただちに心臓血管外科的治療が行われる．そして，術後の冠動脈再閉塞や脳梗塞を防止するために血液凝固防止薬であるワルファリンカリウムや経口抗凝固剤，抗血小板薬である塩酸チクロピジンやクロピドグレルの投与が行われる．

　虚血性心疾患である狭心症や心筋梗塞は，その多くが動脈硬化に起因しているといわれ，肥満，高血圧，脂質異常症，喫煙，運動不足やストレスが発症を助長している．したがって，虚血性心疾患の栄養管理では，重症度と患者の既往歴を把握し，症状の悪化や再発を回避することが必要である．

2）うっ血性心不全

　心臓を中心とした循環は，大循環と肺循環に大別される．大循環は左心室の収縮によって血液が大動脈を通って全身に送られ，動脈，小動脈，細動脈，毛細血管にまで分岐し，細静脈，小静脈，静脈へと合流しながら大静脈を通って右心房へ返ってくる循環である．肺循環は右心室の収縮によって血液が肺動脈を通って肺に送られ，肺静脈を通って左心房へ返ってくる循環である．

　これらの循環における血液の流力は，動脈では心臓の血液拍出によって起こる．一方，静脈では，血管内の逆流防止の弁構造が生み出す一方通行の緩やかな流れによるものである．

　うっ血性心不全は，左心室もしくは右心室の機能低下によって血液を拍出できないことで臓器障害

をきたし，同時に血液が大静脈や肺静脈にとどまる（うっ滞する）ことによってさまざまな症状を呈する．発症は高齢者が中心で，心筋梗塞，心筋症，心筋炎，弁膜症，高血圧などのさまざまの循環器疾患が原因となる．

左心不全では，肺うっ血による症状（呼吸困難，起坐呼吸，咳，チアノーゼ）がみられる．左心不全により肺循環内の血液が流れず肺にうっ滞して，血液の酸素飽和度が低下し呼吸苦を呈することになる．

右心不全では，大静脈以下の血管内圧上昇に伴う静脈怒張，腸間膜浮腫，肝腫大，胸水，腹水などがみられる．消化管における物質輸送機能は，濃度勾配，電解質濃度に依存しているため，消化吸収機能が大幅に低下してしまう．

うっ血性心不全の発症によって心臓のポンプ機能が低下すると，心拍出量の低下が起こり，腎血流量の低下をきたし，レニン・アンジオテンシン・アルドステロン系を亢進させ，水やナトリウムを体内に貯留させることにつながる．これにより循環血液量が増加して心臓に負担をかけることになる．つまり，左心不全もしくは右心不全がもたらすうっ血による病態および心拍出量の低下がもたらす病態の両者をふまえて，栄養ケアマネジメントを立案しなければならない．

② 栄養ケア

1）虚血性心疾患

虚血性心疾患の栄養ケアは，（1）狭心症から心筋梗塞への進行を予防するケア，（2）心筋梗塞発症時の栄養ケア，（3）心臓血管外科的治療後の栄養ケアを考慮する必要がある．通常の経口摂取が可能な場合は，動脈硬化予防ガイドラインと高血圧症診療ガイドラインを合わせて食事計画を立案する．加えて，内服する薬剤を考慮した食材選択が必要である．

（1）狭心症から心筋梗塞への進行を予防する栄養ケア

動脈硬化予防の栄養ケアを中心に高血圧症や脂質異常症の栄養ケアに準じて行う．必要エネルギー量は理想体重あたり 25 ～ 30 kcal/ 日，高血圧を予防・改善するために 6 g/ 日未満の減塩，脂質異常症の予防・改善のためにエネルギー産生栄養素バランスや脂肪酸比率の見直し，コレステロール200 mg/ 日未満，食物繊維 25 g/ 日以上とする（栄養基準量を参照）．

（2）心筋梗塞発症時の栄養ケア

心筋梗塞発症時は絶対安静であり，高ストレス状態であることを考慮する．術後までは絶食とし，末梢輸液による水・電解質の管理を行う．術後，容態が安定し座れるようになるまでは，寝たままで食べられる食事形態とする．呼吸苦がみられる場合は，短時間で摂取できる少量高栄養の食事とするか，食事量を減らして末梢輸液と併用することもある．

（3）心臓血管外科的治療後の栄養ケア

心臓血管外科的治療は，狭窄部分を物理的に削りとったり，バルーンカテーテルをふくらませて押し広げたりしたあとに，ステントといわれる網状の管を血管内に留置して再狭窄しないようにする方法である．開胸手術に比べて低侵襲性の治療ではあるが，狭窄部位の障害を伴うため，ステント部位に血栓が形成されやすく，再閉塞の危険性が伴う．一方で，心筋梗塞発症後は，心拍動が正常でなく

なるケースが多く，心臓内に血栓ができやすくなる．心臓内に形成された血栓は脳に流れ，脳血管を閉塞させて脳梗塞を発症させる．

このような血栓形成を抑制するために，薬剤を用いた血液抗凝固療法もしくは抗血小板療法が行われる．血液抗凝固薬であるワルファリンカリウムは，**納豆やクロレラ**などに多く含まれる**ビタミンK**により作用が減弱するため，納豆やビタミンKサプリメントなどを多量に摂取しないようにする必要がある．また高血圧を併発し**カルシウム拮抗薬**を服用している場合や，そのほかの抗凝固薬や抗血小板薬を服用している場合は，チトクローム P450 の解毒作用を受けるため，グレープフルーツの摂取は控えなければならない．したがってグレープフルーツを提供しない病院も多い．これらをふまえ，栄養食事療法を立案する．

2）うっ血性心不全

うっ血性心不全の患者は，食事摂取量が減退し，低栄養状態に陥っていることが多い．かといって量を確保すると心臓への負担が大きくなる．栄養ケアは，できる限り心臓への負担を軽減させながら，栄養量を確保し，心臓ポンプ機能低下による腎機能の乱れに合わせることに加えて，左心不全もしくは右心不全によるうっ血への対応を考慮しなければならない．

（1）エネルギー，たんぱく質量の確保

① エネルギー

重症の場合は，推定エネルギー必要量を食事のみで確保することを優先せず，摂取可能な食事量を優先させる．その後，回復に合わせて少しずつエネルギー量を増加させ，**推定エネルギー必要量**を充足させるようにする．たとえば，800 〜 1,000 kcal/ 日程度から提供をはじめて，完食できるようになれば，推定エネルギー必要量まで増量させていく．

② たんぱく質

体内の栄養代謝は，炎症や食事量減少による低栄養状態によって異化が亢進している．さらに右心不全がみられる場合は，たんぱく漏出性胃腸症を発症していることがあり，たんぱく質の栄養状態は低下している．そのため，たんぱく質の必要量を多めに設定する必要がある．エネルギー比率で設定するのではなく，理想体重[注]により必要なたんぱく質量を設定し，1.2 g/ 理想体重 kg/ 日程度を目安に確保する．

（2）心臓への負担を軽減させ，浮腫を軽減させるための栄養ケア

③ 減塩

心不全がみられる場合，体内に水とナトリウムが貯留しやすくなる．腎機能障害を有していない場合，減塩を 1 g 行うと，300 mL の体液を減らすことが可能であり，水分貯留も抑制できる．基本的には 3 〜 6 g/ 日の範囲内で減塩を行う．

④ 水分

水分は 1.5 〜 2 L/ 日程度とするが，すべての経口摂取物・輸液・代謝水の合計量と前日尿量，不感蒸泄量の合計量との差が−0.5 〜−1.0 kg と負になる量が目安とされている．

注）理想体重とは対象者にとって望ましい体重のことをいい，標準体重（BMI が 22 kg/m^2 を標準とするもの）とは異なる．考え方として，短期目標として BMI の標準範囲（18.5 〜 25 kg/m^2）のうちで，るいそうでは 18.5 kg/m^2，肥満では 25 kg/m^2 程度とすること，もしくは浮腫や腹水で体重評価が難しい場合，平常時体重（UBW）や健常時体重を理想体重とする．

⑤利尿剤

　食事療法で心機能や浮腫の改善がみられない場合は利尿剤が投与される．利尿剤は体内から水，ナトリウムのほか，種類によってはカリウムも喪失させるので，食事摂取量が十分でなければ脱水，低ナトリウム血症，もしくは低カリウム血症となるおそれがある．反対に重度の心不全や急性心不全の場合は，損傷を受けた細胞からカリウムが流出するので高カリウム血症を呈することもある．食事摂取量，血漿電解質濃度および尿量を確認のうえ，輸液を含めた総合的な栄養管理が必要となる．

（3）その他の栄養ケア

　食事摂取によって消化管への循環が亢進する結果，心臓に負担がかかる．腸管浮腫やたんぱく漏出性胃腸症など，消化管機能が低下していることも想定し，消化のよい食事として粥食を選択することが望ましい．粥食は水分含量が多いことや，エネルギーあたりの塩分含有量が多いことを想定する必要があるが，病状によっては「食べること」を優先させることも多く，摂食の状況をみながら適宜調節する必要がある．

栄養基準量

栄養素		A 狭心症	B うっ血性心不全
エネルギー	(kcal)	1,600	1,200
たんぱく質	(g)	65	55
脂　質	(g)	45	35
炭水化物	(g)	235	165
食塩相当量	(g)	6	5
飽和脂肪酸	(g)	12	9
食物繊維	(g)	25	12
水分量	(mL)	2,000	1,500

食品構成表

食品群	A (g)	B (g)	食品群	A (g)	B (g)
穀類（米飯類）	450	600（全粥）	乳　類	200	100
穀類（パン・麺類）	20	10	油脂類（種実類含む）	10	10
いも類	80	80	緑黄色野菜類	100	100
果実類	100	50	その他の野菜類（きのこ含む）	200	200
魚介類	75	50	海藻類	10	10
肉　類	50	30	砂糖類	10	10
卵　類	50	40	み　そ	10	5
豆　類	80	80			

③ 献立作成上の注意点

Ⓐ 狭心症（心臓血管外科手術後回復期）

　動脈硬化疾病予防と高血圧症の食事であるため，適正なエネルギー量，エネルギー産生栄養素バランスおよび減塩に配慮し，食事以外のお茶など飲水の水分量も合わせて考慮する．

① エネルギー産生栄養素バランスを適正化させる

　　虚血性心疾患はエネルギー産生栄養素バランスの乱れ，とくに糖質と脂質の比率の乱れが原因となって発症することが知られている．エネルギー必要量とたんぱく質量が決まっていると，低脂肪とすれば高糖質，高脂肪とすれば低糖質となり，ともに発症を助長する．食事摂取基準では，この観点からたんぱく質 13 〜 20％，脂質 20 〜 30％，糖質 50 〜 65％としている．加えて，飽和脂肪酸の過剰が発症を高めることからエネルギー比を 7％以下としている．これらの比率は常食も同様であるため，調味料を除いて同じエネルギー量であれば使用食材は同量でよいことがわかる．常食からの展開をしない場合は，以下の方法を参考に献立や食品構成を作成する．

　　a）穀物エネルギー比を 50％とし，朝・昼・夕の 3 回の主食に割り当てる．

　　b）たんぱく質エネルギー比からたんぱく質量を計算し，このうち動物性たんぱく質比 40％を上限として割り当てる．その際，n-3 系脂肪酸を多く含む魚を積極的に取り入れ，飽和脂肪酸の多い獣鳥肉は脂身が少ない部位を選択する．

　　c）b）の残り 60％分のたんぱく質を大豆食品，a）に含まれる穀物たんぱく質および野菜に含まれるたんぱく質で補う．

　　d）a）〜 c）を計算し，糖質エネルギー比を充足させるために果物，砂糖およびでん粉食品を適宜使用する．

　　e）必要エネルギー量に不足する分を油脂および油脂を多く含む調味料や種実類で補う．

　　f）食塩，しょうゆなど，エネルギーを含まない調味料を決める．

② 高血圧の献立作成に従い，減塩を行う

　　虚血性心疾患の患者の多くは高血圧も発症しているため，減塩を行う必要がある．基本は高血圧の項（p.99 〜 101）での説明を参考に，減塩の献立作成を行うとよい．

③ 脂質の内容に配慮する

　　高血圧の献立作成と同様，n-3/n-6 の比率を 1：3 〜 4 程度，飽和脂肪酸：一価不飽和脂肪酸：多価不飽和脂肪酸の比率を 3：4：3 に近づけ，飽和脂肪酸はエネルギー比率 7％以下とする．n-3 系脂肪酸は，抗血栓作用や血管収縮抑制作用を有するだけでなく，ショック状態で増加する炎症性因子の働きを低下させる作用も有する．飽和脂肪酸は動脈硬化を促進させるので，獣鳥肉たんぱく質に偏らないよう，魚や大豆製品を積極的に取り入れたり，ごま油やオリーブ油を取り入れたりするとよい．

④ 野菜や海藻類を積極的に取り入れる

● カリウム

　　野菜やいも類，果物に多く含まれるカリウムは腎臓からのナトリウム排泄を高め，血管収縮を抑制する働きを有しているため，日本人の食事摂取基準（2020 年版）の目標量である男性

3,000 mg/ 日以上，女性 2,600 mg/ 日以上を充足させる．利尿剤の種類によっては，カリウム喪失が多くなるので積極的に摂取させる．

● 食物繊維

虚血性心疾患を予防するための食物繊維の摂取目標量は男性 21 g/ 日以上，女性 18 g/ 日以上である．これらの目標量を達成させるためには，少なくとも野菜，海藻・こんにゃく類を 1 日合計で 350 g 摂取する必要がある．いも類も両者を多く含んでいるが，糖質が多いことも想定し，50 ～ 100 g 程度を目安とする．

⑤ 心臓血管外科手術後の食事は，臥位で食べられるような食事とする

術後に容態が安定してくると食事が開始されるが，座位では負担がかかるので，臥位でも摂取できる食事を提供する．おにぎりやサンドイッチ，つまようじや串に刺した献立や，スプーンで食べられる献立も必要になる場合がある．ただし，つまようじや串の取り扱いには注意が必要である．

B うっ血性心不全

① 比較的短時間で食べられる献立とする

心不全の入院患者の多くは，酸素吸入などの呼吸管理を行っており，食事のときは吸入マスクを取り外さなければならない．食事時間が長くなると呼吸苦を招くことになるので，多くの咀嚼を必要とする食事ではなく，比較的短時間で食べられる軟らかい食事とする．

② 水分量を計算する

献立の栄養計算では，栄養素量に注目しがちであるが，循環器疾患における水分量は，ナトリウムやカリウムに並んで医師が注視するとくに重要な摂取物の 1 つである．

適切な水分量は前日尿量＋不感蒸泄量で求めることができるが，明確に指示量が提示されない場合，1 つの目安として 30 ～ 35 mL/kg 健常時体重，もしくは推定エネルギー必要量（kcal/ 日）× 1 mL とし，日内変動をできるだけ少なくし，毎日一定量の水分を維持する．お茶など飲水量で調節することで対応できればよいが，できる限り食事中の水分を一定にする．

参考までに 1 日の必要水分量を 1,500 mL とし，一食に 350 mL 程度の水分が含まれているとすれば，1,050 mL を 3 回の食事で，450 mL を食間の飲水で摂取するか，輸液の水として計画する．揚げ物や焼き物は水分量が少なくなるが，パサパサした食感なので飲み込むまでに時間がかかって不向きである．軟食や粥食の食感が目安である．

③ 高血圧の献立作成に従い，減塩を行う

減塩が不十分であると，尿量が減少して体内に水分を貯留する．強い水分制限を行っている場合は，脱水，電解質異常を招く恐れがある．ただし，塩分を多く含む主・副菜の摂取量が少なくなれば，当然ながら塩分摂取量が減少してしまうことも理解しておかなければならない．これは，食事と輸液を総合的に栄養管理する必要性の理由の 1 つである．

また心不全患者は，健常者より塩味の閾値が上昇しているといわれている．食欲が大きく減退している高齢の患者に減塩食を提供する場合，彩りに配慮したり，少しでも興味を引くような内容も考えたい．

4 — 調理上の注意点

A 狭心症（心臓血管外科手術後回復期）

高血圧症のための減塩食調理を基本とする．p.99 ～ 101 を参照．

① 煮物や和え物は，必要以上に煮汁や調味液を盛りつけない

下膳時に煮汁や調味液が残っていれば，そこに含まれる塩分は摂取しないことになる．つまり，残された分に含まれる塩分を具材に浸透させたり，ソースに使うことで，効率よく塩分を制限することが可能である．

② しっかり噛める食べごたえのある食感を残す

虚血性心疾患の発症はメタボリックシンドロームを背景にしているので，食べ過ぎを防ぎ，満腹感を与える内容でなければならない．単に野菜の量を増やすだけでなく，噛みごたえのある固さ，食材の大きさに配慮する．

B うっ血性心不全

基本は，減塩食の調理と同様である．異なる点は，比較的高齢者に発症が多いことを考慮しなければならないことである．心不全は，高血圧や虚血性心疾患と同じ減塩食の成分で対応することが理論上可能であるが，高齢により咀嚼機能が低下していたり，呼吸苦で食事に時間をかけられなかったりと，食事形態での対応が必要である．主食は患者の嗜好によってごはんかお粥を選択でき，おかずは軟食に近い軟らかい食感で仕上げることが望ましい．

5 — 症 例

1）症例と検査値

A 狭心症（心臓血管外科手術後回復期）

性・年齢・職業	男性，66 歳	主 訴	胸痛
家族構成・家族歴	妻と 2 人．父親は心筋梗塞で死亡	既往歴	脂質異常症
問診結果	定年退職後，健康のためにウォーキングをはじめた．若干の息苦しさは自覚していたが，長年運動をしていなかったことが原因だと思い込み，また日常生活で症状が出ないため放置していた．1 か月経過しても改善がみられず，日常の階段の昇降でも症状が出るようになり，近医で受診．専門医を紹介され，狭心症と診断される．重症化する前にバルーンカテーテル・ステント術をすすめられ，手術を受けた．経過は順調で，退院を迎えることになった．退院前の服薬指導と栄養食事指導にて，内服薬と食べ合わせてはいけない食材についてと，最終の院内食を今後の食事モデルにするようにと指導された．喫煙歴は 10 本 / 日程度　36 年間．1 日 3 食欠かさず食べる．夕食時は焼酎ロック 100 mL．調理担当者は妻．脂質異常症なので，油の使用量や脂身はできるだけ少なくするようにはしている．本人は若干嗜好が合わず，食卓調味料を多用している．ごはんと麺料理が好きで，昼は何らかの麺料理を食べる．平均的な食事内容は以下のとおり． 朝：ごはん 2 杯，みそ汁，納豆，漬物 昼：ごはん，きつねうどん 夕：焼酎，おつまみを摂取したあとで，ごはん，みそ汁，おかず 2 品 処方薬は HMG-CoA 阻害薬，カルシウム拮抗薬，ワルファリンカリウム，塩酸チクロピジン

症例による検査値から異常値を読み取り，右欄にメモを取りなさい.

検査項目			略　語	単　位	検査値 （入院前）	検査値 （退院前）	Memo
身体検査	身長		HT	cm	168	168	
	体重		BW	kg	72	66	
	体脂肪			%	22	19	
循環器	血圧	収縮期	systolic-p	mmHg	149	133	
		拡張期	diastolic-p	mmHg	92	86	
血液一般	白血球数		WBC	/μL	8,800	8,400	
	赤血球数		RBC	/μL	380×10⁴	350×10⁴	
	ヘモグロビン		Hb	g/dL	14	13	
	血小板数		PLC	/μL	27×10⁴	24×10⁴	
血液生化学	肝臓系	総蛋白	TP	g/dL	7.3	7.2	
		アルブミン	Alb	g/dL	4.3	4.1	
		総ビリルビン	TB	mg/dL	0.9	0.6	
		アルカリフォスファターゼ	ALP	IU/L	198	191	
		AST（GOT）注）	AST	IU/L	39	37	
		ALT（GPT）注）	ALT	IU/L	44	41	
		γ-グルタミルトランスペプチダーゼ	γ-GTP	IU/L	64	46	
	腎臓系	尿素窒素	BUN	mg/dL	18	19	
		クレアチニン	Cr	mg/dL	0.5	0.6	
		推定糸球体濾過量	eGFR	mL/分/1.73 m²	101	103	
	膵臓系	血清アミラーゼ	Amy	IU/L	–	–	
		リパーゼ	Lp	IU/L	–	–	
	循環器系	脳性ナトリウム利尿ペプチド	BNP	pg/dL	24	21	
		トロポニンT	TnT	ng/dL	0.35	0.02	
		活性化部分トロンボプラスチン時間	APTT	秒		38 秒	
		乳酸脱水素酵素	LDH	IU/L	241	211	
		C 反応性蛋白	CRP	mg/dL	4.4	0.9	
	代謝系	尿酸	UA	mg/dL	5.9	5.6	
		ナトリウム	Na	mEq/L	139	140	
		カリウム	K	mEq/L	4.8	4.8	
		クロル	Cl	mEq/L	99	99	
		カルシウム	Ca	mEq/L	8.4	8.1	
	脂質系	総コレステロール	TC	mg/dL	227	210	
		LDL コレステロール	LDL-Cho	mg/dL	133	131	
		HDL コレステロール	HDL-Cho	mg/dL	39	41	
		中性脂肪	TG	mg/dL	276	191	
	糖代謝	早朝空腹時血糖	FBS	mg/dL	98	95	
		グリコヘモグロビン	HbA1c	%	5.7	5.7	
尿検査	尿糖			（基準値－）		–	
	尿蛋白			（基準値－）		–	

注）AST（GOT）：アスパラギン酸アミノトランスフェラーゼ，ALT（GPT）：アラニンアミノトランスフェラーゼの略.

B うっ血性心不全

性・年齢・職業	女性，85 歳	主 訴	呼吸苦，胸のつかえ
家族構成・家族歴	自宅で子ども家族と同居	既往歴	高血圧

問診結果	高血圧の既往はあるが，日常生活に大きな支障はなかった．ある日，風邪を引いて寝込んだころから，起き上がることが苦痛になり，咳込みが続くようになった．食事摂取量も減少し下腿の浮腫が出現してきたことから家人が病院に搬送して受診した．診察の結果，左心機能低下によるうっ血性心不全と診断され，症状および栄養状態の改善目的で入院となった． 酸素管理を行い，浮腫軽減で利尿剤を，降圧目的で降圧剤（ACE 阻害薬）の投与． 電解質管理および糖・ビタミン投与で末梢総合輸液 500 mL／日（210 kcal）の投与を行った．症状の改善がみられるようになったので，食事（心不全食）が開始された．

症例による検査値から異常値を読み取り，右欄にメモを取りなさい．

	検査項目		略 語	単 位	検査値	Memo
身体検査	身長		HT	cm	147	
	体重		BW	kg	52	
	体脂肪			%	27.9	
循環器	血圧	収縮期	syntolic-p	mmHg	142	
		拡張期	diastolic-p	mmHg	88	
血液一般	白血球数		WBC	/μL	7,100	
	赤血球数		RBC	/μL	337×10^4	
	ヘモグロビン		Hb	g/dL	9.5	
	血小板数		PLC	/μL	17×10^4	
血液生化学	肝臓系	総蛋白	TP	g/dL	6.3	
		アルブミン	Alb	g/dL	3.1	
		総ビリルビン	TB	mg/dL	0.6	
		アルカリフォスファターゼ	ALP	IU/L	208	
		AST（GOT）注	AST	IU/L	22	
		ALT（GPT）注	ALT	IU/L	14	
		γ-グルタミルトランスペプチダーゼ	γ-GTP	IU/L	24	
	腎臓系	尿素窒素	BUN	mg/dL	32.2	
		クレアチニン	Cr	mg/dL	1.5	
		推定糸球体濾過量	eGFR	mL/分/1.73 m^2	86	
	膵臓系	血清アミラーゼ	Amy	IU/L	－	
		リパーゼ	Lp	IU/L	－	
	循環器系	脳性ナトリウム利尿ペプチド	BNP	pg/dL	593.1	
		トロポニン T	TnT	ng/dL	0.392	
		乳酸脱水素酵素	LDH	IU/L	381	
		C 反応性蛋白	CRP	mg/dL	6.4	
	代謝系	尿酸	UA	mg/dL	5.8	
		ナトリウム	Na	mEq/L	132	
		カリウム	K	mEq/L	4.1	
		クロル	Cl	mEq/L	86	
		カルシウム	Ca	mEq/L	8.1	
	脂質系	総コレステロール	TC	mg/dL	159	
		LDL コレステロール	LDL-Cho	mg/dL	103	
		HDL コレステロール	HDL-Cho	mg/dL	40	
		中性脂肪	TG	mg/dL	66	
	糖代謝	早朝空腹時血糖	FBS	mg/dL	78	
		グリコヘモグロビン	HbA1c	%	5.1	
尿検査	尿糖			（基準値－）	－	
	尿蛋白			（基準値－）	－	
呼吸器	末梢血酸素飽和度		SPO$_2$	%	90	

注）AST（GOT）：アスパラギン酸アミノトランスフェラーゼ，ALT（GPT）：アラニンアミノトランスフェラーゼの略.

2）SOAP 記録

SOAP 記録の書式例（付録 p.190）に則り，記入しなさい.

3）モデル献立

		A 狭心症				B 心不全	
	献立名	材料名	純使用量（g）		献立名	材料名	純使用量（g）
朝食	ごはん	米飯・精白	150	朝食	全粥	全かゆ・精白	200
	こまつなのみそ汁	こまつな	20		めかぶのみそ汁	めかぶ	10
		カットわかめ	2			だいこん	10
		油揚げ	3			花ふ	0.5（1個）
		淡色辛みそ	5			淡色辛みそ	5
		かつおだし	70			かつおだし	70
	大豆とこんにゃくの含め煮	だいず・水煮缶詰	40		トマトとオクラの卵豆腐	トマト	10
		板こんにゃく・精粉	30			オクラ	10
		ごぼう	30			鶏卵	35
		こんぶ	5			水	40
		にんじん	10			固形ブイヨン	0.8
		さやえんどう	3		かぶと柿のなます	かぶ	20
		調合油	4			かき	15
		かつおだし	50			赤ピーマン	15
		しょうゆ	5			オリーブ油	3
		砂糖・上白糖	4			ぶどう酢	5
		本みりん	4			こしょう・白	0.02
	切干し大根の柚子酢あえ	切干しだいこん	8		ヨーグルト	ヨーグルト・全脂無糖	80
		かつおだし	5				
		穀物酢	2				
		砂糖・上白糖	2				
		ゆず	2				
	牛乳	加工乳・低脂肪	200				
昼食	ごはん	米飯・精白	150	昼食	全粥	全かゆ・精白	200
	サーモンソテーきのこソース	しろさけ	80		豚とひじきの豆腐バーグ	豚ひき肉	50
		こしょう・白	0.05			木綿豆腐	80
		オリーブ油	4			食塩	0.5
		ほんしめじ	10			ほしひじき	3
		しいたけ	10			しょうが	2
		えのき	5			にんにく	0.2
		黄ピーマン	5			たまねぎ	10
		グリンピース	5			こねぎ	5
		食塩不使用バター	4			こしょう・白	0.05
		水	20			調合油	1
		固形ブイヨン	0.5			ぽん酢しょうゆ	10
		水溶きかたくり粉	1			かつおだし	8
	じゃがいもといんげんの粒マスタード和え	じゃがいも	50		蒸し野菜のトマト和え	ししとう	10（2本）
		いんげん	20			アスパラガス・生	30
		こしょう・白	0.05			トマト・缶詰・ホール	15
		食塩	0.2			食塩	0.5
		粒入りマスタード	5			ごま油	2
		レモン果汁	0.5			パセリ	3
	カットフルーツ	ぶどう	15		かぼちゃのシナモン煮	かぼちゃ・西洋	40
		日本なし	40			いんげん	20
						砂糖・上白糖	2
						水	40
						こしょう・白	0.01
						シナモン	0.05
						バルサミコ酢	3

A 狭心症		
献立名	材料名	純使用量（g）
ごはん	米飯・精白	150
鶏肉のおろし煮	鶏肉・もも・皮なし	80
	にんにく	5
	しょうが	4
	酒	5
	かたくり粉	1
	調合油	1
	だいこん（おろし）	60（40）
	かつおだし	30
	こいくちしょうゆ	4
	砂糖・上白糖	2
	本みりん	2
	糸みつば	1
ごぼうとれんこんのきんぴら	ごぼう	20
	れんこん	15
	板こんにゃく・精粉	20
	調合油	4
	かつおだし	5
	砂糖・上白糖	3
	こいくちしょうゆ	3
	とうがらし・粉	0.01
ほうれんそうのごま酢あえ	ほうれんそう・通年	20
	りょくとうもやし	20
	もずく	10
	砂糖・上白糖	2
	こいくちしょうゆ	3
	穀物酢	6
	かつおだし	6
	すりごま	2

（夕食）

B 心不全		
献立名	材料名	純使用量（g）
スイカとキウイのスイート	すいか・赤肉種	40
	キウイフルーツ・緑	10
	カルピス	6
	水	30
	ミント	0.1（1枚）
全粥	全かゆ・精白	200
あじのバジル蒸し	まあじ	80
	食塩	0.8
	こしょう・白	0.02
	バジル粉末	0.5
	パン粉	1
	粉チーズ	1
	パセリ	0.1
	オリーブ油	4
	ズッキーニ	20
	カリフラワー	20
	さつまいも	20
4色和え物	かいわれだいこん	5
	きゅうり	20
	だいこん	10
	鶏卵	20
	こいくちしょうゆ	3
	穀物酢	8
	砂糖・上白糖	3
	ごま油	1
	すりごま	1
白玉団子	白玉粉	15
	水	5
	えだまめ	5
	砂糖・上白糖	5
	水	20

（昼食・夕食）

調理上のポイント，とくに工夫した点

A 狭心症

① 煮物は8割程度の加熱を行い，いったん冷却してから再加熱すれば味がなじむので，クックチル方式の調理が望ましい．

② 切干しだいこんの調理は，少し歯ごたえがある程度で仕上げる．調理方法で固さを調節できる場合は，ほかの献立とのバランスを考えて，「すべて軟らかい」，「すべて固い」とならない工夫を凝らす．

③ ソテーのソースはきのこをソテーして調味液と合わせてつくればよいが，サーモンとの色合いを考えて，ゆでたグリンピースを増量してミキサーにかけグリーンソースとしても面白い．緑色のソースにする場合，グリンピースやえだまめは色よく仕上がるが，ほうれんそうは黒くなりアクも強くなるので好ましくない．

④ おろし煮の鶏肉は酒，にんにく，しょうが，少量の大根おろしに漬け込んでかたくり粉をまぶし，オイルスプレーをかけてオーブンで焼いておく．

B うっ血性心不全

① モデル献立は全粥食を基本に作成している．比較的提供が多くなる茶碗蒸しも洋風にすることで，食欲の下支えを行う．

② 豆腐ハンバーグは手間がかかるが，たんぱく質を充足させる料理として利用価値が高い．今回はポン酢しょうゆで提供するが，いろいろなソースに合わせやすいので料理としては工夫しやすい．

③ あじのバジルソース焼きは，食塩，こしょうの下味をつけたあとにオリーブ油を塗り，バジル，パン粉，粉チーズをふりかけて焼く．バジルソースを利用してもよい．

4) モデル献立のおもな栄養量の1日配分

栄養素	A 狭心症					B うっ血性心不全				
	合計	朝食	昼食	夕食	間食	合計	朝食	昼食	夕食	間食
エネルギー（kcal）	1,623	581	513	529		1,221	292	492	437	
たんぱく質 （g）	62.6	18.4	23.1	21.1		48.5	9.9	18.0	20.6	
脂 肪 （g）	38.9	15.4	11.1	12.4		35.4	9.1	15.2	11.1	

5) エネルギーと栄養素摂取量

栄養素	単 位	A 狭心症	B うっ血性心不全
エネルギー	kcal	1,623	1,221
たんぱく質	g	62.6	48.5
総脂質	g	38.9	35.4
飽和脂肪酸	g	11.4	10.09
n-6 系脂肪酸	g	8.0	6.4
n-3 系脂肪酸	g	2.2	1.5
コレステロール	mg	162	306
炭水化物	g	217	137
食物繊維	g	21.7	11.2
ビタミンA	μgRAE	341	435
ビタミン B_1	mg	0.83	0.91
ビタミン B_2	mg	1.0	0.89
ビタミンC	mg	72	129
ナトリウム	mg	1,846	1,879
カリウム	mg	3,136	2,190
カルシウム	mg	554	448
リン	mg	1,130	783
鉄	mg	7.4	5.9
食塩相当量	g	4.7	4.7

6）モデル献立の栄養比率

栄養素	**A** 狭心症	**B** うっ血性心不全
エネルギー産生栄養素バランス （P：F：C 比）	P：15.4% F：21.6% C：63.0%	P：15.9% F：26.1% C：58.0%
穀類エネルギー比	47.3%	36.2%
動物性たんぱく質比	60.2%	59.0%
n−3：n−6	1：3.6	1：4.3
Na：K	1：1.7	1：1.2
Ca：P	1：2.0	1：1.8

10 | 慢性腎臓病

chronic kidney disease

①─ 疾患の概要・特性

慢性腎臓病（chronic kidney disease：CKD）の疾患概念には，慢性糸球体腎炎，糖尿病性腎症，腎硬化症，多発性囊胞腎，慢性腎不全，ネフローゼ症候群，透析や移植にまで至る広範な疾患が含まれる．CKD は**表 1** に定義されるように，腎機能の低下があるか，もしくは腎臓の障害を示唆する所見が慢性的に持続するものすべてを包括している．

腎機能は**糸球体濾過率**（glomerular filtration rate：GFR）や**クレアチニンクリアランス**（正式にはイヌリンクリアランス）により評価するが，簡便ではないため，血液中のクレアチニン濃度と年齢と性別から計算式によって求める**推算糸球体濾過量**（estimated glomerular filtration rate：eGFR）が用いられる．

CKD の重症度分類は**表 2** に示すように，尿の異常があるのみで腎機能がまったく低下していない状態から透析が必要な末期腎不全（end-stage kidney disease：ESKD）まで，さまざまな状態を包括してある．このため CKD 重症度分類では，eGFR によって G1，G2，G3a，G3b，G4，G5 の 6 段階（ステージ）に分けて治療を行う．腎機能が低下（eGFR が低下）するほどステージが高くなり，ステージを色分けしてリスクを示し，色が濃くなるほど死亡，ESKD などのリスクが高くなる．

CKD の重症度は**原因**（cause：C），**腎機能**（GFR：G），**蛋白尿**（アルブミン尿：A）による CGA 分類で評価する．腎機能区分を GFR によって定める．

G3 は GFR45 〜 59 mL/ 分 /1.73 m^2 の G3a と 30 〜 44 mL/ 分 /1.73 m^2 の G3b に区分する．慢性透析を受けている場合には D（dialysis の D）をつける（例：G5D）．

透析や腎移植が必要になる ESKD 患者が世界的にも増加しており，CKD では心筋梗塞や脳卒中などの心血管疾患（cardiovascular disease：CVD）になるリスクが高くなるので，早期の治療・栄

● 表 1 ● CKD の定義

①尿異常，画像診断，血液，病理所見で腎障害の存在が明らか，とくに 0.15 g/gCr 以上の蛋白尿（30 mg/gCr 以上のアルブミン尿）の存在が重要
②糸球体濾過値（GFR）60 mL/ 分 /1.73 m^2 未満
　①，②のいずれか，または両方が 3 か月以上持続することにより診断する

（日本腎臓学会編：エビデンスに基づく CKD 診療ガイドライン 2018，2018）

原疾患	蛋白尿区分		A1	A2	A3
糖尿病	尿アルブミン定量（mg/日）		正常	微量アルブミン尿	顕性アルブミン尿
	尿アルブミン/Cr比（mg/gCr）		30未満	30〜299	300以上
高血圧 腎炎 多発性嚢胞腎 移植腎 不明 その他	尿蛋白定量（g/日） 尿蛋白/Cr比（g/gCr）		正常	軽度蛋白尿	高度蛋白尿
			0.15未満	0.15〜0.49	0.50以上
GFR区分 (mL/分/1.73 m²)	G1	正常または高値	≧90		
	G2	正常または軽度低下	60〜89		
	G3a	軽度〜中等度低下	45〜59		
	G3b	中等度〜高度低下	30〜44		
	G4	高度低下	15〜29		
	G5	末期腎不全（ESKD）	<15		

注）重症度は原疾患・GFR区分・蛋白尿区分を合わせたステージにより評価する．CKDの重症度は死亡，末期腎不全，心血管死亡発症のリスクを　　　　のステージを基準に，　　　，　　　，　　　の順にステージが上昇するほどリスクは上昇する．

（日本腎臓学会編：エビデンスに基づくCKD診療ガイドライン2018，2018）

養管理が重要とされる．

② 栄養ケア

　CKDの治療目的は，ESKDとCVDの発症・進展抑制にあるので，生活習慣を改善させる栄養ケアは治療の中心となる．生活習慣の乱れに基づくメタボリックと，その構成因子である腹部肥満，血圧高値，脂質異常は，それぞれにCKDの発症・進展に関与しているので，これらに対する栄養管理とともに，CKDの進展抑制に向けたCKDステージ分類に対応した栄養管理が求められる．その栄養管理基準は，CKDの関連するガイドラインとの整合性のとれた「慢性腎臓病に対する食事療法基準2014年版」（日本腎臓学会編）を用いる（表3）．

1）栄養管理

（1）エネルギー

　エネルギーは，性，年齢，身体活動レベルなどを考慮するが，25〜35 kcal/kg 標準体重/日で管理し，身体所見や検査所見などにより随時変更する．腎機能低下の程度に応じた摂取たんぱく質制限が標準的であるが，エネルギー摂取量とたんぱく質摂取量の間には密接な関連があるので，低たんぱく食によるエネルギー不足に注意する．とくに，窒素平衡試験から，0.6 g/kg 実測体重/日以下のたんぱく制限を行う場合は，35 kcal/kg 実測体重/日以上のエネルギー確保をしなければ負の窒素バランスとなると報告されているので，このエネルギー量を確保していく．

（2）たんぱく質

　たんぱく質は，標準的治療としては，ステージG3aでは0.8〜1.0 g/kg 標準体重/日，ステージG3b以降では0.6〜0.8 g/kg 標準体重/日で管理する．ステージG1，G2では過剰摂取をしな

ステージ（GFR）	エネルギー (kcal/kgBW/ 日)	たんぱく質 (g/kgBW/ 日)	食塩 (g/ 日)	カリウム (mg/ 日)
G1　　GFR ≧ 90		過剰な摂取をしない		制限なし
G2　　GFR60 〜 89				
G3a　GFR45 〜 59	25 〜 35	0.8 〜 1.0	3 以上 6 未満	
G3b　GFR30 〜 44		0.6 〜 0.8		2,000 以下
G4　　GFR15 〜 29		0.6 〜 0.8		1,500 以下
G5　　GFR < 15		0.6 〜 0.8		1,500 以下
G5D　透析療法中	p.140，表1参照			

GFR：糸球体濾過量 (mL/分/1.73 m^2)

注 1）エネルギーや栄養素は，適正な量を設定するために，合併する疾患（糖尿病，肥満など）のガイドラインなどを参照して病態に応じて調整する．性別，年齢，合併症，身体活動度などにより異なる．
注 2）体重は基本的に標準体重（BMI＝22）を用いる．

(日本腎臓学会編：慢性腎臓病に対する食事療法基準 2014 年版, 東京医学社, 2014)

いことを推奨しており，その過剰を示す具体的な指示量として，1.3 g/kg 標準体重 / 日を目安としている．糖尿病性腎症などでは，ステージ G4 以降で 0.6 〜 0.8 g/kg 標準体重 / 日の指導としてもよい．より厳格なたんぱく質制限は，特殊食品の使用経験が豊富な腎臓専門医と管理栄養士による継続的な患者指導のための整備された診療システムが不可欠である．また，低たんぱく食を行う場合は，たんぱく質の異化亢進を防ぐために十分なエネルギーの確保は必要で，それにより**サルコペニア**[注 1]，**PEW**[注 2]，**フレイル**[注 3] などの発症に陥らないように十分に注意する．

たんぱく質摂取量は，24 時間蓄尿により推定できる（Maroni の式）．

1 日のたんぱく質摂取量（g/ 日）＝ [1 日尿中尿素窒素排泄量（g）＋ 0.031（g/kg）×体重（kg）]×6.25 ＋尿蛋白量（g/ 日）

ただし，高度蛋白尿（もしくはネフローゼ症候群）の患者では，上式に 1 日尿蛋白排泄量を加味する考えもある．

（3）食　塩

食塩は，ステージにかかわらず 6 g/ 日未満（尿中ナトリウム排泄量で 100 mmol/ 日前後に相当する）とし，3 g/ 日未満の過剰な食塩制限は推奨しない．ただし，ステージ G1 〜 G2 で高血圧や体液過剰を伴わない場合は，過剰摂取を避けることを優先し，日本人の食事摂取基準の性別の目標値を当面の達成目標としてよいとされている．日本人の食事摂取基準（2020 年版）の目標値は，男性 7.5 g/ 日未満，女性 6.5 g/ 日未満である．

CKD においては食塩摂取量の増加により腎機能低下と ESKD へのリスクが増加すること，食塩制限により尿蛋白が減少することが報告されているので，6 g/ 日未満を目標に管理する．推定食塩摂取量は次の式にて算出する．

推定食塩摂取量（g/ 日）＝蓄尿での Na 排泄量（mmol/ 日）÷17

注 1）サルコペニア：加齢に伴う筋力の減少，または老化に伴う筋肉量の減少．
注 2）PEW：protein-energy wasting. CKD に伴ったたんぱく質とエネルギー源の貯蔵が減少した栄養障害．十分な食事摂取ができているにもかかわらず栄養障害（たんぱく質・エネルギー消耗）が起きている場合もある．
注 3）フレイル：老化に伴う種々の機能低下を基盤とし，要介護状態に至る前段階と捉えられている．Fried らは①体重減少，②主観的疲労感，③日常生活活動量の減少，④身体能力（歩行速度）の減弱，⑤筋力（握力）の低下，のうち 3 項目が該当すればフレイルとし，1 〜 2 項目の該当はフレイル前段階と定義している．

（4）カリウム・リン・カルシウム

　カリウムは，ステージ G3a までは制限せず，G3b では 2,000 mg/ 日以下，G4 〜 G5 では 1,500 mg/ 日以下を目標とする．ただし，血清カリウム値を参考に副作用や合併症を確認し，必要に応じて制限することが重要である．また，たんぱく質の制限によりカリウムも制限されるため，具体的な食事指導は，画一的ではない総合的な対応が必要である．とくに，G4 〜 G5 での低たんぱく食ではカリウムの制限にもなっているので，ビタミンを豊富に含む野菜や果物の摂取制限や，野菜や根菜類のゆでこぼしなどを一律に指導するのではなく，血清カリウム値を参考に必要に応じて実施する（カリウムの減らし方は透析療法期の食事の項 p.141, 144 を参照）．

　リンは，たんぱく質制限を行うことが同時にリンの摂取制限となるので，たんぱく質の管理と関連して考え，1 日の総摂取量と検査値を合わせて評価し，必要に応じてリン吸着剤も使用して，血清リン値を基準値内に保つようにする．また，食品のリンの利用率や**リン / たんぱく質比**なども考慮する（リンの減らし方は透析療法期の食事の項 p.141, 144 を参照）．

　カルシウム摂取量を増加させようとすると，たんぱく質およびリン摂取量は増加する．したがって，たんぱく質，リン制限が必要な CKD ではカルシウムは薬剤で補給する．

2）栄養指導用の媒体

　CKD の栄養食事指導を実際に行う際，「腎臓病食品交換表」「日本食品標準成分表」「食品構成表」「治療用特殊食品成分表」などの媒体を用いる．

（1）腎臓病食品交換表

　「腎臓病食品交換表」は，腎臓病食の特徴を生かし，治療の目的に沿った食事をとりやすくするために工夫されたもので，低たんぱく食に対応できるよう**「たんぱく質量 3 g」**を 1 単位としてまとめた食品分類表（**表 4**）である．

　食品交換表の食品は，Ⅰ．たんぱく質を含む食品群「表 1」〜「表 4」とⅡ．たんぱく質を含まない食品群「表 5」「表 6」に分けられる．たんぱく質を含む食品群の「表 1」〜「表 4」は，1 単位の正味のグラム数が示されている．「表 5」「表 6」の食品は，100 kcal あたりの食品重量で示している．患者には，食事指示量から各「表」の食品をどのくらい摂取していくのかを示した食品分類配分表を用いて個別に具体的に指導する．

（2）日本食品標準成分表

　「日本食品標準成分表」を使用すると，エネルギー，たんぱく質，食塩，カリウム量などを細かく計算することが可能で，より正確な食事療法が実行できる．

　実際の摂取量に合わせ，それぞれの栄養素を詳細に算出できない場合は，たんぱく質 3 g を含む食品量，常用量あたりの食塩・カリウム量などの表（指導用媒体）を作成し，それらを用いて指導する．

（3）食品構成表

　「食品構成表」は，食品群別に摂取する食品量を示した表で，1 日にそれらの食品量を摂取すると指示栄養量を満たすことができる．本項では，食品構成表を用い，食品成分表より算出した場合の献立例を示す．

● 表4 ● 腎臓病食品交換表の食品分類

食品分類				単 位	たんぱく質	1単位の平均エネルギー
Ⅰ. たんぱく質を含む食品群	表1	主食	ごはん／ごはん・粉／パン・めん／パン・めん／その他	1単位	3 g	150 kcal
	表2	副食・デザート	果物／果物／種実／種実／いも／いも	1単位	3 g	150 kcal
	表3	副食・付け合せ	野菜／野菜	1単位	3 g	50 kcal
	表4	メインとなる副食（主菜）	魚介／魚・水産練り製品・貝・いか・たこ・えび・かにほか／肉／獣鳥肉／卵／卵／豆とその製品／豆・豆製品／乳とその製品／乳・乳製品	1単位	3 g	30 kcal
Ⅱ. たんぱく質を含まない食品群	表5	エネルギー源となる食品	砂糖／砂糖／甘味品／甘味品／ジャム／ジャム／ジュース／ジュース・嗜好飲料／でんぷん／でんぷん	–		不足エネルギーを補う
	表6	エネルギー源となる食品	油脂／油・その他	–	–	
別表1〜5			別表1 きのこ・海藻・こんにゃく／別表2 嗜好飲料〈アルコール飲料〉〈茶・コーヒーほか〉／別表3 菓子／別表4 調味料／別表5 調理加工食品			
治療用特殊食品			エネルギー調整食品／たんぱく質調整食品／食塩調整食品／リン調整食品			

(黒川清監修，中尾俊之ほか編：腎臓病食品交換表 第9版−治療食の基準−，医歯薬出版，2016)

（4）治療用特殊食品成分表

　CKDの栄養管理をしやすくするために，治療用特殊食品が開発されている（**表5**）．低たんぱく食に適した食品，エネルギー補給を目的とした食品，食塩を減らした食品などがあるので，それらの治療用特殊食品成分表を用い指導する．

● 表5 ● おもな治療用特殊食品の栄養成分値と特徴

分類	商品名	重量	エネルギー (kcal)	たんぱく質 (g)	カリウム (mg)	リン (mg)	食塩 (g)	販売業者	特徴
ごはん・小麦粉	1/25 越後ごはん	180 g	292	0.18	0	23	0.0057～0.009	木徳神糧	米のなかのたんぱく質を特殊な製法で減らし、パックになっているので電子レンジなどで温めてすぐに食べられる。たんぱく含有量、重量も多種類あり
	生活日記ごはん 1/25	180 g	306	0.18	0～8	5～31	0～0.056	ニュートリー株式会社	
	ゆめごはん 1/35 トレー	180 g	299	0.13	0.2～0.7	22	0	キッセイ薬品工業	
	グンプンのでんぷんもち	1枚 45 g	89	0.1	1	5	0.01	(株) グンプン	でんぷん製品：エネルギーは高く、たんぱく質の少ないでんぷんを加工してつくられている
	ジンゾウ先生でんぷん薄力粉	100 g	360	0.2	10	32	0.2	オトコーポレーション	
パン	越後の食パン	100 g	268	0.37	14	6	0.7	バイオテックジャパン	たんぱく質が普通の食パンの1/2
	そらまめ食堂 たんぱく質調整食パン	1枚 80 g	222	2.2	34	34	0.7	ヘルシーネットワーク	たんぱく質を調整した米粉を使用
	ゆめベーカリー たんぱく質調整・丸パン	1個 50 g	146	0.2	8.3	13.7	0.06	キッセイ薬品工業	食塩無添加
麺類	手打ち風いそいちうどん (冷凍)	180 g	191	0.7	5	14	0.14	(株) 栗本五十市商店	でんぷんを主原料とした手打ち風うどん
	げんたそば (乾麺)	100 g	246	1.8	18.4	32	0.006	キッセイ薬品工業	たっぷりのお湯でゆでる
	しょうゆラーメン (カップ)	72.2 g	325	3.2	112	66	2.7	ホリカフーズ	カップ麺なので、手軽に利用できる
	ジンゾウ先生でんぷん生パスタ	100 g	293	0.1	2	24	0.7	オトコーポレーション	でんぷんからつくられたパスタ
	アプロテン スパゲティータイプ	100 g	357	0.4	15	19	0.05	ハインツ日本 (株)	たんぱく質は通常の1/20
たんぱく調整食品 (おかず)	まろやかカレー	170 g	245	2.5	224	52	0.76	ハウス食品	
	ゆめシリーズ中華丼	150 g	162	4.4	62	29	1.2	キッセイ薬品工業	レトルトタイプ
	塩分 0.5 g の牛丼の素	130 g	151	5.9	64	34	0.5	ホリカフーズ	
	MMC スープシリーズ (かぼちゃ)	100 g	150	0.8	81	13	0.4	エム・シーシー食品	野菜の旨味を生かしたんぱく質に配慮
	フリーズドライ即席みそ汁	1食 12.2 g	45	0.8～0.9	24～30	12～14	0.8	マルサンアイ	たんぱく質・塩分を抑えた
たんぱく調整食品 (お菓子・ジュース類)	やわらかサプレ カルシウム入り (ミルク)	1枚 18 g	92	0.8	14	13	0.07	ヘルシーフード	ミルク、ココア、いちご味がある
	たんぱく調整チョコレート	1枚 5.3 g	33	0.07	5.4	3	0.001	名糖産業	たんぱく、リン、カリウムを調整
	たんぱく質調整 純米せんべい	1袋 65 g	400	0.8	88	20	0.2	木徳神糧	海老、サラダ、甘醤油味がある
	ニューマクトンクッキー	1個 9.3 g	50	0.3	4	3	0.01	キッセイ薬品工業	中鎖脂肪酸製品
	ソフトアガロリー ゆず	1個 83 g	150	0	4	0～1	0	キッセイ薬品工業	ゆず味でさっぱり
	MCT 入りミニゼリー	1個 25 g	53	0	3	0.38	0.027	日清オイリオグループ	中鎖脂肪酸製品：1個 25 g
	カロリーミックス みかんパイン味	1本 125 mL	160	0	28	4	0.02	日清オイリオグループ	1本で 160 kcal、鉄、亜鉛、ビタミン含む
	元気ジンジン グレープ	1本 100 mL	125	0	3.4	2.2	0.07	ヘルシーフード	1本で 125 kcal、食物繊維 5.5 g 含む
	低リン乳	1本 125 mL	84	4	130	54	0.27	いかるが牛乳	カリウム、リンを 1/4～1/2 カットした牛乳
エネルギーアップ	粉あめ 分包	1包 13 g	50	0	0～0.7	0～0.7	0	ハーバー研究所	低甘味ブドウ糖重合体製品
	マクトンゼロパウダー 分包	1包 12.7 g	100	0	0～0.14	0.15	0.007	キッセイ薬品工業	中鎖脂肪酸：消化吸収がよい
減塩・低塩食品 (調味料)	全病食 (協) 減塩みそ	100 g	205	10.8	420	163	5.5	マルサンアイ	食塩 50%減
	減塩しょうゆ	1個 5 mL	4	0.4	14	10	0.5	ジャネフ	食塩約 55% 減
	特製だしわりしょうゆ	1パック 3 mL	2	0.1	0.83	1.33	0.25	キッコーマンニュートリケアジャパン	食塩 40%、リン 60%、カリウム 90%以上減
	低塩中濃ソース	1食 5 g	6	0.03	4	0.6	0.1	フードケア	塩分 60% 減
	だしわりぽんず 5 mL ミニパック	1パック 5 mL	3	0.1	1.2	1.71	0.24	キッコーマンニュートリケアジャパン	塩分 35%減
	食塩不使用 ケチャップ	100 g	98	1.9	580	42	0.04	ハグルマ (株)	食塩、カリウム、添加物不使用
減塩・低塩食品 (漬けもの類)	梅干し 塩分 7.7%	1粒 9 g	6.5	0.16	8	1.7	0.67	ジャネフ	塩分 7.7%
	減塩のり佃煮 鉄強化	1袋 5 g	6	0.1	10	3	0.2	三島食品	1食タイプで使いやすい
	たいみそ	1個 7 g	15	0.6	17	7	0.2	ジャネフ	1食タイプで使いやすい
	ふくじん漬	100 g	130	2.4	122	39.1	2.4	マルキン忠勇 (株)	甘味あり、減塩タイプ
	薄切りたくあん	100 g	52	1.2	45	23	3.5	マルキン忠勇 (株)	かつお風味で、減塩タイプ
	ビタミンふりかけ	1包 2.5 g	11	0.6	13	11	0.2	ヘルシーフード	11 種類のビタミンを配合

栄養基準量

栄養素		A G4 たんぱく質 30 g	B G3b たんぱく質 50 g
エネルギー	(kcal)	1,800	2,000
たんぱく質	(g)	30 以下	50 以下
脂 質	(g)	60	60
炭水化物	(g)	300	330
食塩相当量	(g)	6 未満	6 未満
カリウム	(mg)	1,500 以下	2,000 以下

食品構成表

食品群	A (g)	B (g)	食品群	A (g)	B (g)
穀類（低たんぱくごはん）	550		乳 類	0	0
穀類（米飯類）		600	油脂類 / 種実類	35/2	35/2
穀類（小麦類）	20	20	緑黄色野菜類	100	100
いも類	80	80	その他の野菜類（きのこ含む）	200	200
果実類	100	100	海藻類	2	2
魚介類	30	40	砂糖類	35	35
肉 類	40	50	み そ	10	10
卵 類	25	25	調味料	20	20
豆 類	0	0	菓子類	20	30

3 献立作成上の注意点

① エネルギーを十分にとる

・エネルギーを上げるために，低甘味ブドウ糖重合体製品，中鎖脂肪酸，たんぱく質調整食品，でんぷん製品の食品類などをじょうずに活用する.

・穀類エネルギー比を 50 ％以上に保つ. 低たんぱくごはんなどのたんぱく質調整食品を利用する.

・揚げ物，マヨネーズなど油脂性の食品を用いた料理を多くする.

② たんぱく質の食品を減らす

・1 日 30 g のたんぱく質制限では，低たんぱくごはんなどを利用し，たんぱく質摂取源からのたんぱく質は 16 g/ 日を目安とする.

・1 日 50 g のたんぱく質制限では，通常の主食を用い，たんぱく質摂取源からのたんぱく質は 21 g/ 日を目安とする.

・食事全体のアミノ酸スコアを高くする. 主食はたんぱく質調整食品などを用いる. とくに，1 日 30 g 以下の低たんぱく食では，たんぱく質摂取源はその 60 ％以上を動物性食品とする.

・アミノ酸スコアの高い良質の食品を中心に選択する. 加工食品（ハム，ソーセージ，ちくわ，かまぼこなど）はできるだけ避ける. たんぱく質の食品は分散させず，1 品 / 食にまとめてとる.

③ 食塩は 1 食で 2 g 未満を目安とする
　・食塩の摂取量は，調味料に含まれる食塩量と食品に含まれる食塩量を合わせて管理する．食塩の
　　少ない調味料を使った料理を組み合わせることで食塩摂取量を減らす．
　・漬物，つくだ煮，練り製品，加工食品などは使用を控える．
　・麺類やみそ汁などの汁物は，スープや汁の量を減らした献立にする．
　・主菜や煮物などは標準的な重量の 0.9 ％内の味付けになるように管理する．
《献立作成上のポイント》
　・味付けはメリハリをつける
　・酢の物やサラダ，マヨネーズ和えなど食塩の少ない料理を組み合わせる
　・香辛料，香味野菜を利用する
　・だし汁を利用する
　・レモンや酢などの酸味を利用する
　・油を利用し，揚げ物は下味の塩やしょうゆを減らしてつくる
　・こげ味をつける
　・煮物は砂糖を少なくし，しょうゆの量を減らしてつくる．また，煮汁は残さないように煮含める
　・新鮮な食品を使い，食品自体のもち味を生かす
④ カリウム含有量の多い食品を減らす
　カリウム含有量の多い食品として，いも類（じゃがいも 420 mg/100 g など），種実類（らっかせ
い 740 mg/100 g など），豆類（納豆 660 mg/100 g など），緑黄色野菜や根菜類（ほうれんそう
690 mg/100 g など），果物類（バナナ 360 mg/100 g など），海藻類（こんぶ 6,100 mg/100 g
など），嗜好品（玉露茶 340 mg/100 g など）および，たんぱく質食品（肉類，魚介類，乳製品，
大豆製品）がある．低たんぱく食の献立では，たんぱく質食品は少なくなっているので，いも類，種
実類，豆類，野菜類，果物類，海藻類，嗜好品のとり方に気をつける．

 調理上の注意点

① 煮物は少ない調味料で調理するので，だし汁を多く入れすぎないようにする．
② だし汁は，かつおだし，しいたけだしなどを用いる（いりこだし，煮干しだし，インスタントだ
　しは極力減らす）．
③ 生野菜は，水にさらす．
④ ゆでても風味の変わらない野菜はゆでて用いる（すべての野菜をゆでる必要はない）．
⑤ 下味，下ゆでに使う食塩を減らす．

5 症 例

1) 症例と検査値

性・年齢・職業	男性，53 歳，会社員	主 訴	倦怠感，掻痒感
家族構成・家族歴	妻と子ども 2 人の 4 人暮らし 父親は 68 歳で死亡（脳梗塞） 母親は他県で健在	既往歴	肥満，高血圧症，服薬歴あり
問診結果	高校まで柔道をやっていたので体格はいい．調理師として働いていたが，45 歳のときに転職し食品の配送の仕事をしている．若いころから比べると，体重が 15 kg 増加した．8 年前に人間ドックで高血圧を指摘されていたので，ときどきは通院していた．体調が悪く，血尿が出たので，慌てて近医を受診したが，慢性腎臓病の疑いを指摘され，腎臓専門医に紹介された． 妻も働いていて出勤時間が早いので，自宅で朝食は食べない．朝の配達終了後，喫茶店でコーヒーとトーストをとる．昼食は，配送先のお店のランチ，夕食はこってりした濃い味付けの肉料理（焼肉や唐揚げ）が多く，果物や野菜はあまり食べていない．晩酌はビール 2 本くらい，漬物が大好き．晩酌後，主食はラーメン，うどん，焼きそばをとることが多い．喫煙は 1 日 30 本ほど．車での移動が多く，運動習慣はない．		

症例による検査値から異常値を読み取り，右欄にメモを取りなさい．

	検査項目	略 語	単 位	検査値	Memo
身体検査	身長	HT	cm	172	
	体重	BW	kg	79	
	体脂肪		%	32	
循環器	血圧 収縮期	systolic-p	mmHg	168	
	血圧 拡張期	diastolic-p	mmHg	95	
血液一般	白血球数	WBC	/μL	5,200	
	赤血球数	RBC	/μL	358×10⁴	
	ヘモグロビン	Hb	g/dL	11.3	
	血小板数	PLC	/μL	25×10⁴	
血液生化学	肝臓系 総蛋白	TP	g/dL	6.8	
	アルブミン	Alb	g/dL	3.9	
	総ビリルビン	TB	mg/dL	0.2	
	アルカリフォスファターゼ	ALP	IU/L	139	
	AST（GOT）注)	AST	IU/L	23	
	ALT（GPT）注)	ALT	IU/L	36	
	腎臓系 尿素窒素	BUN	mg/dL	23	
	クレアチニン	Cr	mg/dL	1.8	
	推定糸球体濾過量	eGFR	mL/分/1.73 m²	35	
	膵臓系 血清アミラーゼ	Amy	IU/L	65	
	リパーゼ	Lp	IU/L	15	
	代謝系 尿酸	UA	mg/dL	7.8	
	ナトリウム	Na	mEq/L	145	
	カリウム	K	mEq/L	4.8	
	クロル	Cl	mEq/L	108	
	カルシウム	Ca	mEq/L	8.5	
	脂質系 総コレステロール	TC	mg/dL	245	
	LDL コレステロール	LDL-Cho	mg/dL	178	
	HDL コレステロール	HDL-Cho	mg/dL	40	
	中性脂肪	TG	mg/dL	168	
	糖代謝 早朝空腹時血糖	FBS	mg/dL	106	
	グリコヘモグロビン	HbA1c	%	5.2	
尿検査	尿糖		（基準値−）	−	
	尿蛋白		（基準値−）	＋	

注）AST（GOT）：アスパラギン酸アミノトランスフェラーゼ，ALT（GPT）：アラニンアミノトランスフェラーゼの略．

2) SOAP 記録

SOAP 記録の書式例（付録 p.190）に則り，記入しなさい.

3) モデル献立

A たんぱく質 30 g		
献立名	材料名	純使用量（g）
ごはん	低たんぱくごはん	150
みそ汁	油揚げ	2
	たまねぎ	20
	淡色辛みそ	7
	かつおだし	100
炒り卵とえんど	鶏卵	25
うのソテー	調合油	2
	さやえんどう・ゆで	30
	調合油	2
	食塩	0.2
	こしょう・白	0.1
	トマトケチャップ	10
ポテトのバター	じゃがいも・ゆで	40
炒め	バター	3
	食塩	0.3
	こしょう・白	0.01
フルーツ	オレンジ	30

（朝食）

	献立名	材料名	純使用量（g）
昼食	ごはん	低たんぱくごはん	200
	さばの南蛮漬け	まさば	30
		かたくり粉	5
		調合油	5
		ししとう	10
		なす	20
		調合油	4
		根深ねぎ	5
		しょうが	5
		こいくちしょうゆ	4
		穀物酢	6
		砂糖・上白糖	2
	マカロニサラダ	マカロニ	10
		きゅうり	20
		スイートコーン・缶・ホール	10
		食塩	0.2
		こしょう・白	0.01
		マヨネーズ・全卵型	15
		トマト	20
		レタス・土耕栽培	10
	フルーツ	もも・缶詰・白	30

B たんぱく質 50 g		
献立名	材料名	純使用量（g）
ごはん	米飯・精白	200
みそ汁	木綿豆腐	20
	根深ねぎ	5
	カットわかめ	0.5
	淡色辛みそ	7
	かつおだし	100
出し巻き卵	鶏卵	25
	かつおだし	5
	食塩	0.15
	砂糖・上白糖	1
	調合油	3
ポテトサラダ	じゃがいも	60
	たまねぎ	10
	きゅうり	20
	にんじん	10
	マヨネーズ・全卵型	15
	食塩	0.1
	からし・粉	0.5
	レタス・土耕栽培	10
	トマト	20

（朝食）

	献立名	材料名	純使用量（g）
昼食	ごはん	米飯・精白	200
	あじのフライ	まあじ（開き）	40
	野菜の素揚げ	小麦粉・薄力1等	5
		鶏卵	5
		パン粉	3
		かぼちゃ・西洋	20
		青ピーマン	15
		調合油	12
		キャベツ	15
		フレンチドレッシング	10
		ウスターソース	5
	ごま和え	さやいんげん・ゆで	40
		こいくちしょうゆ	2
		砂糖・上白糖	1.5
		ごま・いり	2
	春雨の中華和え	はるさめ・普通	10
		きゅうり	20
		うんしゅうみかん・缶詰	20
		穀物酢	10
		食塩	0.2
		砂糖・上白糖	6
		ごま油	4
	フルーツ	ぶどう	30

A	たんぱく質 30 g		
	献立名	材料名	純使用量（g）
夕食	ごはん	低たんぱくごはん	200
	焼肉	豚肉・ロース・脂身つき	40
		たまねぎ	50
		青ピーマン	20
		調合油	2
	たれ	にんにく	2
		オイスターソース	10
		酒	5
		食塩	0.2
		こしょう・白	0.01
	じゃがいもきんぴら	じゃがいも・ゆで	40
		にんじん・ゆで	20
		調合油	2
		こいくちしょうゆ	4
		酒	5
		砂糖・上白糖	2
		とうがらし・果実	0.1
	きゅうりの酢の物	きゅうり	30
		えのきたけ・ゆで	10
		カットわかめ	0.5
		穀物酢	6
		砂糖・上白糖 / 塩	2/0.2
		ごま油	2
	フルーツ	パインアップル	30
間食	ビスキー	マクトンビスキー（1 袋）	18.6
	コーヒー	コーヒー浸出液	100
		砂糖・上白糖	3
		コーヒーホワイトナー	5

B	たんぱく質 50 g		
	献立名	材料名	純使用量（g）
夕食	ごはん	米飯・精白	200
	鶏肉の香味みそ焼きゆでアスパラ添え	鶏肉・むね・皮つき	40
		しょうが / 根深ねぎ	3/3
		淡色辛みそ	3
		酒 / 砂糖・上白糖	5/1
		かたくり粉	3
		調合油	2
		レタス・土耕栽培	15
		アスパラガス	30
		ドレッシング	15
	れんこんの炒め煮	れんこん	40
		にんじん	15
		板こんにゃく・精粉	20
		調合油	3
		かつおだし	20
		こいくちしょうゆ	4
		酒 / 砂糖・上白糖	5/2
		ごま・いり	0.5
	ひじきの煮付け	ほしひじき・ゆで・ステンレス釜	20
		油揚げ	3
		ほんしめじ	20
		調合油	2
		こいくちしょうゆ	3
		酒 / 砂糖・上白糖	5/1
	フルーツ	りんご	30
間食	コーヒーゼリー	コーヒー浸出液	100
		砂糖・上白糖	20
		寒天	0.5
		コーヒーホワイトナー	10

調理上のポイント，とくに工夫した点

A たんぱく質 30 g（低たんぱく食）

① 1 食ごとの味付けを同じ調味料にならないように，味付け方法に変化をつける．

② 油を使った料理（バター炒め，南蛮漬け，マヨネーズサラダ，焼肉，きんぴら）を毎食組み込む．

③ 動物性たんぱく質食品（卵 25 g，さば 30 g，豚肉・ロース 40 g）からのたんぱく質を 16 g 以上とする．

④ 野菜を 1 日約 300 g 使用する．

⑤ カリウム制限 1,500 mg であるが，その範囲内で生の果物を 60 g 使う．

B たんぱく質 50 g（低たんぱく食）

① 1 食ごとの味付けを同じ調味料にならないように，味付け方法に変化をつける．

② 香辛料，香味野菜，油の使用と，少ない調味料でも満足できる味付け（辛子マヨネーズ，ごま和え，香味みそ焼き，ごま油，炒め煮）にする．

③ 主菜のたんぱく源を，毎食変える.

④ 野菜を 1 日約 300 g 使用する.

4）モデル献立のおもな栄養量の 1 日配分

栄養素		A たんぱく質 30 g				B たんぱく質 50 g			
		合計	朝食	昼食	夕食	間食	合計	朝食	昼食	夕食	間食
エネルギー （kcal)	1,810	421	670	591	128	2,004	572	716	609	107
たんぱく質 （g)	29.7	7.3	9.8	11.6	1.0	48.0	12.9	16.7	17.8	0.6
脂 質 （g)	60.3	11.3	27.0	15.2	6.8	61.9	19.3	23.7	16.4	2.5

5）エネルギーと栄養素摂取量

栄養素	単 位	A たんぱく質 30 g	B たんぱく質 50 g
エネルギー	kcal	1,810	2,004
たんぱく質	g	29.7	48.0
総脂質	g	60.3	61.9
飽和脂肪酸	g	10.5	8.7
n-6 系脂肪酸	g	11.4	17.8
n-3 系脂肪酸	g	2.9	3.6
コレステロール	mg	151	177
炭水化物	g	295.5	330.1
食物繊維	g	11.0	21.1
ビタミン A	μgRAE	297	399
ビタミン B_1	mg	0.67	0.57
ビタミン B_2	mg	0.48	0.55
ビタミン C	mg	92	78
ナトリウム	mg	2,124	2,377
カリウム	mg	1,549	1,988
カルシウム	mg	122	264
リン	mg	495	731
鉄	mg	3.5	4.9
食塩相当量	g	5.4	6.0

6）モデル献立の栄養比率

栄養素	A たんぱく質 30 g	B たんぱく質 50 g
エネルギー産生栄養素バランス（P：F：C 比）	P： 6.6% F：30.0% C：63.4%	P： 9.6% F：27.8% C：62.6%
穀類エネルギー比	47.4%	50.7%
動物性たんぱく質比	64.8%	44.3%
n-3：n-6	1：3.7	1：4.9
Na：K	1：0.7	1：0.8
Ca：P	1：4.1	1：2.8

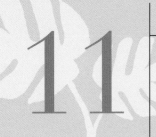

diabetic nephropathy

11 糖尿病性腎症

1 ── 疾患の概要・特性

　血液透析に至る主要疾患は，1998年から糖尿病性腎症が最も多く，2017年には透析導入する患者の約半数近く（42.5%）を占めている．また，糖尿病性腎症における透析導入患者の15年累積生存率は27.3%とほかの原疾患より低く，糖尿病患者の生命予後とQOLおよび医療経済的な観点から，糖尿病性腎症の発症・進展を抑制する必要がある．

　糖尿病性腎症は，網膜症や神経障害とともに糖尿病に特有の合併症であり，糖尿病の罹病期間の長期化とともに増加するが，血糖コントロール不良の場合の発生頻度が高い．

　臨床的には，糖尿病性腎症は緩徐かつ無症状に発症し，**表1**に示すような病期を経て進展する．微量アルブミン尿の出現により発症し（早期腎症），未治療であれば年間10～20%程度のアルブミン排泄量の増加を生じ，10～15年後に蛋白尿が陽性となる顕性腎症に移行する．顕性腎症に移行すると，比較的急速に進行性の腎機能低下をきたし，数年のうちに腎不全に陥ることが一般的な経過である．

　2014年1月10日に，糖尿病性腎症合同委員会（日本糖尿病学会・日本腎臓学会）より「糖尿病性腎症病期分類」が改訂されたので**表2**に示す．

● 表1 ● **糖尿病性腎症病期分類（2014）**

病　期	尿アルブミン値（mg/gCr） あるいは 尿蛋白値（g/gCr）	GFR（eGFR） （mL/分/1.73 m²）
第1期（腎症前期）	正常アルブミン尿（30未満）	30以上
第2期（早期腎症期）	微量アルブミン尿（30～299）	30以上
第3期（顕性腎症期）	顕性アルブミン尿（300以上） あるいは 持続性蛋白尿（0.5以上）	30以上
第4期（腎不全期）	問わない	30未満
第5期（透析療法期）	透析療法中	

（日本腎臓学会：日本腎臓学会誌，56巻5号，日本腎臓学会，2014）

アルブミン尿区分		A1	A2	A3
	尿アルブミン定量 尿アルブミン /Cr 比（mg/gCr） （尿蛋白定量） （尿蛋白 /Cr 比）（g/gCr）	正常アルブミン尿 30 未満	微量アルブミン尿 30 〜 299	顕性アルブミン尿 300 以上 （もしくは高度蛋白尿） （0.50 以上）
GFR 区分 （mL/分/1.73 m²）	≧ 90	第 1 期 （腎症前期）	第 2 期 （早期腎症期）	第 3 期 （顕性腎症期）
	60〜89			
	45〜59			
	30〜44			
	15〜29	第 4 期（腎不全期）		
	< 15			
	（透析療法中）	第 5 期（透析療法期）		

（日本腎臓学会：日本腎臓学会誌 56 巻 5 号，日本腎臓学会，2014）

2 ┤ 栄養ケア

1）栄養管理

糖尿病性腎症の場合も，治療目的は末期腎不全（ESKD）と心血管疾患（CVD）の発症・進展抑制である．生活習慣を改善するための栄養ケアが治療の中心となり，慢性腎臓病（CKD）の進展抑制に向けて CKD ステージ分類に対応した栄養管理を行う．その栄養管理基準は，前述の「慢性腎臓病に対する食事療法基準 2014 年版」（p.122 **表 3** 参照）を用いる．

糖尿病性腎症では，従来のエネルギー制限を主体とした食事管理からたんぱく質を減らした食事に移行させる．エネルギーは従来と同じでたんぱく質を減らすため，脂質，炭水化物を増やす．そのため，食品の選択方法や料理方法が大きく変わる．

（1）エネルギー

エネルギーは，性別，年齢，肥満度，身体活動量，血糖値，合併症の有無などを考慮し決める．身体活動量は，軽い労作では 25 〜 30，普通の労作 30 〜 35，重い労作 35 〜 kcal/kg 標準体重 / 日である．通常は，男性 1,400 〜 1,800 kcal，女性 1,200 〜 1,600 kcal/ 日の範囲にあり，25 〜 30 kcal/kg 標準体重 / 日のことが多い．肥満の場合は，20 〜 25 kcal/kg 標準体重 / 日の場合もあるが，たんぱく制限を強化する場合にはエネルギーとたんぱく質の不足，窒素バランスの不均衡に注意する．糖尿病性腎症では，おおむね第 3 期（顕性腎症期）までは，25 〜 30 kcal/kg 標準体重 / 日，第 4 期（腎不全期），第 5 期（透析療法期）では 30 〜 35 kcal/kg 標準体重 / 日を目標とする．

（2）たんぱく質

たんぱく質は，標準的治療としては，第 3 期（顕性腎症期）までは 0.8 〜 1.0 g/kg 標準体重 / 日，第 4 期（腎不全期）は 0.6 〜 0.8 g/kg 標準体重 / 日で管理する．第 5 期（透析療法期）は，透析療法期の基準に合わせる．

（3）食塩・カリウム・リン

食塩，カリウムのとり方は「慢性腎臓病に対する食事療法基準 2014 年版」を参照する．食塩は

ステージにかかわらず 3 〜 6 g/ 日未満，カリウムはステージ G3a までは制限せず，G3b では 2,000 mg/ 以下，G4 〜 G5 では 1,500 mg/ 日以下を目標とする．ただし，血清カリウム値を参考に副作用や合併症を確認し，必要に応じて制限する．

　リンはたんぱく質の摂取量と関連して考え，1 日の総摂取量と検査値を合わせて評価する．

栄養基準量

栄養素		A 糖尿腎不全たんぱく質 30 g	B 糖尿腎不全たんぱく質 50 g
エネルギー	(kcal)	1,600	1,600
たんぱく質	(g)	30 以下	50 以下
脂　質	(g)	45	50
炭水化物	(g)	270	280
食塩相当量	(g)	6 未満	6 未満
カリウム	(mg)	1,500 以下	2,000 以下

食品構成表

食品群	A (g)	B (g)		食品群	A (g)	B (g)
穀類（低たんぱくごはん）	500			乳　類	0	0
穀類（米飯類）		500		油脂類 / 種実類	30/2	30/2
穀類（小麦類）	20	20		緑黄色野菜類	100	100
いも類	80	80		その他の野菜類（きのこ含む）	200	200
果実類	100	100		海藻類	2	2
魚介類	40	40		砂糖類	10	10
肉　類	40	50		み　そ	10	10
卵　類	25	25		調味料	20	20
豆　類	0	0		菓子類	10	10

3 献立作成上の注意点

① エネルギーを適正にとる
  ・エネルギーを上げる必要があるときは，中鎖脂肪酸，たんぱく質調整食品，でんぷん製品の食品類などをじょうずに活用する．
  ・血糖の急激な上昇を招くショ糖の多い食品を控える．
  ・穀類エネルギー比を 50％以上に保つ．低たんぱくごはんなどのたんぱく質調整食品を利用する．
  ・（糖尿病食では減らしていた）揚げ物，マヨネーズなど油脂性の食品を用いた料理をとる．
② たんぱく質の食品を減らす（CKD を参照）
③ 食塩は 1 食で 2 g 未満を目安とする（CKD を参照）
④ カリウム含有量の多い食品を減らす（CKD を参照）

4 ─ 調理上の注意点

CKD の項（p.127）を参照.

5 ─ 症　例

1）症例と検査値

性・年齢・職業	男性，67 歳	主　訴	倦怠感，治療方針への不安
家族構成・家族歴	妻と子どもの 3 人暮らし	既往歴	高血圧症
問診結果	18 年前に糖尿病と診断.これまでに低血糖で 2 回入院経験あり.半年前の体重は 74 kg，臨床成績では HbA1c 6.7%，尿蛋白量（+）程度でコントロールしていた. 妻は料理が得意で野菜の利用が多いが，東北出身で漬物類や塩辛いものの摂取が多い.海産物，山菜類など塩蔵品とみそ汁を 2 杯 / 日摂取している.外食利用は，1 ～ 2 回 / 週.運動は水泳を 2 ～ 4 回 / 週，ゴルフに 1 ～ 2 回 / 月出かけている. 薬物使用状況：狭心症治療薬，降圧薬，抗血栓薬，痛風・抗尿酸血症治療薬，経口吸着薬（クレメジン）		

症例による検査値から異常値を読み取り，右欄にメモを取りなさい.

	検査項目	略　語	単　位	検査値	Memo
身体検査	身長	HT	cm	160	
	体重	BW	kg	76	
	体脂肪		%	29	
循環器	血圧　収縮期	systolic-p	mmHg	151	
	拡張期	diastolic-p	mmHg	84	
血液一般	白血球数	WBC	/μL	6,120	
	赤血球数	RBC	/μL	340×10⁴	
	ヘモグロビン	Hb	g /dL	10.9	
	血小板数	PLC	/μL	226×10⁴	
血液生化学	肝臓系　総蛋白	TP	g/dL	6.5	
	アルブミン	Alb	g/dL	4.0	
	総ビリルビン	TB	mg/dL	0.3	
	アルカリフォスファターゼ	ALP	IU/L	213	
	AST（GOT）注)	AST	IU/L	32	
	ALT（GPT）注)	ALT	IU/L	38	
	腎臓系　尿素窒素	BUN	mg/dL	28	
	クレアチニン	Cr	mg/dL	2.52	
	推定糸球体濾過量	eGFR	mL/分/1.73 m²	23	
	膵臓系　血清アミラーゼ	Amy	IU/L	72	
	リパーゼ	Lp	IU/L	21	
	代謝系　尿酸	UA	mg/dL	7.9	
	ナトリウム	Na	mEq/L	140	
	カリウム	K	mEq/L	4.4	
	クロル	Cl	mEq/L	105	
	カルシウム	Ca	mEq/L	9.0	
	脂質系　総コレステロール	TC	mg/dL	189	
	LDL コレステロール	LDL-Cho	mg/dL	160	
	HDL コレステロール	HDL-Cho	mg/dL	38	
	中性脂肪	TG	mg/dL	328	
	糖代謝　早朝空腹時血糖	FBS	mg/dL	184	
	グリコヘモグロビン	HbA1c	%	6.7	
尿検査	尿糖		（基準値−）	+	
	尿蛋白		（基準値−）	+	

注）AST（GOT）：アスパラギン酸アミノトランスフェラーゼ，ALT（GPT）：アラニンアミノトランスフェラーゼの略.

2) SOAP 記録

SOAP 記録の書式例（付録 p.190）に則り，記入しなさい.

3) モデル献立 （CKD たんぱく質 30g と 50g よりそれぞれ展開）

	A 糖腎たんぱく質 30 g		
	献立名	材料名	純使用量（g）
朝食	ごはん	低たんぱくごはん	150
	みそ汁	油揚げ	2
		たまねぎ	20
		淡色辛みそ	7
		かつおだし	100
	炒り卵とえんど うのソテー	鶏卵	25
		調合油	2
		さやえんどう・ゆで	30
		調合油	2
		食塩	0.2
		こしょう・白	0.01
		トマトケチャップ	10
	ポテトのバター 炒め	じゃがいも・ゆで	40
		バター	3
		食塩	0.3
		こしょう・白	0.01
	フルーツ	オレンジ	30
昼食	ごはん	低たんぱくごはん	150
	さばの南蛮漬け	まさば	30
		かたくり粉	5
		調合油	5
		ししとう	10
		なす	20
		調合油	4
		根深ねぎ	5
		しょうが	5
		こいくちしょうゆ	4
		穀物酢	6
		砂糖・上白糖	2
	マカロニサラダ	マカロニ	10
		きゅうり	20
		スイートコーン・ 缶・ホール	10
		食塩	0.2
		こしょう・白	0.01
		マヨネーズ・全卵型	15
		トマト	20
		レタス・土耕栽培	10
	フルーツ	日本なし	30

	B 糖腎たんぱく質 50 g		
	献立名	材料名	純使用量（g）
朝食	ごはん	米飯・精白	150
	みそ汁	木綿豆腐	20
		根深ねぎ	5
		カットわかめ	0.5
		淡色辛みそ	7
		かつおだし	100
	出し巻き卵	鶏卵	25
		かつおだし	5
		食塩	0.15
		砂糖・上白糖	1
		調合油	3
	いかの酢の物	するめいか	20
		たまねぎ	20
		きゅうり	20
		にんじん	10
		穀物酢	8
		食塩	0.3
		砂糖・上白糖	2
		レタス・土耕栽培	10
		トマト	20
昼食	ごはん	米飯・精白	150
	あじのフライ	まあじ（開き）	40
		小麦粉・薄力1等	5
		鶏卵	5
		パン粉	3
		調合油	7
	野菜の素揚げ	かぼちゃ・西洋	20
		青ピーマン	15
		キャベツ	15
		調合油	5
		ソース	8
	ごま和え	さやいんげん・ゆで	40
		こいくちしょうゆ	2
		砂糖・上白糖	1.5
		ごま・いり	2
	春雨の中華和え	はるさめ・普通	10
		きゅうり	20
		みかん・缶詰	20
		穀物酢	10
		食塩	0.2
		砂糖・上白糖	2
		ごま油	4
	フルーツ	ぶどう	30

	献立名	材料名	純使用量（g）
	A 糖腎たんぱく質 30 g		

	献立名	材料名	純使用量（g）
夕食	ごはん	低たんぱくごはん	200
	焼肉	豚肉・ロース・脂身つき	40
		たまねぎ	50
		青ピーマン	20
		調合油	2
		にんにく	2
		オイスターソース	10
		酒	5
		食塩	0.2
		こしょう・白	0.01
	じゃがいものきんぴら	じゃがいも・ゆで	40
		にんじん・ゆで	20
		調合油	2
		こいくちしょうゆ	4
		酒	5
		砂糖・上白糖	2
		とうがらし・粉	0.1
	きゅうりの酢の物	きゅうり	30
		えのきたけ・ゆで	10
		カットわかめ	0.5
		穀物酢	6
		砂糖・上白糖 / 塩	2/0.2
		ごま油	2
	フルーツ	パインアップル	30
間食	コーヒー	コーヒー浸出液	100
		砂糖・上白糖	3
		コーヒーホワイトナー	5

	献立名	材料名	純使用量（g）
	B 糖腎たんぱく質 50 g		

	献立名	材料名	純使用量（g）
夕食	ごはん	米飯・精白	200
	鶏肉の香味みそ焼き	鶏肉・むね・皮つき	40
		しょうが / 根深ねぎ	3/3
		淡色辛みそ	3
		酒 / 砂糖・上白糖	5/1
		かたくり粉	3
		調合油	2
		レタス・土耕栽培	15
	ゆでアスパラ添え	アスパラガス	30
		ノンオイルドレッシング	10
	れんこんの炒め煮	れんこん	40
		にんじん	15
		板こんにゃく・精粉	20
		調合油	3
		かつおだし	20
		こいくちしょうゆ	4
		酒 / 砂糖・上白糖	5/2
		ごま・いり	0.5
	ひじきの煮付け	ほしひじき・ゆで・ステンレス釜	20
		油揚げ	3
		ほんしめじ	20
		調合油	2
		こいくちしょうゆ	3
		酒 / 砂糖・上白糖	5/1
	フルーツ	りんご	30
間食	コーヒーゼリー	コーヒー浸出液	100
		コーヒーホワイトナー	5
		マービー	20
		寒天	0.5

調理上のポイント，とくに工夫した点

A CKD たんぱく質 30 g から糖腎 30 g への展開 （エネルギーを 1,600 kcal に減らす）

① 主食：昼食を 1 単位減らす（150 g に）.

② 昼食：フルーツ缶を生フルーツ 30 g にする.

③ 間食：マクトンビスキーなしにする（100 kcal 減）.

B CKD たんぱく質 50 g から糖腎 50 g への展開 （エネルギーを 1,600 kcal に減らす）

① 主食：昼食を 1 単位減らす（150 g に）.

② 朝食：ポテトサラダをいかの酢の物にする.

③ 夕食：ゆでアスパラガスの味付けのドレッシングをノンオイルにする.

④ 間食：コーヒーゼリーの砂糖をマービーに変更する.

4）モデル献立のおもな栄養量の1日配分

栄養素	A 糖腎たんぱく質 30 g					B 糖腎たんぱく質 50 g				
	合計	朝食	昼食	夕食	間食	合計	朝食	昼食	夕食	間食
エネルギー（kcal）	1,535	422	504	511	98	1,594	386	593	569	46
たんぱく質 （g）	29.5	7.4	9.8	11.6	0.7	47.8	13.8	15.5	18.1	0.4
脂 質 （g）	45.8	11.3	15.3	15.2	4.0	43.0	9.7	20.4	11.7	1.2

5）エネルギーと栄養素摂取量

栄養素	単 位	A 糖腎たんぱく質 30 g	B 糖腎たんぱく質 50 g
エネルギー	kcal	1,535	1,594
たんぱく質	g	29.5	47.8
総脂質	g	45.8	43.0
飽和脂肪酸	g	9.6	6.8
n-6 系脂肪酸	g	8.7	12.9
n-3 系脂肪酸	g	2.0	2.4
コレステロール	mg	143	232
炭水化物	g	273	273
食物繊維	g	11.0	17.7
ビタミン A	μgRAE	293	394
ビタミン B_1	mg	0.67	0.52
ビタミン B_2	mg	0.48	0.52
ビタミン C	mg	92	73
ナトリウム	mg	2,448	2,134
カリウム	mg	1,570	1,783
カルシウム	mg	121	261
リン	mg	492	727
鉄	mg	3.6	4.9
食塩相当量	g	6.0	5.4

6）モデル献立の栄養比率

栄養素	A 糖腎たんぱく質 30 g	B 糖腎たんぱく質 50 g
エネルギー産生栄養素バランス（P：F：C 比）	P： 8.0%	P：12.0%
	F：26.9%	F：24.3%
	C：65.1%	C：63.7%
穀類エネルギー比	48.9%	51.5%
動物性たんぱく質比	59.6%	50.8%
n-3：n-6	1：4.4	1：5.4
Na：K	1：0.6	1：0.84
Ca：P	1：4.1	1：2.8

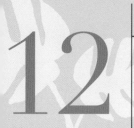

12 透析療法期の食事

①┤ 疾患の概要・特性

慢性腎不全になると腎機能を回復させることができなくなるので，治療として透析療法か腎移植を選択する．透析療法は大きく分けると**血液透析**（HD：hemodialysis）と**腹膜透析**（PD：peritoneal dialysis）があり，日本腎臓学会「CKD 診療ガイド」のステージ G5 の病期に分類され，透析療法中では「D」をつけて表される．

血液透析療法は，シャント（1 分間に 200 mL の血流量を確保するために，手術で動脈と静脈を体内でつなぎ合わせてつくった血管）に針を刺し，血液を体外に引き出して，人工腎臓（ダイアライザ）装置に循環させ人工透析膜を通して尿毒素を除去後，再び体内に戻す体外循環装置を応用した血液浄化法である．無尿の場合は，通常 1 回 4 時間，週 3 回の透析治療を生涯にわたり続ける必要がある．

持続携帯式腹膜透析（CAPD：continuous ambulatory peritoneal dialysis）は，腹腔内に透析液を注入するカテーテルを埋め込み，透析液の注入と排液を繰り返して行う透析療法である．透析の基本は，半透膜を介して濃度差のある液体を入れたときに起こる「拡散」と「濾過」であり，HD では**人工透析膜**を，CAPD では腹膜を半透膜として使用する．CAPD で透析液の浸透圧勾配を決定する物質には，ブドウ糖とイコデキストリンが用いられている．1 回 1.5 ～ 2 L の透析液を腹腔内に注入し，4 ～ 8 時間置き，その後排液させ，再び新しい透析液を腹腔内に注入する．この操作をバッグ交換といい，1 日 3 ～ 4 回行う．

腎臓は 1 日に 150 L もの血液を濾過し，また必要な成分を尿細管で再吸収し，老廃物やナトリウムなどの電解質を尿として約 1.5 L 排出している．さらに，体内の水分・電解質調整，酸・塩基平衡，血圧の調整，ホルモン分泌，ビタミン D の活性化とカルシウムの調整，赤血球の生成促進，代謝などに関与している．このように，腎臓は多くの機能があり 24 時間毎日働いているが，透析療法ではそのすべての機能をまかなうことができないため，食事による調整（栄養管理）が必要となる．

②┤ 栄養ケア

栄養ケアは，血液透析導入期，血液透析療法（維持）期，CAPD で異なるためそれぞれに解説する．

1）血液透析導入期

　血液透析導入期は，腎不全保存期からの移行期であり，維持期に向けて食事内容が大きく変化する．保存期では腎機能低下を抑制するために低たんぱく食で管理するが，透析導入後は健常者と同じようにたんぱく質を摂取する．食塩やカリウム制限は継続して行うが，尿量が減少してくるため，尿量に合わせた水分摂取を行うことが必要となる．なお，透析導入期は水分制限が厳しすぎると透析間の体重増加量がマイナスになることもあるため，尿量を把握し，尿量 +300 mL を目安に体重の増え具合をみながら飲水量を決めていく．身体を透析療法に慣らすこと，蛋白異化を進ませないためのエネルギーとたんぱく質の補給が大切となる．

2）血液透析療法（維持）期

　血液透析療法（維持）期では，適切なエネルギーとたんぱく質の摂取，食塩，水分，カリウム，リンの制限を行いながら，栄養バランスのとれた食事を摂取し，透析に伴う合併症（心血管障害など）を予防することと，PEW（protein-energy wasting）に代表される低栄養に陥らないように注意する．維持透析患者における主要な栄養素の摂取基準を**表1**に示し，ポイントを解説する．

（1）体液量の管理（食塩，水分管理）

　身体の約 60% が電解質などを含んだ体液であり，その体液量を調節しているのが食塩で，排泄を担うのが腎臓である．したがって，腎機能が低下すると食塩の排泄機能が鈍り，過剰に摂取すると排泄できずに体内に溜まり，浮腫，高血圧をもたらす．さらに，進行すると心不全や肺水腫を引き起こす．また，透析を行うことで尿量が減少するため，食塩をとり過ぎると飲水量が増加して体液過剰状態になり，浮腫，高血圧，心不全のほか，透析時に不均衡症候群などをきたしやすくなる．そのため，透析療法（維持）期では 1 日の食塩摂取量は 6 g 未満を目標とする．

　透析から次の透析（2 日空き）までの体重増加の目安は，**ドライウエイト（適正体重）の 5 ～ 6%**を目標とする．尿量がある場合の水分摂取量は，前日の尿量 +300 mL が目安となる．食事は，麺類，鍋物，汁物，リゾット，おでんなどの食塩・水分ともに多い料理や漬物，つくだ煮，干物などの食塩の多い食品，野菜や果物などの水分の多い食品の過剰摂取に注意する．

（2）栄養バランスのとれた過不足のない食事

　透析療法（維持）期においては，蛋白異化亢進状態や低栄養状態に陥らないよう，身体活動レベル

● 表 1 ●　CKD ステージによる食事療法基準

ステージ 5D	エネルギー (kcal/kgBW/日)	たんぱく質 (g/kgBW/日)	食　塩 (g/日)	水　分	カリウム (mg/日)	リ　ン (mg/日)
血液透析 （週 3 回）	30 ～ 35 [注1, 2]	0.9 ～ 1.2 [注1]	< 6 [注3]	できるだけ 少なく	≦ 2,000	≦たんぱく質 (g) ×15
腹膜透析	30 ～ 35 [注1, 2, 4]	0.9 ～ 1.2 [注1]	PD 除水量(L)×7.5 +尿量 (L)×5	PD 除水量 +尿量	制限 なし[注5]	≦たんぱく質 (g) ×15

注 1）体重は基本的に標準体重（BMI = 22）を用いる．
注 2）性別，年齢，合併症，身体活動度により異なる．
注 3）尿量，身体活動度，体格，栄養状態，透析間体重増加を考慮して適宜調整する．
注 4）腹膜吸収ブドウ糖からのエネルギー分を差し引く．
注 5）高カリウム血症を認める場合には血液透析同様に制限する．

（日本腎臓学会編：慢性腎臓病に対する食事療法基準 2014 年版，東京医学社，2014）

に見合ったエネルギーを摂取する．また，標準体重とドライウエイトを比較し，標準体重に近づけるような栄養管理をする．さらに，エネルギーに対するたんぱく質，脂質，炭水化物の割合に偏りがないようにし，カリウムやリンも減らすことばかりに注意を向けず，検査データをみながら調整し，ビタミンや食物繊維などの栄養素も不足しないようにする．

（3）エネルギー

標準体重当たり 30 ～ 35 kcal/ 日が目標だが，患者の性別，年齢，合併症，身体活動度により異なる．ドライウエイトと標準体重を比較し，ドライウエイトを増加させるか，減少させるのか，また現状どの程度のエネルギーを摂取できているかなどをみながら個別に決定する．

（4）たんぱく質，リン

たんぱく質は標準体重当たり 0.9 ～ 1.2 g，リンはたんぱく質（g）× 15 mg 以下とする．アミノ酸スコアの高い動物性たんぱく質や，大豆製品の植物性たんぱく質をとり，リン含有量の多い卵黄や乳製品などは過剰にとり過ぎないようにする．また，慢性腎臓病に伴う骨ミネラル代謝異常（CKD-MBD）を予防していくためにもリンの摂取量をコントロールすることが大切となる．

リン摂取量はたんぱく質摂取と相関し，たんぱく質 1 g 当たりのリン量はおおよそ 15 mg と概算できる．食品の選び方によっては，同程度のたんぱく質摂取量であっても，リン摂取量を少なくすることもできる．食事からのリン供給源には，植物性食品に含有する有機リン，動物性食品に含有する有機リン，食品加工の際添加される無機リンの 3 つがある．リンの生物学的利用率は，植物性食品は 20 ～ 40％，動物性由来食品は 40 ～ 60％，無機リンは約 100％と考えられている．

また，日本食品標準成分表では食品添加物も含めた分析値が示されており，添加物（無機リン）としてどれだけ含有されているかを食品個々に論じることができない．無機リンはリン酸塩として，加工食品など（結着剤，乳化剤，膨張剤，イーストフード，かんすい，酸味料など）に使用されているが，一部の食品添加物は物質名の代わりに種類を示す一括名での表示が認められているため，リン酸塩の使用の有無や量を容易に知ることができない．そこで，リン / たんぱく質比率の低い食品（**表2**）を選び，食品添加物の使用されている 3 次・数次加工食品を，できる範囲で別の食品に変え管理していく．

● 表 2 ●　食品中のリン / たんぱく質比

リン / たんぱく質比（mg/g）									
< 5		5 ～ 10		10 ～ 15		15 ～ 25		25 <	
卵白	1.1	ぶり	6.1	鶏肉・ささ身	10.0	ロースハム	15.1	きんめだい	27.5
		鶏肉・ひき肉	6.3	鶏肉・もも	10.0	油揚げ	16.6	飲むヨーグルト	27.6
		豚肉・ひき肉	6.8	まぐろ（赤身）	10.2	充てん豆腐	16.6	ヨーグルト（無糖）	27.8
		牛肉・もも	8.3	さけ	10.8	そば	16.7	牛乳	28.2
		牛肉・肩ロース	8.7	かつお	10.9	プレスハム	16.9	ソフトクリーム	28.9
		豚肉・ロース	9.3	納豆	11.5	カマンベールチーズ	17.3	アイスクリーム	31.4
		鶏肉・むね	9.4	木綿豆腐	12.6	魚肉ソーセージ	17.4	プロセスチーズ	32.2
		豚肉・もも	9.8	豆乳	13.6	ウインナー	17.4	卵黄	32.7
		さんま	9.9	米飯	13.6	ベーコン	17.8		
				全卵	13.9	ボンレスハム	18.2		
						ヨーグルト（加糖）	23.3		

（文部科学省 科学技術・学術審議会 資源調査分科会 報告「日本食品標準成分表 2020 年版（八訂）」より算出）

(5) カリウム

1日に2,000 mg以下になるよう，カリウムの多く含まれる豆類や種実類，いも類，緑黄色野菜，果物類をとり過ぎないようにする．カリウムは水溶性であることを利用して，野菜やいも類はゆでることや水にさらすなどの方法も取り入れる．

3）CAPD

標準体重当たりの摂取エネルギーは，HDと同様である．ただし，腹膜から**ブドウ糖**が吸収されることを考慮して，食事からの炭水化物のエネルギー比率を40～50％に下げる．腹膜から吸収されるエネルギー量は使用腹膜透析液の糖濃度で異なるため，使用濃度液を把握し，1日の吸収ブドウ糖のエネルギーを引いて（高濃度液：約220 kcal，中濃度液：約120 kcal，低濃度液：約70 kcal）管理する．

たんぱく質はHDと同様，食塩は除水量と尿量に合わせ管理する．カリウムは制限しないが，高カリウム血症をきたすこともあるので採血の結果をみながら管理する．リンの管理もHDと同様で，採血の結果をみながらコントロールしていく．

栄養基準量

栄養素		A HD食	B CAPD食
エネルギー	(kcal)	1,800	1,500
たんぱく質	(g)	55～60	55～60
脂　質	(g)	45～55	35～45
炭水化物	(g)	270～300	210～240
食塩相当量	(g)	6 未満	6 未満
カリウム	(mg)	2,000 以下	2,000 以下[注)
食事中水分	(mL)	できるだけ少なく	PD 除水量＋尿量

注）高カリウム血症を認める場合

食品構成表

食品群	A (g)	B (g)	食品群	A (g)	B (g)
穀類（低たんぱくごはん）			乳　類	0	0
穀類（米飯類）	600	400	油脂類／種実類	30/2	20/2
穀類（小麦類）	20	20	緑黄色野菜類	100	100
いも類	50	50	その他の野菜類（きのこ含む）	200	200
果実類	100	150	海藻類	2	2
魚介類	60	60	砂糖類	10	10
肉　類	60	60	み　そ	10	10
卵　類	25	50	調味料	20	20
豆　類	60	60	菓子類		

③ 献立作成上の注意点

① エネルギーを十分にとる
- 血液透析療法期はエネルギーを十分確保し，CAPD では腹膜から吸収されるブドウ糖を含めた管理とする.
- 穀類エネルギー比を 50% 以上に保つ（そのためには，主食のごはんを一定量摂取する）.
- 揚げ物，マヨネーズなど油脂性の食品を用いた料理をとる.

② たんぱく質の多い食品を摂取する
- 主菜にたんぱく質食品を 60 ～ 70 g くらいとる.

③ 食塩は 1 食で 2 g 未満を目安とし，水分摂取量を減らす
- 食塩のとり方は，CKD の項参照（p.122）.
  体重増加の多い場合には，食塩のとり過ぎがみられるので，とり方を見直す.
- 水分摂取量は，水分出納から算出する.
  体内に入る水分として，飲水，食事中の水分，代謝水がある．一方，体外に排泄される水分として，尿，糞便，不感蒸泄がある．透析患者においては，皮膚からの不感蒸泄が健常者に比べて少ないという特徴がある．無尿状態の場合は，飲水量がそのまま体重増加となるため，水分の多い食事をとり過ぎていないかを確認する.

《水分の多い食品のとり方》
- 麺類，カレー，鍋物
  麺類は，めんつゆをつけて食べられるものにする．汁以外にも，麺や野菜にも水分が多く含まれる．カレーなどの煮込み料理は，おたま 1 杯程度にし，食べ過ぎないようにする．鍋物はかならず器に取り分けてから食べる.
- お粥，雑炊
  米飯と比べ水分が多いため，毎日・毎食は食べない．体調が悪くお粥しか食べられない場合は，1 回の量が多くならない（200 g まで）ようにし，飲水量を減らす.
- 重量のある食品（果物，だいこんやはくさいなどの野菜類，こんにゃく，豆腐など）
  果物類や野菜類は約 90% が水分である．また，カリウム値が低値の患者では，野菜類，豆腐，こんにゃく，海藻類を食べ過ぎることがあるので，カリウムの管理だけでなく水分にも注意を向けるように促す．野菜類は 1 日 300 g，果物類は 1 日 100 g までを目安とする.
- 間食
  水分の多いデザート類をとり過ぎない．プリン 1 個には約 75 mL，アイスクリーム 1 カップ約 65 mL，ゼリー小 1 個約 85 mL の水分が含まれる.
- 食事時間以外の不規則な水分を減らす
  氷は 1 個 20 ～ 30 mL の水分になるため，食べ過ぎないようにする．うがいは 1 回で 6 ～ 10 mL 程度の水分摂取になる.
- 主食を変えてみる
  米飯 1 杯 200 g 中の水分は 120 mL である．食パン 2 枚では 45 mL，もち 2 個では 63 mL と

米飯に比べて水分含有量は少ないため，パンやもちの利用をすすめる．

④ カリウム含有量の多い食品を減らす

- いも類は 50 g（じゃがいもなら 1/2 個）まで，それ以上食べるときはゆでこぼす．
- 焼きいもは中 1/2 本までにする．
- とうもろこしは中 1/2 本までにする．
- 種実類はひとつまみ程度（ピーナッツなら 20 粒くらい，アーモンド 20 g など）にする．
- 豆類は避ける（ただし，きな粉，納豆以外の大豆製品はカリウムが少ない）．
- カリウム含有量の多い果物（バナナ，アボカド，メロンなど）は控える．
- 果物の目安量は，みかんなら中 1 個，りんごなら小 1/2 個程度に．
- 干魚類（丸干し・田作り）は控える．
- インスタントコーヒーは，ティースプーン 1 杯で薄目に入れる．
- チョコレートは 1/3 枚（約 20 g）までにする．
- 昆布まきなど大量に海草を使用する料理は食べない．
- 缶詰のシロップは飲まない．
- たんぱく質の多い食品（肉類，魚介類，乳製品）は，1 回に大量にとり過ぎない．
- 乾燥野菜，乾燥果物はごく少量にする．
- 煎じて飲む漢方薬は避ける．
- 高カリウムの食品は重ねて食べない．

⑤ リンのとり方

- たんぱく質食品は過剰摂取をせず，リン / たんぱく質比率の低い食品を選ぶ．とくにリン含有量の高い，そば，玄米，ピーナッツなどの種実類，骨付き小魚，干物，練り製品，レバー，ウインナー，卵黄，チーズ，インスタント食品は減らす．
- 間食からのリンも忘れないようにし，卵や乳製品を使用したショートケーキなどの洋菓子，アイスクリーム，ヨーグルト，チーズなどの乳製品，リン酸塩が入っている清涼飲料水などにも注意する．

 ── 調理上の注意点

食塩摂取量の減らし方（減塩食）のポイントは CKD の項参照（p.127）.

5 症例

1）症例と検査値

性・年齢・職業	女性，74 歳		主　訴	腎性貧血，食欲不振，倦怠感
家族構成・家族歴	息子夫婦と孫との 4 人暮らし		既往歴	65 歳：狭心症 70 歳：坐骨神経痛
問診結果	5 年前に原因不明の CRF（保存期慢性腎不全）と診断され，低たんぱく質食の食事療法に取り組んでいたが，風邪をこじらせたことから食事摂取量が徐々に低下した．その後，腎機能が著しく低下し，2 か月前に尿毒症により透析導入が決定された． 保存期のころは家族の食事づくりをしてから自分の食事をつくるのは大変であったようだ．昼食と夕食の主食は低たんぱく質の治療用特殊食品を使用していたが，摂取エネルギーは不足気味であった．一方，家族との食事では肉，魚などを過剰に摂取する傾向がみられた．生フルーツ，生野菜は，カリウムを気にして使用は少なかった．月数回の外食は患者なりに気分転換をはかることができ，楽しみとしていた．透析導入後は，たんぱく質のとり過ぎに気をつけなくてよくなり，主食も普通のごはんに戻ったので食欲も回復してきた． 薬物使用状況：エリスロポエチン（Epo），抗血栓薬，降圧薬，消化性潰瘍治療薬，狭心症治療薬			

症例による検査値から異常値を読み取り，右欄にメモを取りなさい．

	検査項目		略　語	単　位	検査値	Memo
身体検査	身長		HT	cm	151	
	体重		BW	kg	44	
	体脂肪		%		20	
循環器	血圧	収縮期	systolic-p	mmHg	148	
		拡張期	diastolic-p	mmHg	91	
血液一般	白血球数		WBC	/μL	8,800	
	赤血球数		RBC	/μL	280×10^4	
	ヘモグロビン		Hb	g/dL	9.2	
	血小板数		PLC	/μL	215×10^4	
血液生化学	肝臓系	総蛋白	TP	g/dL	6.5	
		アルブミン	Alb	g/dL	3.8	
		総ビリルビン	TB	mg/dL	0.5	
		アルカリフォスファターゼ	ALP	IU/L	182	
		AST（GOT）注)	AST	IU/L	18	
		ALT（GPT）注)	ALT	IU/L	21	
	腎臓系	尿素窒素	BUN	mg/dL	77	
		クレアチニン	Cr	mg/dL	7.8	
		推定糸球体濾過量	eGFR	mL/分/1.73 m²	6.8	
	膵臓系	血清アミラーゼ	Amy	IU/L	112	
		リパーゼ	Lp	IU/L	30	
	代謝系	尿酸	UA	mg/dL	4.1	
		ナトリウム	Na	mEq/L	143	
		カリウム	K	mEq/L	4.9	
		クロル	Cl	mEq/L	109	
		カルシウム	Ca	mEq/L	9.0	
	脂質系	総コレステロール	TC	mg/dL	161	
		LDL コレステロール	LDL-Cho	mg/dL	89	
		HDL コレステロール	HDL-Cho	mg/dL	40	
		中性脂肪	TG	mg/dL	89	
	糖代謝	早朝空腹時血糖	FBS	mg/dL	91	
		グリコヘモグロビン	HbA1c	%	5.2	
尿検査	尿糖			（基準値－）		
	尿蛋白			（基準値－）		

注）AST（GOT）：アスパラギン酸アミノトランスフェラーゼ，ALT（GPT）：アラニンアミノトランスフェラーゼの略.

2）SOAP 記録

SOAP 記録の書式例（付録 p.190）に則り，記入しなさい.

3）モデル献立

	A HD食				B CAPD食		
	献立名	材料名	純使用量（g）		献立名	材料名	純使用量（g）
朝食	ごはん	米飯・精白	200	朝食	ごはん	米飯・精白	100
	みそ汁	油揚げ	2		みそ汁	木綿豆腐	20
		たまねぎ	20			根深ねぎ	5
		淡色辛みそ	7			カットわかめ	0.5
		かつおだし	100			淡色辛みそ	7
	炒り卵とえんど	鶏卵	25			かつおだし	100
	うのソテー	調合油	2		出し巻き卵	鶏卵	50
		さやえんどう・ゆで	30			かつおだし	5
		調合油	2			食塩	0.3
		食塩	0.2			砂糖・上白糖	2
		こしょう・白	0.01			調合油	6
		トマトケチャップ	10		いかの酢の物	するめいか	30
	なすと鶏肉の煮	なす	40			たまねぎ	30
	物	鶏肉・むね・皮つき	20			きゅうり	30
		こいくちしょうゆ	4			にんじん	15
		酒	3			穀物酢	12
		砂糖・上白糖	1			砂糖・上白糖	3
		かつおだし	20			レタス・土耕栽培	10
	フルーツ	オレンジ	30			トマト	20
昼食	ごはん	米飯・精白	200	昼食	ごはん	米飯・精白	150
	さばの南蛮漬け	まさば	60		あじのフライ	まあじ（開き）	40
		かたくり粉	5			小麦粉・薄力1等	5
		調合油	6			鶏卵	5
		ししとう	10			パン粉	3
		なす	20			調合油	7
		調合油	3		野菜の素揚げ	かぼちゃ・西洋	20
		根深ねぎ	5			青ピーマン	15
		しょうが	5			キャベツ	10
		こいくちしょうゆ	4			調合油	5
		穀物酢	6			ウスターソース	8
		砂糖・上白糖	2		ささみといんげ	いんげん・ゆで	40
	マカロニサラダ	マカロニ	10		んのごま和え	鶏肉・ささ身	10
		きゅうり	20			こいくちしょうゆ	2
		スイートコーン・	10			砂糖・上白糖	1.5
		缶詰・ホール				ごま・いり	2
		食塩	0.2		もやしの中華和	りょくとうもやし	30
		こしょう・白	0.01		え	きゅうり	20
		マヨネーズ・全卵型	15			みかん・缶詰	20
		トマト	20			穀物酢	10
		レタス・土耕栽培	10			食塩	0.2
	フルーツ	もも・缶詰・白	30			砂糖・上白糖	2
						ごま油	4
					フルーツ	ぶどう	60

A HD食				**B** CAPD食		
献立名	材料名	純使用量（g）		献立名	材料名	純使用量（g）
夕食	ごはん	低たんぱくごはん	200	夕食	ごはん	米飯・精白	150
	焼肉	豚肉・もも・脂身つき	60		鶏肉の香味みそ焼きゆでアスパラ添え	鶏肉・むね・皮つき	60
		たまねぎ	50			しょうが / ねぎ	5/5
		青ピーマン	20			淡色辛みそ	5
		調合油	2			酒 / 砂糖・上白糖	6/2
		にんにく	2			調合油	2
		オイスターソース	10			レタス・土耕栽培	15
		酒	5			アスパラガス	30
		食塩	0.2			ノンオイルドレッシング	10
		こしょう・白	0.01		れんこんの炒め煮	れんこん	40
	きんぴらごぼう	ごぼう	30			にんじん	15
		にんじん・ゆで	20			板こんにゃく・精粉	20
		調合油	2			調合油	3
		こいくちしょうゆ	4			かつおだし	20
		酒 / 砂糖・上白糖	5/2			こいくちしょうゆ	4
		とうがらし・粉	0.1			酒 / 砂糖・上白糖	5/2
	きゅうりの酢の物	きゅうり	30			ごま・いり	0.5
		えのきたけ・ゆで	10		ひじきの煮付け	ほしひじき・ゆで・ステンレス釜	20
		カットわかめ	0.5			油揚げ	3
		穀物酢	6			ほんしめじ	20
		砂糖・上白糖 / 塩	2/0.2			調合油	2
		ごま油	2			こいくちしょうゆ	3
	フルーツ	パインアップル	30			酒 / 砂糖・上白糖	5/1
					フルーツ	りんご	60
間食				間食			

調理上のポイント，とくに工夫した点

A **低たんぱく食からHD食への展開** （エネルギーを同じくらいに保ち，たんぱく質を30gから55gに増やす展開）

① 主食を低たんぱくごはんから米飯に変更し，毎食200gに増やす

② 朝食：ポテトのバター炒めをなすと鶏肉の煮物にする

③ 昼食：さばの南蛮漬けのさばを倍量にする

④ 夕食：焼肉の豚肉の量を増やし，種類を豚もも肉にする．きんぴらをじゃがいもからごぼうにする

⑤ 間食はなしにする

B **低たんぱく食からCAPD食への展開** （エネルギーを減らし，たんぱく質を少し増やす展開）

① 主食を減らす（朝100g，昼・夕150g）

② 朝食：だし巻き卵を倍量にし，ポテトサラダをいかの酢の物（糖腎の1.5倍の量）にする

③ 昼食：はるさめの中華和えをもやしの中華和えにする

④ 夕食：鶏肉の香味みそ焼きの鶏肉量を増やし，かたくり粉なしで焼く．ゆでアスパラガスのドレッシングをノンオイルにする

⑤ 昼・夕食のフルーツを倍量として，間食はなしにする

4）モデル献立のおもな栄養量の1日配分

栄養素	A HD食					B CAPD食				
	合計	朝食	昼食	夕食	間食	合計	朝食	昼食	夕食	間食
エネルギー （kcal）	1,813	499	733	581		1,489	383	590	516	
たんぱく質　（g）	57.6	16.2	20.7	20.7		58.8	17.7	18.5	22.6	
脂　質　　　（g）	54.9	10.6	31.3	13.0		44.2	13.2	20.5	10.5	

5）エネルギーと栄養素摂取量

栄養素	単　位	A HD食	B CAPD食
エネルギー	kcal	1,813	1,489
たんぱく質	g	57.6	58.8
総脂質	g	54.9	44.2
飽和脂肪酸	g	10.7	7.0
n-6系脂肪酸	g	13.6	13.4
n-3系脂肪酸	g	3.5	2.6
コレステロール	mg	207	378
炭水化物	g	289	226
食物繊維	g	19.8	17.7
ビタミンA	μgRAE	303	486
ビタミンB_1	mg	1.11	0.59
ビタミンB_2	mg	0.72	0.65
ビタミンC	mg	86	79
ナトリウム	mg	2,223	2,409
カリウム	mg	1,752	2,022
カルシウム	mg	189	280
リン	mg	783	848
鉄	mg	4.8	5.1
食塩相当量	g	5.7	6.0
食事中の水分	mL	1,017	1,075

6）モデル献立の栄養比率

栄養素	A HD食	B CAPD食
エネルギー産生栄養素バランス（P：F：C比）	P：12.7% F：27.3% C：60.0%	P：15.8% F：26.7% C：57.5%
穀類エネルギー比	55.1%	46.3%
動物性たんぱく質比	57.7%	63.2%
n-3：n-6	1：3.9	1：5.2
Na：K	1：0.8	1：0.84
Ca：P	1：4.1	1：3.0

13 骨粗鬆症

1 疾患の概要・特性

1）定　義

　骨粗鬆症は，世界保健機関（WHO）の定義によれば，「低骨量と骨組織の微細構造の異常を特徴とし，骨の脆弱性が増大し，骨折の危険性が増大する疾患」とされている．

2）成　因

　骨は，破骨細胞による**骨吸収**（骨破壊）と骨芽細胞による**骨形成**（骨新生）を絶えず繰り返しており，これを骨の**リモデリング**（再構築）という．通常，骨吸収と骨形成は均衡（骨吸収＝骨形成）を保っている．

　そのため血液中のカルシウム濃度が低下すると，肝臓や腎臓で活性化されたビタミンＤの作用により，**パラソルモン**（副甲状腺ホルモン）の分泌が亢進し，骨吸収（骨破壊）によりカルシウムの放出，腸管での吸収，腎臓での再吸収が促進される．一方，血液中のカルシウム濃度が上昇すると，カルシトニン（甲状腺ホルモン）の分泌が亢進し，骨形成（骨新生）によりカルシウムの放出と腎臓での再吸収が抑制される．さまざまな原因によりこの均衡が破綻した状態（骨吸収＞骨形成）が長く続くと骨粗鬆症を発症する．

　骨は，表面を覆う皮質骨（緻密骨）と内部がスポンジ状の構造である海綿骨からなり，骨粗鬆症は海綿骨から減少する．背骨などの海綿骨が多い部分では，骨構造の切断や減少によりもろく潰れやすくなっており，圧迫骨折を生じる．骨折の起こりやすい箇所は，胸椎・腰椎（身長が縮む，背中が曲がるなどの圧迫骨折），大腿骨頸部（転倒による足の付け根の骨折），橈骨遠位端（転倒時に手をついた際の手首の骨折）である．

3）診断基準

（1）脆弱性骨折（軽微な外力によって発生した非外傷性骨折）あり

① 大腿骨近位部骨折または椎体骨折あり

② その他の脆弱性骨折があり，骨密度が YAM の 80％未満

　脆弱性骨折とは，軽微な外力（立った姿勢からの転倒か，それ以下の外力）によって発生した非外

傷性骨折をいう．①の椎体骨折は 2/3 は無症候性であるので，脊椎 X 線像で確認することが望ましい．②の骨折部位は肋骨，骨盤（恥骨・座骨・仙骨を含む），上腕骨近位部，橈骨遠位部，下腿骨である．

YAM（Young Adult Mean：若年成人平均値）は，腰椎では 20 〜 44 歳，大腿骨近位部では 20 〜 29 歳とする．

（2）脆弱性骨折なし

骨密度が YAM の 70％以下または−2.5 SD 以下．

骨密度は，原則として腰椎または大腿骨近位部骨密度とする．これらの測定が困難な場合は，橈骨，第二中手骨の骨密度（％のみ使用）とする．

② 栄養ケア

1）食事療法

カルシウム摂取量を増やすことは，骨粗鬆症の予防や治療に有効だが，腸管からの吸収はビタミン D の栄養状態に影響される．「日本人の食事摂取基準（2020 年版）」（以下，食事摂取基準）におけるカルシウムの推奨量は，18 歳以上の男女で 700 〜 800 mg/ 日の範囲に設定されており，「骨粗鬆症の予防と治療のガイドライン 2015 年版」（以下，ガイドライン）における推奨摂取量は，食品から 700 〜 800 mg/ 日である．国民健康・栄養調査において毎年不足しているミネラルであることから，カルシウムを多く含む食品を積極的に摂取するだけでなく，特定保健用食品やサプリメントの利用なども考慮する．ただし，高用量のカルシウム摂取は急激に血清カルシウム濃度が上昇する可能性があるため，サプリメントやカルシウム薬は 1 回に 500 mg 以上を摂取しないようにする．ビタミン D との併用時には，高カルシウム血症にも注意する．食事摂取基準では耐容上限量が 2,500 mg/ 日と示されている．

食事から摂取された**ビタミン D** や，**日照**により皮膚で合成されたビタミン D は，肝臓や腎臓で活性化され，カルシウムの腸管からの吸収や腎臓からの再吸収を促進する．ガイドラインにおける推奨摂取量は 400 〜 800 IU（10 〜 20 μg）/ 日であり，食事摂取基準の目安量は 18 歳以上の男女で 8.5 μg/ 日である．ビタミン K は，オステオカルシンという骨基質グラたんぱく質（BGP：Bone Gla Protein）が合成されるために必須で，ガイドラインにおける推奨摂取量は 250 〜 300 μg/ 日であり，食事摂取基準の目安量は，18 歳以上の男女で 150 μg/ 日である．

ホモシステイン代謝に関わるビタミン B6，ビタミン B12，葉酸の摂取不足による高ホモシステイン血症は，骨折の危険因子であるので，適量を摂取する．食事摂取基準におけるビタミン B6 の推奨量は，18 歳以上の男性が 1.4 mg/ 日，女性が 1.1 mg/ 日，ビタミン B12 の推奨量は，18 歳以上の男女で 2.4 μg/ 日，葉酸の推奨量は，18 歳以上の男女で 240 μg/ 日である．

2）薬物療法

ビスホスホネート製剤，ヒト型抗 RANKL モノクロナール抗体製剤，エストロゲン製剤，選択的エストロゲン受容体モジュレーター（SERM：Selective Estrogen Receptor Modulator），カルシト

ニン薬は骨吸収を抑制する．カルシウム製剤，活性型ビタミンD_3製剤はカルシウムの吸収を促進し，副甲状腺ホルモン製剤，ビタミンK_2製剤は，骨形成を促進する．

キレート製剤であるビスホスホネートは，金属と結合しやすいので，カルシウムを多く含む硬水や牛乳などで服用せず，早朝空腹時に水で服用した後，30分は飲食を禁止する．

3）運動療法

骨粗鬆症の予防は骨折のリスクを減少させるが，骨折の原因となる転倒を防止するには，運動療法が有効である．令和元年（2019年）国民生活基礎調査結果によれば，「現在の要介護度別にみた介護が必要となった主な原因」は，要支援者の14.2%，要介護者の12.0%が骨折・転倒であり，第3位を占めている．高齢者に対する運動介入では，背筋の強化は椎体骨折予防に，筋力やバランス力の強化は転倒予防に有用である．閉経後の女性に対する運動介入では，骨密度を維持・上昇させる効果がある．運動処方については，年齢，活動性，転倒リスク，骨粗鬆症の重症度などを考慮して，筋力トレーニングやバランス訓練（片足起立など）を選択する．

4）予　防

若年者における予防は，可能な限り高い**最大骨量**（Peak Bone Mass）を獲得することにより，閉経後に必発する骨密度低下を抑制することが重要である．カルシウムやビタミンDの摂取と強度のある運動（筋力トレーニングなど）を行うことが，最も効果的である．

中高年者における予防は，体重が減少すると骨折リスクが高くなるので，適正体重の維持とやせ（BMI 18.5 kg/m^2 未満）の防止を推奨する．カルシウムやビタミンDの摂取と，歩行を中心とした運動の日常的実施を推奨する．喫煙者と常習的飲酒者の骨折者は男女ともに高いので，禁煙に加えて，飲酒はエタノール量で1日24 g未満とすることを推奨する（ビール：約500 ml，日本酒：約180 ml）．

若年者・中高年者に共通して，ビタミンDは紫外線に当たることにより皮膚で合成されるので，1日15分程度の日照時間を確保する．日照の機会が少ない地域や，外出が制限されるような生活習慣がある場合には，不足に注意する．

栄養基準量

栄養素		A 更年期女性 （50 〜 64 歳）	B 高齢期女性 （65 〜 74 歳）	摘　要
エネルギー	（kcal）	1,650	1,550	身体活動レベル I 低い
たんぱく質	（g）	50	50	推奨量
たんぱく質	（% エネルギー）	15 〜 20	15 〜 20	目標量
脂　質	（% エネルギー）	20 〜 30	20 〜 30	目標量
炭水化物	（% エネルギー）	50 〜 65	50 〜 65	目標量
食塩相当量	（g）	6.5 未満	6.5 未満	目標量
カルシウム	（mg）	650	650	推奨量
ビタミン D	（μg）	8.5	8.5	目安量
ビタミン K	（μg）	150	150	目安量

症例では，A 更年期女性の栄養基準を使用した．　〔日本人の食事摂取基準（2020 版）〕

食品構成表

食品群	A (g)	B (g)
穀類（米飯類・パン類）	450	400
穀類（その他）	10	2
いも類	60	30
果実類	150	100
魚介類	60	60
肉　類	60	40
卵　類	50	50
豆　類	50	40

食品群	A (g)	B (g)
乳　類	180	180
油脂類	10	10
緑黄色野菜類	150	150
その他の野菜類	200	200
海藻類	2	2
砂糖類	5	5
み　そ	8	8
種実類	1	1

3 ─ 献立作成上の注意点

① 推奨される食品を積極的に活用する

・カルシウムを多く含む食品（牛乳・乳製品，小魚，緑黄色野菜，大豆・大豆製品）

・ビタミンDを多く含む食品（魚類，きのこ類）

・ビタミンKを多く含む食品（納豆，緑黄色野菜）

・果物と野菜

・たんぱく質（肉，魚，卵，豆，牛乳・乳製品など）

② 過剰摂取を避けたほうがよい食品の使用量に注意する

・リンを多く含む食品（加工食品，一部の清涼飲料水）

カルシウムの吸収を阻害するため，カルシウムとリンの摂取比率は1：2を超えないようにする．

・食塩

カルシウムの尿中排泄を促進するため，注意する．

・カフェインを多く含む食品（コーヒー，紅茶）

カルシウム排泄を促し，吸収を低下させるが，減少量はわずかだといわれている．

・アルコール

カルシウムの吸収を低下させ，ビタミンDを活性型に変換するのを促す肝酵素が阻害されるため，注意する．

③ 乳製品を活用する

牛乳などの乳製品は，カルシウム含有量だけでなく吸収率も高い（牛乳：40%，小魚：33%，野菜：19%）ので，飲むだけでなく，料理やデザートに活用する．加工乳（低脂肪乳）の方がカルシウムの含有量が多く，さらにカルシウム，たんぱく質，ビタミンD，鉄，葉酸などが強化された製品を利用すると，栄養基準量を充足することができる．牛乳に含まれるCCP（カゼインホスホペプチド）は，食物中のリン酸イオンと結合することにより，カルシウムと結合するリン酸イオンの量が減少するため，カルシウムの吸収率が高い（約40%）．

④ 魚介類を活用する

ビタミンDのおもな給源である魚介類を献立に取り入れると，栄養基準量を満たすことができ，それ以外の食品では難しい．ただし，牛乳や卵などにビタミンDが強化された食品を利用すると充足できる．カルシウムの吸収を促進するためにも，不足しないことが重要である．

調理上の注意点

① 納豆を料理として提供する

納豆は，ビタミンKのおもな給源であり，吸収したカルシウムで骨を形成するために重要な栄養素である．納豆に大根おろし，細目にきざんだきゅうりやにんじん，野沢菜やキムチ，いりごま，しらすやさくらえびを和える，油揚げに挟むなど工夫して，毎日摂取したい食品である．

② 脱脂粉乳を料理に添加する

脱脂粉乳（スキムミルク）は，水や微温湯で溶かないとダマになりやすいので，料理に加える際には，直接加えずにあらかじめ溶かした液体を加える．カルシウムやビタミンDが補強でき，味に深みが出るが，料理の色が変化するので，料理によっては量を加減する．

③ 常備菜を準備する

朝食は，とくに手軽に準備できることが望ましい．小魚（しらす干しやさくらえび），ごま，藻類（わかめ，こんぶ）は，ふりかけや佃煮にして，食卓に常備しておくとよい．

5 ─ 症　例

1）症例と検査値

性・年齢・職業	女性，55 歳，事務職		主 訴	背部痛，腰痛，更年期障害
家族構成・家族歴	父親が肥満症，高血圧症		既往歴	肥満症，高血圧症
問診結果	\multicolumn{4}{l}{52 歳で閉経し，更年期障害によるのぼせ，易疲労感により受診した．肥満症については，毎年健康診断のたびに指摘されていたが，大の運動嫌いで食事を制限する気にもなれず，改善されなかった．高血圧症については，みそ汁を 1 日 1 回に減らすように気をつけていた．最近，立ち上がる際や重い荷物を持つと背中や腰に痛みが走り，身体計測のたびに身長が縮んでいることが気になり，整形外科を受診したところ，骨粗鬆症と診断された．}

症例による検査値から異常値を読み取り，右欄にメモを取りなさい．

	検査項目	略 語	単 位	検査値	Memo
身体検査	身長	HT	cm	150	
	体重	BW	kg	65	
	体脂肪	BFP	%	35	
	骨密度	YAM	%	68	
循環器	血圧　収縮期	SBP	mmHg	140	
	拡張期	DBP	mmHg	90	
血液一般	白血球数	WBC	$/\mu$L	4,000	
	赤血球数	RBC	$/\mu$L	400×10^4	
	ヘモグロビン	Hb	g/dL	14	
	血小板数	PLC	$/\mu$L	20×10^4	
血液生化学	総蛋白	TP	g/dL	7.0	
	アルブミン	Alb	g/dL	4.5	
	総ビリルビン	TB	mg/dL	0.9	
	アルカリフォスファターゼ	ALP	IU/L	203	
	骨型アルカリフォスファターゼ	BAP	IU/L	30	
	AST[注]	AST	IU/L	23	
	ALT[注]	ALT	IU/L	31	
	尿素窒素	BUN	mg/dL	11	
	クレアチニン	Cr	mg/dL	0.7	
	推定糸球体濾過量	eGFR	mL/分/1.73 m^2	67.1	
	血清アミラーゼ	AMY	IU/L	100	
	リパーゼ	Lp	IU/L	50	
	尿酸	UA	mg/dL	3.8	
	ナトリウム	Na	mEq/L	143	
	カリウム	K	mEq/L	3.7	
	クロル	Cl	mEq/L	105	
	カルシウム	Ca	mg/L	8.4	
	総コレステロール	TC	mg/dL	180	
	LDL コレステロール	LDL-Cho	mg/dL	110	
	HDL コレステロール	HDL-Cho	mg/dL	50	
	中性脂肪	TG	mg/dL	100	
	早朝空腹時血糖	FBS	mg/dL	100	
	グリコヘモグロビン	HbA1c	%	6.0	
尿検査	尿糖		（基準値－）	－	
	尿蛋白		（基準値－）	－	

注）AST：アスパラギン酸アミノトランスフェラーゼ，ALT：アラニン酸アミノトランスフェラーゼの略．

2）SOAP 記録

SOAP 記録の書式例（付録 p.190）に則り，記入しなさい.

3）モデル献立

A 更年期女性，朝食がごはんの場合		
献立名	材料名	純使用量（g）
朝食 ごはん	米飯・精白	150
みそ汁	こまつな	20
	焼きふ	1
	淡色辛みそ	8
	かつおだし	120
納豆おろし	糸引き納豆	40
	だいこん	30
	いりごま	1.5
	こいくちしょうゆ	2.5
ひじきの炒め煮	ほしひじき・ステンレス釜	3
	にんじん	20
	まいたけ	10
	ごま油	10
	かつおだし	35
	こいくちしょうゆ	2.5
	本みりん	5
	砂糖・上白糖	5
フルーツ	うんしゅうみかん	75
昼食 ごはん	米飯・精白	150
いわしの梅煮	いわし	100
	梅干し・調味漬	10
	こいくちしょうゆ	3
	本みりん	3
	砂糖・上白糖	3
わかめの酢の物	わかめ・生	10
	きゅうり	30
	しらす干し・微乾燥	5
	穀物酢	10
	かつおだし	5
	砂糖・上白糖	3
フルーツ	りんご	75
夕食 ごはん	米飯・精白	150
クラムチャウダー	じゃがいも	30
	にんじん	20
	ブロッコリー	20
	あさり・缶詰・水煮	20
	小麦粉・薄力1等	10
	バター	10
	固形ブイヨン/水	2/50
	加工乳・低脂肪	150
	脱脂粉乳	6
キャベツの和え物	キャベツ	50
	スイートコーン・缶・ホール	10
	かに風味かまぼこ	10
	和風ドレッシング	10

A 更年期女性，朝食がパンの場合		
献立名	材料名	純使用量（g）
朝食 パン	ロールパン	60
オムレツ	鶏卵	50
	バター	5
	トマトケチャップ	10
	こしょう・白	0.01
ほうれん草のソテー	ほうれんそう・通年	50
	エリンギ	20
	バター	5
	食塩	0.5
	こしょう・白	0.01
カフェオレ	加工乳・低脂肪	100
	コーヒー浸出液	50
	砂糖・上白糖	5
フルーツ	バナナ	75
昼食 ごはん	米飯・精白	150
さけのホイル蒸し	しろさけ	40
	たまねぎ	20
	黄ピーマン	20
	さやえんどう	5
	食塩/こしょう・白	0.5/0.01
切干大根煮	切干しだいこん	5
	油揚げ	10
	乾しいたけ	2
	かつおだし	50
	こいくちしょうゆ	3
	本みりん	3
フルーツ	キウイフルーツ・黄	75
夕食 カレーライス	米飯・精白	150
	豚肉・かた・脂身つき	40
	じゃがいも	30
	たまねぎ	50
	にんじん	20
	カレールウ	20
	脱脂粉乳	6
	調合油	10
	水	150
サラダ	トマト	30
	きゅうり	20
	サラダな	5
	ごまドレッシング	10

A 更年期女性，朝食がごはんの場合			
	献立名	材料名	純使用量（g）
間食	カナッペ	クリームチーズ オイルスプレー クラッカー	20 12

A 更年期女性，朝食がパンの場合			
	献立名	材料名	純使用量（g）
間食	ラッシー	加工乳・低脂肪 ヨーグルト・全脂無糖 砂糖・上白糖 レモン果汁	100 50 5 10

調理上のポイント，とくに工夫した点

A 更年期女性，朝食がごはんの場合

① 朝食の納豆おろしは，大根おろしの水気をよく絞り，いりごまと和えるとぬめりが減り，香ばしくなる．炒め煮の干しひじきは，水で戻さなくてもよい製品を利用したので，ひと手間減らすことができる．

② 昼食のいわしの梅煮は，自動調理器を使用すると，骨までやわらかくするときは約2時間，すぐに食べたいときは20分でできあがる．

③ 夕食のクラムチャウダーに脱脂粉乳を加える際には，あらかじめ水で溶いておかないとダマになるので注意する．

④ 間食のオイルスプレークラッカーは，一般的な製品の場合は3枚になる．クリームチーズの上にフルーツソースを加えると，彩りや甘みが増す．

A 更年期女性，朝食がパンの場合

① 朝食のオムレツは，パンにはさんでもよい．カフェオレの基本的なコーヒーと牛乳の割合は1：1だが，今回は150 mlに調整するため1：2にした．バナナは，レモン果汁をかけると変色を防ぐことができる．

② 昼食のさけのホイル蒸しは，フライパンや蒸し器だけでなく加熱水蒸気型のオーブン（トースター）でも調理できる．

③ 夕食のカレーは，脱脂粉乳をあらかじめ水で溶いておいてから加える．カレーの色が薄くなるので，濃色のルーを利用するとよい．

④ 間食のラッシーは，ヨーグルト（加糖・無糖）や牛乳（普通・無脂肪）の種類を変えて，好みの濃度に調整する．マンゴーなどのフルーツソースを用いると彩りや酸味が増す．

4）モデル献立のおもな栄養量の1日配分

栄養素	A 朝食がごはん					A 朝食がパン				
	合計	朝食	昼食	夕食	間食	合計	朝食	昼食	夕食	間食
エネルギー （kcal）	1,648	524	488	516	120	1,601	486	413	597	92
たんぱく質　（g）	53.0	12.1	21.1	17.4	2.4	51.7	16.1	15.0	15.2	5.1
脂　質　　　（g）	41.6	15.4	7.7	9.9	8.6	49.7	18.4	5.1	23.7	2.4

5）エネルギーと栄養素摂取量

栄養素	単　位	A 朝食がごはん	A 朝食がパン
エネルギー	kcal	1,648	1,601
たんぱく質	g	53.0	51.7
総脂質	g	41.6	49.7
飽和脂肪酸	g	16.77	18.86
n-6 系脂肪酸	g	8.17	1.63
n-3 系脂肪酸	g	2.70	8.17
コレステロール	mg	151	280
炭水化物	g	216.2	205.5
食物繊維	g	22.1	19.8
ビタミン A	μgRAE	586	566
ビタミン B_1	mg	0.5	0.9
ビタミン B_2	mg	1.3	1.3
ビタミン C	mg	104	201
ビタミン D	mg	33.3	15.5
ビタミン K	mg	420	192
ナトリウム	mg	2,448	2,412
カリウム	mg	2,505	3,021
カルシウム	mg	657	654
リン	mg	978	978
鉄	mg	12.9	6.0
食塩相当量	g	6.3	6.2

6）モデル献立の栄養比率

栄養素	A 朝食がごはん	A 朝食がパン
エネルギー産生栄養素バランス（P：F：C 比）	P：12.9% F：22.7% C：64.4%	P：12.9% F：27.9% C：59.2%
穀類エネルギー比	50%	41%
動物性たんぱく質比	57%	57%
Na：K	1：1	1：1
Ca：P	1：1.5	1：1.5

14 food allergy 食物アレルギー（幼児）

① 疾患の概要・特性

　食物アレルギーとは，「食物によって引き起こされる免疫反応を介して，生体にとって不利益な症状が誘発される現象」をいう．そのため，食中毒，食物不耐症などは含まない．食物アレルギーの原因は，食物のたんぱく質であり，それ以外の成分（脂質，糖質など）では基本的に食物アレルギーは起きないとされている．このほか，**リノール酸**の摂取量がアレルギー症状に影響するため，使用する量と質に注意する．飽和脂肪酸の多い油脂を控え，リノール酸よりもリノレン酸の多い油を選ぶ．また，化学的合成品のタール系アゾ色素（黄色4号，5号，赤色2号，40号，102号）や漂白剤の亜硝酸塩，保存料の安息香酸など加工食品などに含まれる**食品添加物**にも注意が必要である．黄色4号は，嗜好品やたくあんなどの食品以外に，薬剤として用いられることもある．

　乳幼児期に発症する鶏卵，牛乳，小麦，大豆は年齢とともに食べられるようになる傾向が強く，一般的に3歳までに約50％，6歳までに60〜70％が食べられるようになると報告されている．

1) 食物アレルギーの症状

　全身のあらゆる臓器に症状が誘発され得るが，とくに皮膚症状（じんましん，赤み，湿疹），粘膜症状（唇やまぶたの腫れ，かゆみなど）が多い．それ以外にも，鼻症状（くしゃみ，鼻水，鼻づまり），口腔咽頭症状（口・唇・舌の腫れ，喉のかゆみなど），消化器症状（腹痛，悪心，嘔吐，下痢，血便），呼吸器症状（声嗄れ，咳，喘息，呼吸困難など），全身症状（アナフィラキシー）が現れる．**アナフィラキシー**とは，食物，薬物，ハチ毒などが原因で起こる即時型アレルギー反応の一つで，皮膚，呼吸器，消化器など全身の多臓器に重篤な症状が現れる．なかにはアナフィラキシーショックとなり，生命の危険を伴う場合もある（血圧低下や意識喪失など生命をおびやかす症状を伴うものをアナフィラキシーショックとよぶ）．

2) 食物アレルギーの原因食品

　消費者庁は，患者数の多さや症状の重さから，アレルギーの原因となる食品のうち，**えび，かに，小麦，そば，卵，乳，らっかせい**の7品目は，原材料としてだけでなく，原材料をつくるときに使った場合も表示する義務があるとしている．また，次の21品目（アーモンド，あわび，いか，いくら，オレンジ，カシューナッツ，キウイフルーツ，牛肉，くるみ，ごま，さけ，さば，大豆，鶏肉，

バナナ，豚肉，まつたけ，もも，やまいも，りんご，ゼラチン）については，表示を推奨している．

　なお，くるみは表示を推奨から表示義務に移行することが検討されている（2022年11月現在）．

（1）鶏　卵

　鶏卵アレルギーでは，**鶏卵と鶏卵が入った食品**（マヨネーズ，練り製品，肉加工品，洋菓子，料理のつなぎ，揚げ物の衣など）を食べないようにする．食品表示に卵殻カルシウムの記載がある場合，多くは使用量が少なく，鶏卵アレルギーの方でも食べることができる程度の量なので，主治医に相談する．レシチン（卵由来）と表示されている場合，卵黄が含まれているので注意が必要．レシチン（大豆由来）あるいはレシチンとだけ記載されている場合は，鶏卵が使用されていない．

　鶏卵アレルギーの原因は，卵黄ではなく卵白にある．鶏卵の摂取を開始する場合には，卵黄から解除できる場合が多い．鶏卵は，加熱すれば抗原性が大きく低減するため，加熱した卵を食べられても，生卵や半熟卵などでは症状が出る場合もあるので注意が必要である．

　調理の際にも，卵白は混入が起こりやすいので取り扱いに配慮する．卵白は水溶性であり，混入しても非常にわかりづらく，気がつかないうちに口に入れてしまうこともある．とくに生卵は割れやすいので，調理の際には注意が必要である．

　市販の菓子類については，鶏卵を含まないものもある．鶏卵を含まないホットケーキミックスなどを利用すれば，安全かつ簡単にデザートをつくることができる．鶏卵は，栄養素のバランスがとれた代表的な食材である．貴重なたんぱく質源として栄養面の考慮が必要になるが，肉や魚などを食べれば問題は生じにくい．また，鶏肉や魚卵は，鶏卵と原因たんぱく質が異なるため，基本的に除去する必要はない．

（2）牛　乳

　牛乳アレルギーでは，**牛乳・乳製品**（ヨーグルト，チーズ，バター，生クリーム，はっ酵乳，乳酸菌飲料，練乳，アイスクリームなど），**乳製品が入った食品**（パン，パン粉，洋菓子類など）を食べないようにする．牛乳は，シチュー，グラタンや料理のつなぎ，洋菓子などさまざまなものに使用されている．牛乳の代用として，アレルギー用のミルクや豆乳，ライスミルクなどを使って代替する．また，カルシウムの摂取量が不足しやすいので，小魚，大豆，海藻などで補う．

　牛肉は，牛乳アレルギーの原因にはならないので，基本的に除去する必要はない．

（3）小麦粉

　小麦粉は，洋食によく使われる食材である．カレー，ケーキ，フライ，グラタンなどが代表的な料理である．日本の食卓が洋風化していくにつれて，小麦粉アレルギーに関わる機会も増えている．小麦粉の代用として，コーンスターチ，葛粉，片栗粉などを使って代替する．

（4）らっかせい

　らっかせいは，アナフィラキシーショックを起こす危険性が高い．いったん発症すると多くの人は一生涯継続する．ピーナッツ，ピーナッツバター，チョコレートなどを除いて対応する．また，ピーナッツオイルがカレールウやスナック菓子に使われることもあるので注意が必要である．

（5）そ　ば

　アレルギーの原因となる物質が水に溶けやすく，そば湯でも症状が出る．同じ釜でゆでられたうどんにもアレルギーを示す．そばアレルギーの場合は，必ず違う釜で調理することを忘れてはならない．そばボーロやガレット，そば茶にも使われている．日本人に多く，アナフィラキシーショックを

起こしやすい食品である.

（6）えび，かに

えびやかにといった甲殻類のアレルギーは，アナフィラキシーの原因物質として頻度が高い．えびは，加熱してもアレルギー症状が出やすく，煮込んだ料理のスープで反応が出る場合もある．生では症状が出るが，加熱すれば食べられる場合もあり，個々によって違うので注意したい.

2 栄養ケア

栄養ケアの基本は，医師の診断に基づいたアレルゲンの必要最小限の除去と栄養指導である．アレルギー食で忘れてはいけないことは，**成長期**の子どもを対象としている点である．食事は子どもたちにとって楽しみの時間である．ハンバーグやオムライスなど人気のあるメニューは誰でも食べたいと思うものである．一家だんらんの食事は子どもの一生の想い出と成長をうながすことを忘れてはならない．基本的には，原因となる食べ物を完全除去し**代替食品**で補うが，摂取可能な食品の許容量がどの程度までなら可能か，食物経口負荷試験（アレルギーが確定しているか疑われている食品を，単回または複数回に分割して摂取させ，症状の有無を確認する検査）の結果などをもとに行う.

栄養基準量（幼児：3～5歳）

栄養素		A 卵アレルギー	B 牛乳アレルギー
エネルギー	(kcal)	1,300	
たんぱく質	(g)	13～20%（42～65）	
脂　質	(g)	20～30%（29～43）	
炭水化物	(g)	50～65%（163～211）	
食塩相当量	(g)	3.5 未満	

〔日本人の食事摂取基準（2020年版）より作成〕

食品構成表

食品群	A 卵アレルギー (g)	B 牛乳アレルギー (g)	食品群	A 卵アレルギー (g)	B 牛乳アレルギー (g)
穀類（米飯類）	140	140	油脂類	10	5
穀類（パン・麺類）	10	10	緑黄色野菜類	100	100
いも類	10	100	その他の野菜類（きのこ含む）	100	100
果実類	50	50	海藻類	2	2
魚介類	55	55	砂糖類	20	20
肉　類	25	25	み　そ	5	5
卵　類	×	50	種実類	1	1
豆　類	55	100	嗜好飲料	100	100
乳　類	200	×			

③ 献立作成上の注意点

① アレルゲンの除去は必要最小限にして，除去したアレルギー食品のもつ栄養素を補う食品を使用する.
② 基本的には，アレルギーの原因物質が含まれているかもしれない加工食品は使用しないほうが無難である. 加工食品には，食品添加物が多いのも問題となる. アレルギーの原因物質が含まれていなくても，食品添加物によってアレルギー反応が出る場合もある.

④ 調理上の注意点

　調理の際にアレルギーの原因になるものが混入（コンタミネーション）しないように作業を独立させる. そのための方法としては，調理器具の使いまわしをしないことがあげられる. たとえば，卵を調理したあとの鍋やフライパンを，除去食のメニューの調理に使うと，洗ったつもりでも洗い残しがあって，卵アレルギーの子どもが症状を起こしてしまうことがある. 和え物などは，まずアレルギーの原因となる食品を除いたものをつくってからにするとよい. たとえば，フルーツサラダなどをつくる場合，果物がアレルギーの原因であれば，和えてしまったあとで果物を取り除いたとしても，微量でアレルギーの原因となることがある. 牛乳や小麦粉などの場合は，衣類や手を介して飛び散りが起きてしまい，混入することもある.

　調理ミスや誤配膳を防ぐために作業をするエリアを決めるのも一つの方法である. 配膳の際に食器，スプーン，箸，お膳や器具の色を変えて一目でわかるようにしたり，食事の種類や氏名が記載されている食事の札に色付けしたりしておくこともアレルギーを防止するうえで有効となる.

5 ┤ 献立作成

1）モデル献立

<table>
<tr><td colspan="3" align="center">A 卵アレルギー</td><td colspan="3" align="center">B 牛乳アレルギー</td></tr>
<tr><td></td><td>献立名</td><td>材料名</td><td>純使用量（g）</td><td>献立名</td><td>材料名</td><td>純使用量（g）</td></tr>
<tr><td rowspan="30">朝食</td><td rowspan="2">しらす菜っぱごはん</td><td>米飯・精白</td><td>80</td><td rowspan="6">一緒に巻き巻きカラフルサンド</td><td>食パン</td><td>40</td></tr>
<tr><td>ごま・いり・白</td><td>0.4</td><td>きゅうり</td><td>10</td></tr>
<tr><td>だいこん・葉</td><td>4</td><td>レタス・土耕栽培</td><td>10</td></tr>
<tr><td>しらす干し・微乾燥</td><td>5</td><td>かに風味かまぼこ</td><td>10</td></tr>
<tr><td>かつおだし</td><td>25</td><td>マヨネーズ・全卵型</td><td>6</td></tr>
<tr><td rowspan="5">具だくさんみそ汁</td><td>さといも</td><td>15</td><td>鶏卵</td><td>25</td></tr>
<tr><td>だいこん</td><td>15</td><td>調合油</td><td>1</td></tr>
<tr><td>なす</td><td>10</td><td>酒</td><td>1.5</td></tr>
<tr><td>こねぎ</td><td>5</td><td>はちみつ</td><td>1</td></tr>
<tr><td>かつおだし</td><td>100</td><td>こいくちしょうゆ</td><td>2</td></tr>
<tr><td rowspan="9">茶碗蒸し風豆乳寄せ</td><td>赤色辛みそ</td><td>5</td><td rowspan="4">さつまいものレモン煮</td><td>さつまいも</td><td>30</td></tr>
<tr><td>えのきたけ</td><td>5</td><td>レモン</td><td>8</td></tr>
<tr><td>根みつば</td><td>1.5</td><td>水</td><td>35</td></tr>
<tr><td>むきえび</td><td>4</td><td>砂糖・上白糖</td><td>3</td></tr>
<tr><td>かつおだし</td><td>50</td><td>野菜ジュース</td><td>野菜ジュース</td><td>150</td></tr>
<tr><td>粉寒天</td><td>0.5</td><td></td><td></td><td></td></tr>
<tr><td>豆乳</td><td>80</td><td></td><td></td><td></td></tr>
<tr><td>うすくちしょうゆ</td><td>2.5</td><td></td><td></td><td></td></tr>
<tr><td>ミニトマト</td><td>30（3個）</td><td></td><td></td><td></td></tr>
<tr><td rowspan="5">ごろっと野菜のゴマ和え</td><td>きゅうり</td><td>15</td><td></td><td></td><td></td></tr>
<tr><td>こいくちしょうゆ</td><td>2</td><td></td><td></td><td></td></tr>
<tr><td>砂糖・上白糖</td><td>1</td><td></td><td></td><td></td></tr>
<tr><td>ごま・いり・白</td><td>1.5</td><td></td><td></td><td></td></tr>
<tr><td rowspan="24">昼食</td><td rowspan="10">オムライス</td><td>米飯・精白</td><td>80</td><td rowspan="17">八宝うどん</td><td>うどん・ゆで</td><td>150</td></tr>
<tr><td>にんじん</td><td>5</td><td>するめいか</td><td>10</td></tr>
<tr><td>キャベツ</td><td>10</td><td>たけのこ</td><td>5</td></tr>
<tr><td>青ピーマン</td><td>3</td><td>にんじん</td><td>10</td></tr>
<tr><td>調合油</td><td>2.5</td><td>はくさい</td><td>25</td></tr>
<tr><td>固形ブイヨン</td><td>0.5</td><td>青ピーマン</td><td>5</td></tr>
<tr><td>トマトケチャップ</td><td>5</td><td>赤ピーマン</td><td>5</td></tr>
<tr><td>乾燥パセリ</td><td>0.2</td><td>スイートコーン・缶詰・ホール</td><td>3</td></tr>
<tr><td>かぼちゃ・西洋</td><td>25</td><td>調合油</td><td>10</td></tr>
<tr><td>ライスミルク</td><td>50</td><td>花ふ</td><td>1.5</td></tr>
<tr><td rowspan="6">ポパイポタージュ</td><td>ほうれんそう・通年</td><td>40</td><td>中華だし</td><td>300</td></tr>
<tr><td>たまねぎ</td><td>20</td><td>酒</td><td>8</td></tr>
<tr><td>バター</td><td>3</td><td>砂糖・上白糖</td><td>3</td></tr>
<tr><td>小麦粉・薄力1等</td><td>4</td><td>こいくちしょうゆ</td><td>3</td></tr>
<tr><td>洋風だし</td><td>100</td><td>食塩</td><td>0.3</td></tr>
<tr><td>普通牛乳</td><td>50</td><td>かたくり粉</td><td>10</td></tr>
<tr><td>かたくり粉</td><td>5</td><td>水</td><td>20</td></tr>
<tr><td rowspan="6">ミニハンバーグ</td><td>たまねぎ</td><td>20</td><td>みかん</td><td>うんしゅうみかん</td><td>40</td></tr>
<tr><td>豚肉・ひき肉</td><td>60</td><td></td><td></td><td></td></tr>
<tr><td>かたくり粉</td><td>3</td><td></td><td></td><td></td></tr>
<tr><td>オリーブ油</td><td>1</td><td></td><td></td><td></td></tr>
<tr><td>ウスターソース</td><td>3</td><td></td><td></td><td></td></tr>
<tr><td>トマトケチャップ</td><td>5</td><td></td><td></td><td></td></tr>
<tr><td>普通牛乳</td><td>15</td><td></td><td></td><td></td></tr>
</table>

A 卵アレルギー		
献立名	材料名	純使用量（g）
昼食 野菜ディップ	ブロッコリー	20
	ヤングコーン	10
	りんご	10
	じゃがいも	15
	たまねぎ	5
	スイートコーン・缶詰・クリーム	15
	穀物酢/砂糖・上白糖	3.5/0.5
夕食 ごはん	米飯・精白	80
ワカメスープ	カットわかめ	1
	根深ねぎ	10
	中華スープ	130
魚もっちり団子	たら	50
甘酢あん	れんこん	9
	かたくり粉	1
	ながいも	20
	調合油	3
	チンゲンサイ	10
	さやえんどう	1.5
	きくらげ	0.4
	赤ピーマン	3.5
	青ピーマン	3.5
	中華だし	75
	砂糖・上白糖	2
	こいくちしょうゆ	4
	米酢	4
	かたくり粉	3.5
ころっとフルーツサイダー	メロン	20
	チェリー・缶詰	5
	ぶどう	20
	サイダー	80
間食 バナナヨーグルト蒸しパン	小麦粉・薄力1等	20
	ベーキングパウダー	1
	食塩	0.1
	バナナ	10
	ヨーグルト・全脂無糖	15
	普通牛乳	15
	はちみつ/調合油	4/2

B 牛乳アレルギー		
献立名	材料名	純使用量（g）
夕食 ごはん	米飯・精白	80
チャンチャン風グラタン	しろさけ	40
	カリフラワー	15
	ほんしめじ	5
	えのきたけ	5
	たまねぎ	20
	キャベツ	20
	洋風だし	20
	オリーブ油	6
	小麦粉・薄力1等	10
	豆乳	80
	赤色辛みそ	2.5
	洋風だし	130
	パン粉	1.5
桜海老のおひたし	さくらえび・素干し	1.5
	こまつな	40
	かつおだし	15
	こいくちしょうゆ	2
間食 白玉豆腐団子	白玉粉	30
	絹ごし豆腐	25
	砂糖・上白糖	3
	えだまめ（むき）	7
	きな粉	3
	砂糖・上白糖	3

2）調理のポイント

A 卵アレルギーの献立作成の工夫

① 朝食

しらす菜っぱごはん：だいこんの葉をごはんに混ぜると，食べる機会の少ない葉物も食べやすい．

具だくさんみそ汁：大きな野菜を入れて，具だくさんに仕上げて汁の量は控えめに．

茶碗蒸し風豆乳寄せ：茶碗蒸しは，卵を使用しなくても豆乳で代用可能．

ごろっと野菜のゴマ和え：ただ盛るだけではなく串に刺して楽しさを演出．

② 昼食

昼食は子どもに人気のあるメニューを中心にしたカラフルなランチプレートに.

オムライス：卵を使用しなくても，かぼちゃにミルクを混ぜて薄焼き卵のように焼くと，見た目は卵のようなオムライスがつくれる．かぼちゃの薄焼きは，牛乳アレルギーがあっても，ライスミルクを使用すればよい.

ポパイポタージュ：食べやすい味で子どもにも人気.

ミニハンバーグ：つなぎがなくてもおいしいハンバーグはできる.

野菜ディップ：カラフルな野菜をスイートコーンでつくったディップソースにつける．自分の好みで選べる楽しみがある.

③ 夕食

魚もっちり団子甘酢あん：魚は団子にしてあると子どもでも食べやすい．カラフルな野菜をあんかけにしてボリュームもある.

ころっとフルーツサイダー：フルーツをそのまま出さないでサイダーに浮かべて遊び心をプラス.

④ 間食

バナナヨーグルト蒸しパン：バナナとヨーグルトの優しい味のおやつ.

⑤ カルシウムを補う方法

カルシウムが不足する場合は，牛乳を 1 本追加したり，オムライス，ハンバーグ，野菜ディップなど各献立に使用したりすることは可能である．それ以外に，栄養を補うふりかけを提供することも一つの方法である．カルシウムを強化した既製品のふりかけも販売されている．手づくりふりかけの材料やつくり方は，コラム（p.166）で述べる.

B 牛乳アレルギーの献立作成の工夫

① 朝食

一緒に巻き巻きカラフルサンド：子どもと一緒につくれる巻きずし感覚の楽しいサンドイッチ.

さつまいものレモン煮：さつまいもの甘みとレモンの風味でおかずにもデザートにもなる料理.

② 昼食

八宝うどん：野菜がたっぷりのあんかけうどん．一皿で主菜と副菜になる.

③ 夕食

チャンチャン風グラタン：牛乳の定番料理のグラタンも豆乳で代用できる.

桜海老のおひたし：さくらえびを入れてカルシウムを補う.

④ 間食

白玉豆腐団子：えだまめをそのまま入れることにより，見た目も食感も楽しめる.

⑤ カルシウムを補う方法

牛乳・乳製品が使用できないとどうしてもカルシウムが不足してしまうが，子どもに好まれるふりかけで不足分を補うことができる．カルシウムを強化してある既製品のふりかけもあるが，手づくりで栄養を補えるふりかけのつくり方を説明する（p.166 コラム参照）.

3）モデル献立のおもな栄養量の1日配分

栄養素	A 卵アレルギー					B 牛乳アレルギー				
	合計	朝食	昼食	夕食	間食	合計	朝食	昼食	夕食	間食
エネルギー （kcal）	1,210	229	516	305	160	1,113	260	344	347	162
たんぱく質 （g）	39.6	8.2	17.6	11.2	2.6	36.2	7.4	7.9	16.2	4.7
脂　質 （g）	28.5	2.7	18.7	3.4	3.7	30.6	9.1	10.2	9.2	2.1

4）エネルギーと栄養素摂取量

栄養素	単　位	A 卵アレルギー	B 牛乳アレルギー
エネルギー	kcal	1,210	1,113
たんぱく質	g	39.6	36.2
総脂質	g	28.5	30.6
飽和脂肪酸	g	8.34	3.81
n-6 系脂肪酸	g	6.1	8.1
n-3 系脂肪酸	g	1.1	2.0
コレステロール	mg	120	157
炭水化物	g	175.9	167.2
食物繊維	g	15.0	13.0
ビタミン A	μgRAE	451	405
ビタミン B_1	mg	1.11	1.17
ビタミン B_2	mg	0.70	0.59
ビタミン C	mg	113	91
ナトリウム	mg	1,516	1,529
カルシウム	mg	415	290
リン	mg	719	690
カリウム	mg	2,399	2,109
鉄	mg	5.3	5.6
食塩相当量	g	3.4	3.5

5）モデル献立の栄養比率

栄養素	A 卵アレルギー	B 牛乳アレルギー
エネルギー産生栄養素バランス（P：F：C 比）	P：13.1% F：21.2% C：65.7%	P：13.0% F：24.7% C：62.3%
穀類エネルギー比	37.0%	45.8%
動物性たんぱく質比	54.0%	38.9%
n-3：n-6	1：5.5	1：4.0
Na：K	1：1.5	1：1.3
Ca：P	1：1.7	1：2.3

COLUMN 手作りふりかけのつくり方

材料例：かつお節，こんぶ，ひじき，ごま，のり，青のり，わかめ，煮干し，乾しいたけ，
　　　高野豆腐，しらす，乾燥パセリ，だいこんの葉，野菜の皮，こまつなの軸
味付け・風味付け：昆布茶，梅昆布茶，椎茸茶，カレー粉（ターメリック，クミン，コリ
　　　アンダーなど），しそふりかけ（赤，青），食塩，しょうゆ，みそ，砂糖，みりん

つくり方の一例

かつお節3ｇ，Ａ（昆布茶0.5ｇ，ごま適宜，青のり適宜）

だしをとり終わったかつお節をテフロン加工のフライパンで炒る．Ａの各材料を組み合わせて，好みのふりかけをつくる．

　ふりかけは，子どもに喜ばれる献立の一つである．幼児の場合，「白いごはんだけだと食べたくない」といわれることも多い．そこにふりかけをつけるだけで，ごはんの摂取量は上がるうえ，不足する栄養価も高めることができる．

　かつお節，こんぶ，煮干しなどでだしをとっているのであれば，だしをとったあとの食材を捨てずに，フライパンで炒って粉末にするとふりかけの具になる．粉末の昆布茶，梅昆布茶，椎茸茶などで味付けすると簡単でおいしいふりかけになる．また，ひじき，乾しいたけは火を入れてしょうゆや砂糖などのしっかりとした味付けが合う．高野豆腐はすりおろして乾燥パセリ，カレー粉や食塩と合わせても喜ばれる．カレー粉が辛い場合には，ターメリック，クミン，コリアンダーなどの香辛料を使用すればカレー風味のふりかけになる．

　野菜の葉，皮，軸の部分も，使い方次第で立派な食材になると知っておくと下処理の見方も変わってくる．ただし，ふりかけをつくる際に，アレルギーの原因となる物質が入っていないかどうかは十分確認しておく．そういった点で問題がなければ手づくりのふりかけを出すことも献立作成の一つといえる．使用する食材や味付けは幅広いので，多くの食材を自由に発想してオリジナルのふりかけをつくってもよい．

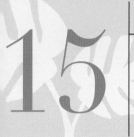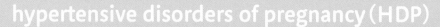

15 妊娠高血圧症候群

❶╴疾患の概要・特性

　妊娠高血圧症候群は，「妊娠時に高血圧を認めた場合，妊娠高血圧症候群とする．妊娠高血圧症候群は妊娠高血圧腎症，妊娠高血圧，加重型妊娠高血圧腎症，高血圧合併妊娠に分類される」と，日本妊娠高血圧学会および日本産科婦人科学会により定義されている（2018 年）．

1）妊娠高血圧腎症

① 妊娠 20 週以降にはじめて高血圧（140/90 mmHg 以上）を発症し，かつ蛋白尿〔① 24 時間尿で 300 mg/ 日以上もしくは②随時尿で protein/creatinine（P/C）比が 0.3 mg/mg・Cr 以上〕を伴うもので，分娩後 12 週までに正常に回復する場合

② 妊娠 20 週以降にはじめて発症した高血圧で，蛋白尿を認めなくても①基礎疾患のない肝機能障害，②進行性の腎障害，③脳卒中，神経障害，④血液凝固障害のいずれかを認める場合で，分娩後 12 週までに正常に回復する場合

③ 妊娠 20 週以降にはじめて発症した高血圧で，蛋白尿を認めなくても子宮胎盤機能不全を伴う場合

2）妊娠高血圧

　妊娠 20 週以降にはじめて高血圧を発症し，分娩後 12 週までに正常に回復する場合で，かつ妊娠高血圧腎症の定義に当てはまらないものをいう．

3）加重型妊娠高血圧腎症

① 高血圧が妊娠前あるいは妊娠 20 週までにあり，妊娠 20 週以降に蛋白尿，もしくは基礎疾患のない肝腎機能障害，脳卒中，神経障害，血液凝固障害のいずれかを伴う場合

② 高血圧と蛋白尿が妊娠前あるいは妊娠 20 週までにあり，妊娠 20 週以降にいずれかまたは両症状が増悪する場合

③ 蛋白尿のみを呈する腎疾患が妊娠前あるいは妊娠 20 週までにあり，妊娠 20 週以降に高血圧が発症する場合

④ 高血圧が妊娠前あるいは妊娠 20 週までにあり，妊娠 20 週以降に子宮胎盤機能不全を伴う場合

4）高血圧合併妊娠

高血圧が妊娠前あるいは妊娠 20 週までにあり，加重型妊娠高血圧腎症を発症していない場合をいう．

重症については，次のいずれかに該当するものを重症と規定している．なお，軽症という用語は高リスクではない妊娠高血圧症候群と誤解されるため，原則用いない，としている．

① 妊娠高血圧腎症・妊娠高血圧・加重型妊娠高血圧腎症・高血圧合併妊娠において，血圧が次のいずれかに該当する場合

収縮期血圧 ≧ 160 mmHg 　　 拡張期血圧 ≧ 110 mmHg

② 妊娠高血圧腎症・加重型妊娠高血圧腎症において，母体の臓器障害または子宮胎盤機能不全を認める場合（蛋白尿の多寡による重症分類は行わない）

関連疾患として，子癇は妊娠 20 週以降にはじめてけいれん発作を起こし，てんかんや二次性けいれんが否定されるものをいう．発作の発症時期によって，妊娠子癇，分娩子癇，産褥子癇とする．

おもな誘因として，遺伝（高血圧の家系），非妊娠時の肥満（BMI 25 以上），若年（20 歳未満）・高年（40 歳以上）妊婦，2 型糖尿病や腎疾患の合併などがある．とくに**非妊娠時の BMI が 28 以上**の場合は妊娠高血圧症候群のリスクを著しく上昇させる．生活状況としては，過労，ストレスなどがある．悪化，放置すると，脳出血，子癇などにより妊婦死亡のリスクとなる．また胎児の発育不全，胎盤機能不全など，周産期死亡のリスクともなる．したがって早期発見のためには，臨床診査（問診・身体所見），生理学検査（血圧等），臨床検査（血液・尿検査等）などを経時的に行い評価する．

②┤栄養ケア

妊娠高血圧症候群の病態は妊娠 20 週以降の高血圧であることから，血圧のコントロールが重要である．

日本産婦人科学会が提示する妊娠中の体重増加指導の目安を，**表 1** に示す．非妊娠時 BMI 18.5 未満の低体重（やせ）では 12 〜 15 kg，BMI 18.5 以上 25.0 未満の普通体重は 10 〜 13 kg，BMI 25.0 以上 30.0 未満の肥満 1 度は 7 〜 10 kg，BMI 30.0 以上の肥満 2 度以上は個別対応（上限 5 kg までが目安）とする．

妊娠期間中の体重増加として，BMI 28 以上になると妊娠高血圧症候群のリスクになり，さらに出産後の肥満につながりやすく，生活習慣病へと移行しやすい．

妊娠初期は，つわりなどで目立った体重増加はみられないが，妊娠 12 週以降になると体重は増加しはじめる．

生活指導としては安静にしてストレスを避け，予防には軽度の運動，規則正しい生活がすすめられる．具体的な食事指導は以下に記す．症状の重さにかかわらず基本的に同じ指導で差し支えない．

① エネルギー摂取は，非妊娠時 BMI 24 未満では 30 kcal ×標準体重〔IBW：(身長 m)^2 × 22〕+ 200 kcal とし，日本人の食事摂取基準（2020 年版）による妊婦の付加量より制限する．非妊娠時 BMI 24 以上の場合は，30 kcal × IBW とする．

② 食塩量は日本人の食事摂取基準（2020 年版）に準じる．

● 表 1 ●　妊娠中の体重増加指導の目安[注1)]

妊娠前の体格[注2)]	体重増加指導の目安
低体重（やせ）：BMI　18.5 未満	12 ～ 15 kg
普 通 体 重：BMI　18.5 以上 25.0 未満	10 ～ 13 kg
肥 満 1 度：BMI　25.0 以上 30.0 未満	7 ～ 10 kg
肥 満 2 度以上：BMI　30.0 以上	個別対応（上限 5 kg までが目安）

注 1）「増加量を厳格に指導する根拠は必ずしも十分ではないと認識し，個人差を考慮したゆるやかな
　　　指導を心がける.」産婦人科診療ガイドライン産科編 2020 CQ 010 より.
注 2）日本肥満学会の肥満度分類に準じた.
（厚生労働省：妊娠前からはじめる妊産婦のための食生活指針，2021）

　極端な減塩は脱水を助長するので行わない.
③ 水分は腎機能の低下より 1 日尿量が 500 mL 以下や肺水腫などが生じている場合は，前日尿量に
　　プラス 500 mL とし，それ以外は水分の制限はしない. 口渇を感じない程度の摂取が望ましい.
④ たんぱく質摂取量は IBW × 1.0 g/ 日，予防には IBW × 1.2 ～ 1.4 g/ 日が望ましい.
⑤ 動物性脂肪は制限し，不飽和脂肪酸を多く含む植物性油脂と魚油を中心にする.
⑥ 糖質は制限し，高ビタミン食とすることが望ましい. カルシウムやカリウム，マグネシウムなど
　　の摂取を増やし，高血圧の予防を行う.

1）モニタリング・評価・修正

　栄養ケアに関連するモニタリングのおもな項目として，血圧値，蛋白尿の有無と数値，体重測定と
増加体重の算出および浮腫の状況などがある. また，間接的評価である食事調査を実施する. 摂取エ
ネルギー量やエネルギー産生栄養素バランス（P・F・C 比率），食塩，飽和脂肪酸，不飽和脂肪酸，
カルシウム，カリウム，マグネシウム，食物繊維，鉄，葉酸などの摂取量を評価する.
　さらに，尿糖の有無および血糖値，HbA1c などから，**妊娠糖尿病**を早期発見し，胎児側の発育状
況などを勘案し，必要に応じて食事計画を修正する.

栄養基準量

栄養素		A 非妊娠時：BMI 24 未満	B 非妊娠時：BMI 24 以上
エネルギー	(kcal)	30 kcal×IBW + 200 kcal（1,850 kcal）	30 kcal×IBW（1,650 kcal）
たんぱく質	(g)	IBW×1.0（55）	IBW×1.0（55）
脂 質	(g)	20～25%（41～51）	20～25%（37～46）
炭水化物	(g)	50～65%（230～300）	50～65%（210～270）
食塩相当量	(g)	7～8	7～8

（ ）内の数値は IBW 55 kg として算出，症例では B 非妊娠時 BMI 24 以上の栄養基準を使用した.

食品構成表

食品群	A (g)	B (g)	食品群	A (g)	B (g)
穀類（米飯類）	400	340	乳 類	200	200
穀類（パン・麺類）	80	60	油脂類	18	12
いも類	100	80	種実類	4	4
果実類	200	180	緑黄色野菜類	120	120
魚介類	70	70	その他の野菜類（きのこ含む）	230	230
肉 類	60	60	海藻類	5	5
卵 類	20	20	砂糖類	18	18
豆 類	70	70	み そ	6	6

③ 献立作成上の注意点

① エネルギーの制限があるため，主食の米飯・パン・麺の量などを調整する.

② 動物性脂肪を制限するため，脂肪の少ない赤身肉や鶏肉を利用する.

③ たんぱく質は魚介類，豆腐類を中心にして，蒸し物や焼き物，煮物，炒め物にする. 腎疾患がある場合は，基準の範囲内に収まるよう調整する.

④ 食物繊維の豊富な野菜や海藻類を多くとり入れてボリューム感を出し，食欲を満たすようにする. 同時にビタミン類の摂取にも気を配る.

⑤ 汁物は1日1回とし，調味は薄味とする. 漬物類や佃煮類などを避け，食塩量は日本人の食事摂取基準（2020年版）に準じる.

⑥ 妊娠中は，ヘム鉄の利用や効率的に鉄の吸収ができるように工夫する（付録 p.206 参照）. 葉酸の豊富な食品をとり入れる（付録 p.203 参照）.

⑦ カルシウムを効率的にとるためにも牛乳，ヨーグルトなどを利用する.

⑧ 果物はビタミン C の供給源であるが，糖分も多いので，なるべく酸味があり，食物繊維が豊富なものをとり入れる.

表2 に妊娠高血圧症候群の献立に使用する食品の適・不適についてまとめる.

● 表2 ●	妊娠高血圧症候群に適・不適な食品と料理
好ましい食品と料理	魚介類，乳製品，豆腐類，海藻類，こんにゃく類，緑黄色野菜類，果物類 煮物，焼き物，炒め物，蒸し物
控える食品と料理	高脂質食品，アルコール飲料，カフェイン飲料，揚げ物類，麺類，漬物類，佃煮類

 調理上の注意点

① 揚げ物はエネルギー量が増えるのでなるべく避け，蒸し物や焼き物，炒め物を利用する．

② 減塩でも食べやすくするために，酸味を利用したり，しいたけや昆布，かつお節などを使用した混合だしや濃い目にだしをとることでうまみを出す．

③ 野菜類は，ゆでたり，煮たり，和え物にしたりして，350 g の野菜量を3食に偏りなくとり入れる．

④ すべて薄味にするのではなく，メリハリをつけた調味を行い，食欲を増す工夫をする．

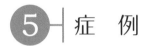 症　例

1）症例と検査値

性・年齢・職業	女性，35歳，妊娠30週，専業主婦	主　訴	浮腫，動悸，頭痛
家族構成・家族歴	夫と2人．母親が肥満	既往歴	非妊娠時：BMIは24.8
問診結果	はじめての妊娠である．定期健診で妊娠高血圧症候群（妊娠高血圧）と診断された．妊娠前から肥満（62 kg）であったため，食事量には気を付けていた．妊娠後期になり，食欲が増し，主食，副食とも食べ過ぎる傾向になった．調味は濃い味付けで，麺類が好きである．買い物は車で休日にまとめて行う．運動は，毎日，犬の散歩を朝・夕，15分ずつ行う程度で，あとは室内の移動ぐらいにして，安静にしている．		

症例による検査値から異常値を読み取り，右欄にメモを取りなさい．

	検査項目		略語	単位	検査値	Memo
身体検査	身長		HT	cm	158	
	体重		BW	kg	69	
	体脂肪			%	35	
循環器	血圧	収縮期	systolic-p	mmHg	155	
		拡張期	diastolic-p	mmHg	94	
血液一般	白血球数		WBC	/μL	8,140	
	赤血球数		RBC	/μL	386×10^4	
	ヘモグロビン		Hb	g/dL	11.6	
	血小板数		PLC	/μL	23.5×10^4	
血液生化学	肝臓系	総蛋白	TP	g/dL	6.6	
		アルブミン	Alb	g/dL	4.2	
		総ビリルビン	TB	mg/dL		
		アルカリフォスファターゼ	ALP	IU/L		
		AST（GOT）[注]	AST	IU/L	25	
		ALT（GPT）[注]	ALT	IU/L	12	
	腎臓系	尿素窒素	BUN	mg/dL	17	
		クレアチニン	Cr	mg/dL	0.7	
		推定糸球体濾過量	eGFR	mL/分/1.73 m^2	90	
	膵臓系	血清アミラーゼ	Amy	IU/L		
		リパーゼ	Lp	IU/L		
	代謝系	尿酸	UA	mg/dL	5.5	
		ナトリウム	Na	mEq/L	139	
		カリウム	K	mEq/L	4.5	
		クロル	Cl	mEq/L	105	
		カルシウム	Ca	mEq/L	8.9	
	脂質系	総コレステロール	TC	mg/dL	253	
		LDL コレステロール	LDL-Cho	mg/dL	160	
		HDL コレステロール	HDL-Cho	mg/dL	63	
		中性脂肪	TG	mg/dL	150	
	糖代謝	早朝空腹時血糖	FBS	mg/dL	80	
		グリコヘモグロビン	HbA1c	%	5.6	
尿検査	尿糖			（基準値−）	−	
	尿蛋白			（基準値−）	±	

注）AST（GOT）：アスパラギン酸アミノトランスフェラーゼ，ALT（GPT）：アラニンアミノトランスフェラーゼの略．

2）SOAP 記録

SOAP 記録の書式例（付録 p.190）に則り，記入しなさい．

3）モデル献立

B　朝食がごはんの場合

	献立名	材料名	純使用量（g）
朝食	ごはん	米飯・精白	150
	さといものみそ汁	さといも	20
		カットわかめ	0.5
		葉ねぎ	5
		かつおだし	120
		淡色辛みそ	6
	厚揚げとこまつなの煮びたし	生揚げ	60
		こまつな	70
		かつおだし	60
		酒	2
		本みりん	6
		こいくちしょうゆ	10
	にんじんとピーマンの炒め物	にんじん	30
		青ピーマン	15
		エリンギ	15
		調合油	3
		食塩	0.2
		こしょう・白	0.01
	フルーツ	キウイフルーツ・緑	40
昼食	ごはん	米飯・精白	150
	レバーのソテー	牛・肝臓	60
		しょうが	2
		酒	2
		こいくちしょうゆ	3
		かたくり粉	3
		調合油	3
	付け合わせ	じゃがいも	50
		食塩	0.2
		レタス・土耕栽培	20
		トマト	40
		マヨネーズ・全卵型	5
	きゅうりとわかめの酢の物	きゅうり	40
		わかめ・生	10
		穀物酢	5
		砂糖・上白糖	2
		食塩	0.2
夕食	ごはん	米飯・精白	150
	焼きあじの野菜あんかけ	まあじ	70
		酒	1
		赤ピーマン	10
		さやいんげん	20
		えのきたけ	10
		はくさい	20
		かつおだし	70
		こいくちしょうゆ	4
		本みりん	3
		かたくり粉	1

B　朝食がパンの場合

	献立名	材料名	純使用量（g）
朝食	パン	ライ麦パン	60
		ブルーベリージャム	10
	にらとトマトの卵とじ	にら	30
		トマト	40
		ほしひじき・ステンレス釜	3
		調合油	4
		食塩	0.3
		こしょう・白	0.01
		鶏卵	20
	レタスサラダ	まぐろ・缶詰・油漬	20
		たまねぎ	5
		パセリ	1
		サニーレタス	20
		和風ドレッシング	8
	牛乳	普通牛乳	200
	フルーツ	りんご	70
昼食	ごはん	米飯・精白	150
	みそ味ちゃんこ風煮物	豚肉・かたロース	20
		焼き豆腐	40
		べにざけ	20
		あさり	30
		みずな	70
		わかめ・生	5
		かつおだし	80
		淡色辛みそ	6
	じゃがいもの煮物	じゃがいも	60
		にんじん	20
		生しいたけ・菌床	10
		かつおだし	60
		こいくちしょうゆ	5
		本みりん	2
		砂糖・上白糖	2
	きゅうりとキャベツの甘酢和え	きゅうり	40
		キャベツ	30
		しそ・葉	0.5
		穀物酢	5
		砂糖・上白糖	2
		食塩	0.2
夕食	ごはん	米飯・精白	150
		焼きのり	1
	豆腐ハンバーグ	木綿豆腐	20
		鶏肉・ひき肉	50
		パン粉	3
		普通牛乳	5
		鶏卵	5
		食塩	0.2
		こしょう・白	0.01
		調合油	3
		だいこん	30
		こいくちしょうゆ	6

	献立名	材料名	純使用量（g）
B 朝食がごはんの場合			
夕食	ひじきの炒め煮	ほしひじき・ステンレス釜	5
		にんじん	20
		板こんにゃく・精粉	20
		ごま油	3
		砂糖・上白糖	3
		こいくちしょうゆ	6
		かつおだし	20
	フルーツ	オレンジ	80
間食	フルーツサンド	ライ麦パン	40
		マーガリン	2
		バナナ	30
		みかん・缶詰	20
		干しぶどう	5
		生クリーム	10
		砂糖・上白糖	3
	牛乳	普通牛乳	160

	献立名	材料名	純使用量（g）
B 朝食がパンの場合			
夕食	ほうれんそうソテー	ほうれんそう・通年	50
		調合油	4
		食塩	0.2
	ゆでなすの梅肉和え	なす	60
		糸みつば	10
		梅肉	4
		砂糖・上白糖	5
		穀物酢	3
	さつまいもとレーズンの甘煮	さつまいも	50
		干しぶどう	12
		砂糖・上白糖	3
間食	白玉団子	白玉粉	20
		ごま・練り（黒）	6
		砂糖・上白糖	4
		湯	2
	フルーツ	すいか・赤肉種	80

調理上のポイント，とくに工夫した点

B 朝食がごはんの場合

① エネルギー制限があるので，主食の米飯は量を少なく，脂質の少ない食品，料理を選んだ．

② たんぱく質は，なるべく朝昼夕にまんべんなくとれるように配慮した．

③ 塩分制限があるので，汁物は1回にし，薄味を心がけた．

④ 妊娠後期なので，吸収のよいヘム鉄のレバーを使用した．

⑤ n-3系多価脂肪酸が多いあじを焼き，野菜あんをかけて，魚嫌いの人でも食べやすくした．

⑥ 非ヘム鉄のひじきは，オレンジ（ビタミンC）と組み合わせて，効率的な鉄の吸収を心がけた．

⑦ 間食のフルーツサンドで，空腹にならないように配慮した．

⑧ カルシウムは推奨量の650 mgをとれるように，牛乳や生クリームを利用した．

B 朝食がパンの場合

① エネルギー制限があるので，主食の米飯は量を少なく，脂質の少ない食品，料理を選んだ．

② ライ麦パンを利用し，食物繊維を多くとる工夫をした．

③ たんぱく質は，なるべく朝昼夕にまんべんなくとれるように配慮した．

④ 卵とじに非ヘム鉄のひじきを入れ，サラダのツナ缶（動物性たんぱく質）と組み合わせることで，効率的な鉄の吸収に心がけた．

⑤ 主菜のちゃんこ風煮物は汁物代わりにもなり，減塩に配慮した．

⑥ ちゃんこ風煮物は魚介類中心に，ハンバーグは鶏ひき肉と豆腐で，飽和脂肪酸の制限を行った．

⑦ レーズンは鉄が豊富であるので，さつまいもと煮ることで，食べやすくなる工夫をした．

⑧ 間食の白玉団子で空腹感を満たし，すいかで水分補給を行った．

4) モデル献立のおもな栄養量の 1 日配分

栄養素	B 朝食がごはん					B 朝食がパン				
	合計	朝食	昼食	夕食	間食	合計	朝食	昼食	夕食	間食
エネルギー （kcal）	1,638	444	437	435	322	1,687	483	460	588	157
たんぱく質 （g）	53.4	13.0	15.1	17.3	8.1	53.0	16.4	18.5	15.6	2.4
脂　質 （g）	36.3	10.2	8.2	5.9	12.0	45.0	19.5	7.3	14.5	3.7

5) エネルギーと栄養素摂取量

栄養素	単　位	B 朝食がごはん	B 朝食がパン
エネルギー	kcal	1,638	1,687
たんぱく質	g	53.4	53.0
総脂質	g	36.3	45.0
飽和脂肪酸	g	11.5	13.0
n-6 系脂肪酸	g	8.8	12.1
n-3 系脂肪酸	g	2.2	1.9
コレステロール	mg	220	201
炭水化物	g	273	266
食物繊維	g	26.5	29.4
ビタミン A	μgRAE	1,380	837
ビタミン B_1	mg	0.9	1.0
ビタミン B_2	mg	2.7	1.2
ビタミン C	mg	183	147
ナトリウム	mg	2,566	2,483
カリウム	mg	3,218	3,610
カルシウム	mg	698	743
リン	mg	1,122	1,033
鉄	mg	10.4	10.7
食塩相当量	g	6.5	6.3
葉酸	μg	916	502

6) モデル献立の栄養比率

栄養素	B 朝食がごはん	B 朝食がパン
エネルギー産生栄養素バランス（P：F：C 比）	P：13.0% F：20.0% C：67.0%	P：12.6% F：24.0% C：63.4%
穀類エネルギー比	49.0%	41.5%
動物性たんぱく質比	50.9%	51.3%
n-3：n-6	1：4.0	1：6.5
Na：K	1：1.3	1：1.5
Ca：P	1：1.6	1：1.4

16 摂食嚥下障害

1 疾患の概要・特性

　摂食嚥下障害とは，何らかの原因により「食べ物がうまく噛めない」「飲食物が飲み込みにくい」「飲食するとむせる」状態のことである．**表1**のように自覚症状や観察所見が幅広く，その症状は嚥下の5期によっても異なる．

　嚥下の工程は**先行期**（認知期），**準備期**，**口腔期**，**咽頭期**，**食道期**の5期に分類される（**表1**）．先行期（認知期）は，食物を認知して，口へ運ぶ時期である．食物の大きさやかたさ，温度，匂い，色，味などを評価して，食べるための調整をする．準備期は，口に含んだ食物を咀嚼して，飲み込みやすい塊（食塊）にまとめる動作を行う．口唇を閉じて，鼻で呼吸をしている状態である．口腔期は，舌の上の食塊を咽頭に送り込む時期である．上下の歯を噛み合わせて，舌を前方から上あごに押し当てながら食塊を口の奥へ運ぶ．この瞬間，呼吸は止まっている．咽頭期は，飲食物を飲み込む時期である．食塊がやってくると咽頭蓋が気管の入り口を塞ぎ，食塊が通過すると気道は開放されて呼吸が確保される．食道期は，蠕動運動と重力により食塊が胃まで送られる5期の最後の工程である．

● 表1 ●　摂食嚥下障害の自覚症状・他覚的症状

自覚症状・訴え	嚥下5期	観察所見・他覚的症状
・食べたくない	①先行期（認知期）	・食べてくれない，食べようとしない
	↓	・少しずつしか食べない
		・詰め込みすぎる
・食べにくい	②準備期	・口からこぼす
・時間がかかる	↓	・いつまでも口腔内にある
・飲み込めない	③口腔期	・飲み込めていない
・上手に飲み込めない	④咽頭期	・のどがゴロゴロしている
・むせやすい		・あとで熱を出す
・残る感じがある	↓	・咳ばらいが多い
・詰まる感じがある	⑤食道期	・嘔吐しやすい
		・口腔内に経管栄養剤があふれる

(向井美惠，鎌倉やよい編：摂食・嚥下障害の理解とケア，学研メディカル秀潤社，2003)

1）成因と原因分類

　摂食嚥下障害を起こす要因はさまざまであり，症状の重症度もそれぞれ異なる．口内炎，舌炎，咽頭炎，食道炎などの**器質的障害**と，脳梗塞，脳出血，脳腫瘍，多発性硬化症，パーキンソン病，重症筋無力症，薬の副作用などの**機能的障害**があり，神経性食欲不振症，認知症，うつ病などの精神・心理的原因が摂食障害を引き起こす場合もある．

　脳卒中などの後遺症では，神経の一部が麻痺して嚥下障害が発症するが，加齢にともない嚥下機能が低下していく「老嚥」も，サルコペニアによる嚥下障害を引き起こす要因となる．

2）診　断

　嚥下障害の評価は，**嚥下内視鏡検査**（VE：videoendoscopic evaluation of swallowing）や**嚥下造影検査**（VF：videofluorographic study for swallowing）および臨床評価により行う．嚥下造影では，バリウムゼリーなどの検査食を準備する．臨床評価では，**反復唾液嚥下テスト**（RSST：repetitive saliva swallowing test）や**改訂水飲みテスト**（3 mL），**フードテスト**（テスト食3 g）などを用いて評価する．

　臨床的に問題となるのは「むせのない誤嚥（**不顕性誤嚥**：silent aspiration）」である．不顕性誤嚥は，本人や介護者の気がつかないうちに，飲食物や唾液が少しずつ気管に入ってしまうことで，食事や睡眠時に多い．食事中にむせることがなくても「喉がゴロゴロする」「湿ったガラガラ声になる」などの症状が現れたら不顕性誤嚥を疑う．摂食嚥下障害は，**誤嚥性肺炎**を予防することが大切である．

3）治療方針

　原因疾患の急性期では，患者の生命を維持する治療が優先される．必要であれば外科的手術（輪状咽頭筋切開術など）も施行される．回復期から慢性期では，嚥下障害の評価に基づいて治療方針やアウトカムなどを決定して，摂食嚥下リハビリテーションを実施する．

（1）理学療法（嚥下リハビリテーション）

① 治療的アプローチ：咽頭アイスマッサージ，口腔周囲筋力強化訓練，構音訓練，バルーン引き抜き法など．

② 代償的アプローチ：嚥下法の調整（息こらえ嚥下，複数回嚥下，交互嚥下，うなずき嚥下など），体位の調節（30°リクライニング位など），食形態の調節（嚥下食，水分のとろみは重症度に合わせる）．

（2）口腔ケア

　摂食の前後に口腔ケアを行うことで，スムーズな摂食機能を促し，誤嚥性肺炎を予防する．口腔内をつねに清潔に保ち乾燥を防ぐことは，感染症予防にもつながる．

②┤栄養ケア

　栄養ケアの目的のひとつは，食物や水分の摂食不良による低栄養，脱水，便秘，微量栄養素不足などを予防・改善することである．問診・観察，身体計測，臨床検査，食生活調査などから適正な必要栄養量を算出し，適切な栄養補給を行う．

　また，患者の現在の摂食条件を調査して，嚥下検査の結果，摂食状況のレベル，摂食嚥下障害の重症度を評価する．評価の結果に基づいて，嚥下食のレベルを決定する．

1）問診・観察

　高頻度に摂食嚥下機能低下・障害を引き起こす疾患を問診する．また，急性・慢性・進行性，回復中などの有病期間や発症の情報は重要となる．

　日常生活のどのような場面で，摂食嚥下機能低下・障害を起こしているのかを観察する．水分出納やバイタルサイン（血圧・脈拍・呼吸速度・体温）のチェックも必要である．

2）身体計測

　身長，体重より標準体重，BMI の算出を行い，過去 3 か月の体重減少率などを評価する．そのほかに，上腕筋囲，上腕三頭筋部皮下脂肪厚などを測定する．

3）臨床検査

　血圧測定とパルスオキシメータで酸素飽和度（SpO_2）を測定する．生化学検査では，総たんぱく，アルブミン，総コレステロール，尿素窒素，ナトリウム，カリウム，クロル，亜鉛，鉄などで栄養状態や水・電解質代謝の異常を評価する．必要に応じて，トランスフェリン，トランスサイレチン，レチノール結合蛋白，CRP などの評価を行う．

4）食生活調査（食事調査）

① 誤嚥性肺炎を繰り返す症例では，代替栄養法（経鼻胃管，胃瘻）を施行している場合もあるため，栄養剤の種類と量を調査する．

② 経口栄養法では，食事回数，食事にかかる時間，食事量，食事形態を調査する．

③ 水分摂取でのむせを評価して，そのままの状態・とろみ付き・ゼリー状にするなど，安全に摂取できる方法をマニュアル化しておく．

④ 患者の一口量やスプーンの大きさや形を調査する．自力摂取は，「可能」「見守りで可能」「一部可能」「困難」であるかを言語聴覚士などより評価を受け，自助具の必要性も調べておく．

⑤ 食事の姿勢は，「座位」「30°リクライニング位」なども患者によってさまざまであるため，理学療法士や作業療法士の指導を受ける．

⑥ 摂食時間中の義歯の使用・状態を把握する．

⑦ 薬の内服方法は，経口の場合であれば，錠剤・カプセル・細粒・粉砕などを調べて，水分補給用ゼリーなどと一緒に飲用できるかどうかを確認する．

栄養基準量の目安

急性期では絶食となり，中心静脈栄養法を施行する．症状が落ち着いたら嚥下訓練食から開始して，症状をみながら食事量をアップする．また，状態によっては経管栄養法で開始して，栄養状態が回復してから嚥下訓練を始める．

嚥下食の段階食については，急性期・慢性期，高齢福祉施設，在宅を対象とした日本摂食・嚥下リハビリテーション学会の「学会分類2021（食事）早見表」（**表2**）と「学会分類2021（とろみ）早見表」（**表3**）を参照する．そのほかに，おもに咀嚼困難者を対象とした「ユニバーサルデザインフード（UDF）」（**表4**），急性期病院の段階食として「嚥下食ピラミッド」（**図1**），「特別用途食品えん下困難者用食品」（消費者庁）がある．農林水産省では，2013（平成25）年，介護食品のあり方に関する検討会議において，多種多様な介護食品を利用者の食べる機能や身体の状態に応じて7つに分類し，医療・介護関係者，メーカー，流通，利用者の誰もがわかりやすく使えるよう整理したフローチャート「スマイルケア食（新しい介護食品）の選び方」がつくられた（**図2**）．

（1）エネルギー

必要栄養量がとれているかどうかを評価して，必要エネルギー量を個々の基礎疾患別に設定する．栄養不良を疑う場合は，エネルギー量25～30 kcal/kg/日から開始して，30～35 kcal/kg/日まで調整していく．経管栄養法，経静脈栄養法と併用しながら必要エネルギー量を確保する．

（2）たんぱく質

たんぱく質のとり方は，栄養不良がみられない場合は，日本人の食事摂取基準（2020年版）より算出する．フレイルやサルコペニアの可能性がある場合は，腎臓の機能をみながら，たんぱく質の量を調整する．嚥下訓練食開始時期では，学会分類2021（食事）早見表のコード0j・コード0tで，「たんぱく質含有量が少ない」嚥下訓練食品としている．誤嚥性肺炎を予防するための手段として重要である．

（3）脂　質

栄養基準量は，脂質エネルギー比率20～30%を目標量にする．飽和脂肪酸はエネルギー比率7%以下に抑える．摂食嚥下障害では，エネルギー量を確保するために，MCT（中鎖脂肪酸油）の利用も有効である．

（4）食物繊維

日本人の食事摂取基準（2020年版）より，男性50～64歳は21 g/日以上，65歳以上では20 g/日以上，女性50～64歳は18 g/日以上，65歳以上では17 g/日以上に設定する．

（5）ビタミン・ミネラル

鉄の推定平均必要量は，男性50～64歳では6.5 mg/日，65歳以上では6.0 mg/日，女性50～64歳（月経なし）は5.5 mg/日，65歳以上では5.0 mg/日に設定する．

亜鉛の推定平均必要量は，男性50歳以上では9 mg/日，女性50～74歳では7 mg/日，75歳以上では6 mg/日に設定する．

表 2 ● 学会分類 2021（食事）早見表

コード	名称	形態	目的・特色	主食の例	必要な咀嚼能力	他の分類との対応
j	嚥下訓練食品0j	均質で、付着性・凝集性・かたさに配慮したゼリー　離水が少なく、スライス状にすくうことが可能なもの	重度の症例に対する評価・訓練用　少量をすくってそのまま丸呑み可能　残留した場合にも吸引が容易　たんぱく質含有量が少ない		（若干の送り込み能力）	嚥下食ピラミッドL0　えん下困難者用食品許可基準Ⅰ
t	嚥下訓練食品0t	均質で、付着性・凝集性・かたさに配慮したとろみ水（原則的には、中間のとろみ*のどちらかが適している）	重度の症例に対する評価・訓練用　少量ずつ飲むことを想定　ゼリー丸呑みで誤嚥したりゼリーが口中で溶けてしまう場合　たんぱく質含有量が少ない		（若干の送り込み能力）	嚥下食ピラミッド3の一部（とろみ水）
1j	嚥下調整食1j	均質で、付着性、凝集性、かたさ、離水に配慮したゼリー・プリン・ムース状のもの	口腔外ですでに適切な食塊状となっている（少量をすくってそのまま丸呑み可能）　送り込む際に多少意識して口蓋に舌を押しつける必要がある　0jに比し表面のざらつきあり	おもゆゼリー、ミキサー粥のゼリーなど	（若干の食塊保持と送り込み能力）	嚥下食ピラミッドL1・L2　えん下困難者用食品許可基準Ⅱ　UDF区分かまなくてもよい（ゼリー状）　（UDF：ユニバーサルデザインフード）
2-1	嚥下調整食2-1	ピューレ・ペースト・ミキサー食など、均質でなめらかで、べたつかず、まとまりやすいもの　スプーンですくって食べることが可能なもの	口腔内の簡単な操作で食塊状となるもの（咽頭では残留、誤嚥をしにくいように配慮したもの）	粒がなく、付着性の低いペースト状のおもゆや粥	（下顎と舌の運動による食塊形成能力および食塊保持能力）	嚥下食ピラミッドL3　えん下困難者用食品許可基準Ⅲ　UDF区分かまなくてもよい
2-2	嚥下調整食2-2	ピューレ・ペースト・ミキサー食などで、べたつかず、まとまりやすいもので不均質なものも含む　スプーンですくって食べることが可能なもの		やや不均質（粒がある）でもやわらかく、離水もなく付着性も低い粥類	（下顎と舌の運動による食塊形成能力および食塊保持能力）	嚥下食ピラミッドL3　えん下困難者用食品許可基準Ⅲ　UDF区分かまなくてもよい
3	嚥下調整食3	形はあるが、押しつぶしが容易、食塊形成や移送が容易、咽頭でばらけず嚥下しやすいように配慮されたもの　多量の離水がない	舌と口蓋間で押しつぶしが可能なもの　押しつぶしや送り込みの口腔操作を要し（あるいはそれらの機能を賦活し）、かつ誤嚥のリスク軽減に配慮がなされているもの	離水に配慮した粥など	舌と口蓋間の押しつぶし能力以上	嚥下食ピラミッドL4　UDF区分舌でつぶせる
4	嚥下調整食4	かたさ・ばらけやすさ・貼りつきやすさなどのないもの　箸やスプーンで切れるやわらかさ	誤嚥と窒息のリスクを配慮して素材と調理方法を選んだもの　歯がなくても対応可能だが、上下の歯槽提間で押しつぶすあるいはすりつぶすことが必要で舌と口蓋間で押しつぶすことは困難	軟飯・全粥など	上下の歯槽提間の押しつぶし能力以上	嚥下食ピラミッドL4　UDF区分舌でつぶせる　およびUDF区分歯ぐきでつぶせる　およびUDF区分容易にかめるの一部

『日摂食嚥下リハ会誌25 (2)：135-149, 2021』または日本摂食嚥下リハ学会ホームページ：https://www.jsdr.or.jp/wp-content/uploads/file/doc/classification2021-manual.pdf 『嚥下調整食学会分類2021』を必ずご参照ください。

注1) 学会分類2021は、概説・総論、学会分類2021（食事）、学会分類2021（とろみ）から成り、それぞれの分類には早見表を作成した。
注2) 本表に該当する食事において、汁物などの水分にはとろみを付ける
　　ただし、個別に水分の嚥下評価を行ってとろみが不要と判断された場合には、その原則は除外できる。

* 上記0tの『中間のとろみ・濃いとろみ』については（表3）を参照されたい。

（日本摂食・嚥下リハビリテーション学会嚥下調整食分類2021）

● 表3 ● 学会分類2021（とろみ）早見表

	段階1 薄いとろみ	段階2 中間のとろみ	段階3 濃いとろみ
英語表記	Mildly thick	Moderately thick	Extremely thick
性状の説明 （飲んだとき）	「drink」するという表現が適切なとろみの程度 口に入れると口腔内に広がる液体の種類・味や温度によっては，とろみが付いていることがあまり気にならない場合もある 飲み込む際に大きな力を要しないストローで容易に吸うことができる	明らかにとろみがあることを感じ，かつ「drink」するという表現が適切なとろみの程度 口腔内での動態はゆっくりですぐには広がらない 舌の上でまとめやすい ストローで吸うのは抵抗がある	明らかにとろみが付いていて，まとまりがよい 送り込むのに力が必要 スプーンで「eat」するという表現が適切なとろみの程度 ストローで吸うことは困難
性状の説明 （見たとき）	スプーンを傾けるとすっと流れ落ちるフォークの歯の間から素早く流れ落ちるカップを傾け，流れ出た後には，うっすらと跡が残る程度の付着	スプーンを傾けるととろとろと流れるフォークの歯の間からゆっくりと流れ落ちるカップを傾け，流れ出た後には，全体にコーティングしたように付着	スプーンを傾けても，形状がある程度保たれ，流れにくいフォークの歯の間から流れ出ないカップを傾けても流れ出ない（ゆっくりと塊となって落ちる）
粘度（mPa・s）	50〜150	150〜300	300〜500
LST値（nm）	36〜43	32〜36	30〜32
シリンジ法による 残留量（ml）	2.2〜7.0	7.0〜9.5	9.5〜10.0

『日摂食嚥下リハ会誌25（2）：135-149, 2021』または日本摂食嚥下リハ学会ホームページ：https://www.jsdr.or.jp/wp-content/uploads/file/doc/classification2021-manual.pdf『嚥下調整食学会分類2021』を必ずご参照ください.
注1）学会分類2021は，概説・総論，学会分類2021（食事），学会分類2021（とろみ）から成り，それぞれの分類には早見表を作成した.
注2）LST値と粘度は完全には相関しない．そのため，特に境界値付近においては注意が必要である.
注3）ニュートン流体ではLST値が高く出る傾向があるため注意が必要である.
注4）10 mlのシリンジ筒を用い，粘度測定したい液体を10 mlまで入れ，10秒間自然落下させた後のシリンジ内の残留量である.
（日本摂食・嚥下リハビリテーション学会嚥下調整食分類2021）

● 表4 ● ユニバーサルデザインフード（UDF）

区分 区分形状	区分1 容易にかめる	区分2 歯ぐきでつぶせる	区分3 舌でつぶせる	区分4 かまなくてよい	とろみ調整食品 （性状等）
かむ力の目安	かたいものや大きいものはやや食べづらい	かたいものや大きいものは食べづらい	細かくてやわらかければ食べられる	固形物は小さくても食べづらい	食物に添加することにより，あるいは溶解水量によって区分1〜4に該当する物性に調整することができること.
飲み込む力の目安	普通に飲み込める	ものによっては飲み込みづらいことがある	水やお茶が飲み込みづらいことがある	水やお茶が飲み込みづらい	

（日本介護食品協議会，2002）

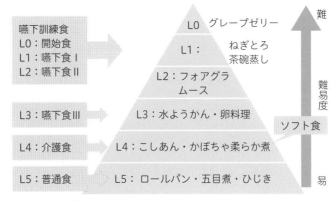

● 図1 ● 嚥下食ピラミッド

（金谷節子，坂井真奈美：嚥下食ピラミッドによる嚥下食レシピ125．医歯薬出版，2007）

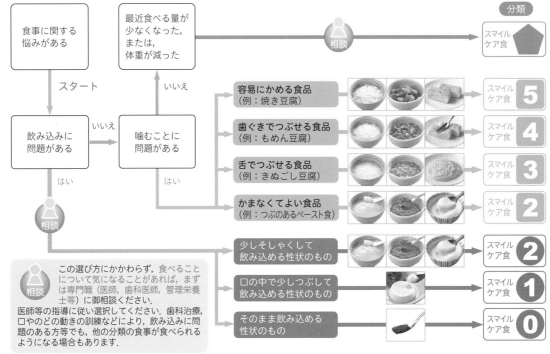

この選び方にかかわらず，食べることについて気になることがあれば，まずは専門職（医師，歯科医師，管理栄養士等）に御相談ください．
医師等の指導に従い選択してください．歯科治療，口やのどの動きの訓練などにより，飲み込みに問題のある方等でも，他の分類の食事が食べられるようになる場合もあります．

詳しくは農林水産省ホームページ http://www.maff.go.jp/j/shokusan/seizo/kaigo/html へ

● 図2 ● スマイルケア食（新しい介護食品）の選び方

（農林水産省ホームページ）

栄養基準量

栄養素		A 嚥下調整食 1 j	B 嚥下調整食 3
エネルギー	(kcal)	850 〜 950	1,200 〜 1,400
たんぱく質	(g)	45 〜 50	50 〜 60
脂 質	(g)	20 〜 30	30 〜 40
炭水化物	(g)	150 〜 200	200 〜 250
食塩相当量	(g)	3 〜 5	5 〜 7

食品構成表

食品群	A (g)	B (g)	食品群	A (g)	B (g)
穀類（全粥）	300	600	乳 類	200	200
穀類（パン・麺類）			油脂類	10（MCT）	10（MCT）
いも類	60	80	種実類		5
果実類	50	100	緑黄色野菜類	100	150
魚介類	50	60	その他の野菜類（きのこ含む）	250	250
肉 類	40	45	海藻類		10
卵 類	50	60	砂糖類	20	20
豆 類	100（豆乳）	100（豆腐）	み そ	10	15

③ 献立作成上の注意点

　嚥下食は，重症度に合わせた安全な食形態の食事であるため，栄養素が偏りやすい．進行食の段階別に栄養量は調整するが，補助栄養（経管栄養法，経静脈栄養法）で摂取できる栄養量を考慮して，経口栄養法では患者の嗜好に合わせた献立の立案が必要になる．

　嚥下食の注意点は以下のとおりである．

① 密度が均一である．

② 適当な粘度があり，食塊形成しやすい．

③ 口腔や咽頭を滑らかに通過する．

④ べたつかず粘膜に付着しにくい．

⑤ 嚥下に適した温度である（体温 ± 20℃が飲み込みやすい）．

⑥ 嗜好に合わせた食事である．

⑦ 衛生的な食事である．

⑧ 進行食の場合，たとえば「コード 1 j」から「コード 2-1」にアップするとき，すべての料理を一度に上げるのではなく，摂食嚥下状態を評価しながら 1 食ずつアップする．

⑨ 少量で高エネルギーの献立を考案する．

⑩ 色彩に変化をつける（たとえば 5 色：赤・黄・緑・白・黒）．

⑪ 味に変化をつける．

4 調理上の注意点

　各段階（コード）の目的・特色に応じた食形態を保つために，調理マニュアルを作成して，調理担当者が代わっても同じ食形態が仕上がるように訓練することが必要である．

① 野菜や果物を利用する場合には，生産地や季節によって水分量が変化するため，仕上がりが同じ形態になるように，加水量などを調整する．

② とろみ調整剤の違いにより，付着性や凝集性が変化するので注意する．

③ 粥をミキサーにかけると，付着性や粘度が強くなるため，専用のとろみ調整剤を使用する．

④ なめらか食やソフト食を作成する場合は，食材を別々に調理してから形成する．

⑤ ミキサーやフードプロセッサー，大型粉砕機などの調理機器は，つねに衛生的に管理して用いる．

● 表5 ● とろみ調整剤の種類

(100 g 中)

商品名	スベラカーゼ®	ソフティア®U	ソフティア®S	カタメリン®	ソフティア®G
メーカー	フードケア	ニュートリー	ニュートリー	三和科学研究所	ニュートリー
おもな用途	おかゆ用	おかゆ用	とろみ食用	ソフト食用	ゼリー食用
エネルギー　（kcal）	327	289	292	285	287
たんぱく質　　（g）	1.6	4.8	0.5	1.1	0.6
脂　質　　　　（g）	0	0	0	0	0
糖　質　　　　（g）	72.1	46.0	60.5	51.5	51.9
食物繊維　　　（g）	16.3	42.7	23.8	37.5	37.4
ナトリウム　（mg）	817	276	1,550	367	1,330

● 表6 ● 嚥下用食品

商品名	アイソトニックゼリー®	ブイ・クレス®ゼリー カップタイプ　マンゴー	トウフィール®
メーカー	ニュートリー	ニュートリー	日清オイリオグループ
おもな用途	水分補給	微量栄養素補給	エネルギー・たんぱく質補給
規　格	1本　100 g あたり	1カップ　74 g あたり	1パック　205 g あたり
エネルギー　（kcal）	4	57	205
たんぱく質　　（g）	0	0.6	10.5
脂　質　　　　（g）	0	0	12.7
糖　質　　　　（g）	0.8	13.3	13.1
食物繊維　　　（g）	0	0.5	3.1
ナトリウム　（mg）	53	15	11
特記事項	ノンカロリー クラッシュゼリータイプ	葉酸 560 µg, 鉄 3.5 mg セレン 35 µg	甘くないのでおかずに適切 高エネルギー高たんぱく

5 ─ 症　例

1）症例と検査値

性・年齢・職業	男性，82歳	主　訴	脳梗塞，嚥下障害，高血圧症
家族構成・家族歴	妻と2人暮らし．姉が心筋梗塞	既往歴	79歳ころより認知症あり

問診結果	60歳ころより高血圧症，79歳のときに認知症と診断された．3年前に多発性脳梗塞を発症し軽度の嚥下障害があった．1か月前より急に食欲不振となり，食後や夜中に咳き込みがひどくなり，誤嚥性肺炎で入院となった．入院中は，中心静脈栄養法で栄養状態は維持され，病院では嚥下調整食コード0jから開始し，退院前には嚥下調整食3までアップしていた．退院後，再び在宅に戻ったが，頻回にむせるため，在宅訪問栄養食事指導を実施した．76歳の妻と二人暮らしであるため，妻が食事をつくっている．聞き取り調査では，煮魚，豆腐や大豆製品，塩辛いものを好み，甘いジュースやお菓子類は食べない．病院から処方された薬（錠剤・細粒）もむせて飲めないときがある．水分には退院時に指導した，とろみ調整剤を使用していたが，ゼリー菓子のようで飲んでくれない．再度，献立紹介と調理指導が必要である．

症例による検査値から異常値を読み取り，右欄にメモを取りなさい．

検査項目		略語	単位	検査値	Memo
身体検査	身長	HT	cm	165	
	体重	BW	kg	50	
	体脂肪		%	18.4	
循環器	血圧　収縮期	systolic-p	mmHg	140	
	拡張期	diastolic-p	mmHg	90	
血液一般	白血球数	WBC	/μL	8,450	
	赤血球数	RBC	/μL	430×10^4	
	ヘモグロビン	Hb	g /dL	12	
	血小板数	PLC	/μL	35×10^4	
血液生化学	肝臓系　総蛋白	TP	g/dL	4.0	
	アルブミン	Alb	g/dL	5.5	
	総ビリルビン	TB	mg/dL	0.6	
	アルカリフォスファターゼ	ALP	IU/L	112	
	AST（GOT）注	AST	IU/L	17	
	ALT（GPT）注	ALT	IU/L	34	
	腎臓系　尿素窒素	BUN	mg/dL	12	
	クレアチニン	Cr	mg/dL	1.0	
	推定糸球体濾過量	eGFR	mL/分/1.73 m²	73	
	膵臓系　血清アミラーゼ	Amy	IU/L	82	
	リパーゼ	Lp	IU/L	35	
	代謝系　尿酸	UA	mg/dL	4.5	
	ナトリウム	Na	mEq/L	154	
	カリウム	K	mEq/L	3.2	
	クロル	Cl	mEq/L	110	
	カルシウム	Ca	mEq/L	9.9	
	脂質系　総コレステロール	TC	mg/dL	189	
	LDLコレステロール	LDL-Cho	mg/dL	75	
	HDLコレステロール	HDL-Cho	mg/dL	45	
	中性脂肪	TG	mg/dL	80	
	糖代謝　早朝空腹時血糖	FBS	mg/dL	101	
	グリコヘモグロビン	HbA1c	%	5.4	
尿検査	尿糖		（基準値－）	－	
	尿蛋白		（基準値－）	－	

注）AST（GOT）：アスパラギン酸アミノトランスフェラーゼ，ALT（GPT）：アラニンアミノトランスフェラーゼの略．

2）SOAP記録

SOAP記録の書式例（付録 p.190）に則り，記入しなさい．

3）モデル献立

A 嚥下調整食 1j			B 嚥下調整食 3		
献立名	材料名	純使用量（g）	献立名	材料名	純使用量（g）
全粥ゼリー	全かゆ・精白	100	たい雑炊	全かゆ・精白	200
	スベラカーゼ®	2		鶏卵	20
鯛ゼリー	いとよりだい	40		いとよりだい	40
	食塩	0.2		食塩	0.2
	うすくちしょうゆ	1		うすくちしょうゆ	3
	本みりん	2		本みりん	3
	かつおだし	90		かつおだし	60
朝	ゼラチン	1.3	朝	ソフティア®U	1
食 みそ汁ゼリー	なす	30	食 みそ汁	なす	30
	甘みそ	6		甘みそ	8
	かつおだし	80		かつおだし	150
	ゼラチン	1.3		ソフティア®S	2
トマトジュースゼリー	トマトジュース（無添加）	150	トマトサラダ	トマト	100
				カタメリン®	2.5
	ゼラチン	2.5	水分補給ゼリー	アイソトニックゼリー	100
水分補給ゼリー	アイソトニックゼリー	100			
全粥ゼリー	全かゆ・精白	100	全粥	全かゆ・精白	200
	スベラカーゼ	2		顆粒和風だし	1
ぶりのムース	ぶり	30		ソフティア®U	1
	こいくちしょうゆ	0.6	ぶりの照り焼き	ぶり	80
	本みりん	1		こいくちしょうゆ	5
	MCTパウダー	10		本みりん	5
	かつおだし	80		かつおだし	80
	ソフティア®G	1		こいくちしょうゆ	2
野菜ゼリー3種（大根，にんじん，ほうれん草）	だいこん	30		ソフティア®S	0.5
	かつおだし	80	野菜煮物	だいこん	50
	こいくちしょうゆ	1.5		カタメリン®	2.5
	本みりん	2		にんじん	25
	ゼラチン	1.3		かつおだし	10
	にんじん	25		カタメリン®	1
	かつおだし	80		ほうれんそう・通年	30
昼	こいくちしょうゆ	0.5	昼	かつおだし	10
食	砂糖・上白糖	2	食	カタメリン®	1.5
	ゼラチン	1.3		かつおだし	100
	ほうれんそう・通年	20	あん	こいくちしょうゆ	5
	かつおだし	50		本みりん	3
	ゼラチン	0.7		ソフティア®S	2
濃厚流動食ゼリー	エンジョイゼリー	110	じゃがいもスープ	じゃがいも	50
緑茶ゼリー	せん茶浸出液	150		たまねぎ	30
	ゼラチン	2.5		固形ブイヨン	1
				普通牛乳	100
				スベラカーゼ®	3
			濃厚流動食ゼリー	エンジョイゼリー	110
			緑茶とろみ	せん茶浸出液	150
				ソフティア®S	2

	嚥下調整食 1j					嚥下調整食 3		
	A					**B**		
	献立名	材料名	純使用量（g）			献立名	材料名	純使用量（g）
夕食	全粥ゼリー	全かゆ・精白	100		夕食	全粥	全かゆ・精白	200
		ソフティア®U	0.5				顆粒和風だし	1
	鮭のムース	しろさけ	20				ソフティア®U	1
		こいくちしょうゆ	0.6			鮭のムース	しろさけ	60
		本みりん	0.7				かつおだし	140
		MCT パウダー	10				うすくちしょうゆ	3
		かつおだし	80				食塩	0.2
		ソフティア®G	1				MCT パウダー	10
	ブイ・クレス® ゼリー	ブイ・クレス®ゼリー（マンゴー）	75				カタメリン®	1
	緑茶ゼリー	せん茶浸出液	150			野菜スープ	カリフラワー	50
		ゼラチン	2.5				たまねぎ	30
							固形ブイヨン	1
							水	150
						緑茶とろみ	せん茶浸出液	150
							ソフティア®S	2
間食	コーヒーミルクゼリー	普通牛乳	100		間食	コーヒーミルクゼリー	普通牛乳	100
		インスタントコーヒー	3				インスタントコーヒー	3
		水	50				水	50
		砂糖・上白糖	10				砂糖・上白糖	10
		ゼラチン	2				ゼラチン	2

調理上のポイント，とくに工夫した点

A　嚥下調整食 1j

① 「均質で，付着性・凝集性・かたさに配慮したゼリー」に仕上げるため，ゼラチンやキサンタンガムを主成分としたとろみ調整剤を使用した．キサンタンガムは，べたつきが少ないとろみがつくのが特徴で，従来のものよりも素材の味や匂い，色を損なわずにとろみをつけることができる．

② 衛生的に調理するため，加熱できる食材を選択した．

B　嚥下調整食 3

① 「形はあるが，押しつぶしが容易で，食物形成や移送が容易，咽頭でばらけず嚥下しやすいように配慮したもので，多量の離水がない」状態に仕上げるために，とろみ調整剤を使用した．朝食のトマトサラダは，トマトとカタメリン®をフードプロセッサーにかけて固める．加水は不要で，トマトの水分だけで簡単にソフト食となる（だいこんの煮物も同様にできる）．

② 離水に配慮した粥には，MCT パウダーや MCT オイルなどを加えた「パワーライス[注]」（熊本リハビリテーション病院：吉村芳弘，嶋津さゆり）にするとエネルギーアップにつながる．

注）パワーライス（子ども茶碗に軽く 1 杯，305 kcal，たんぱく質 5.6 g）
　　軟飯 150 g（米飯に換算して 100 g）
　　MCT パウダー（日清オイリオグループ）1.5 g（小さじ 1.5）
　　MCT オイル（日清オイリオグループ）12 g（大さじ 1）
　　エンジョイプロテイン（クリニコ）3 g（小さじ 2）

4） モデル献立のおもな栄養量の 1 日配分

栄養素	A 嚥下調整食 1j					B 嚥下調整食 3				
	合計	朝食	昼食	夕食	間食	合計	朝食	昼食	夕食	間食
エネルギー（kcal）	943	170	419	238	116	1,307	257	618	316	116
たんぱく質 （g）	45.0	13.7	18.1	8.3	4.9	61.1	12.6	28.1	15.5	4.9
脂　質 （g）	28.1	0.7	15.7	8.2	3.5	34.8	2.9	18.5	9.9	3.5

5） エネルギーと栄養素摂取量

栄養素	単 位	A 嚥下調整食 1j	B 嚥下調整食 3
エネルギー	kcal	943	1,307
たんぱく質	g	45.0	61.1
総脂質	g	28.1	34.8
飽和脂肪酸	g	4.09	9.80
n-6 系脂肪酸	g	1.41	1.28
n-3 系脂肪酸	g	0.47	3.54
コレステロール	mg	74	220
炭水化物	g	100.0	152.9
食物繊維	g	4.5	11.8
ビタミン A	μgRAE	350	502
ビタミン B$_1$	mg	2.41	0.68
ビタミン B$_2$	mg	2.00	1.26
ビタミン C	mg	393	115
ナトリウム	mg	758	2,537
カリウム	mg	1,700	2,698
カルシウム	mg	247	376
リン	mg	506	938
鉄	mg	6.3	5.0
食塩相当量	g	2.2	6.7

6） モデル献立の栄養比率

栄養素	A 嚥下調整食 1j	B 嚥下調整食 3
エネルギー産生栄養素バランス（P：F：C 比）	P：19.0% F：26.0% C：55.0%	P：18.7% F：24.0% C：57.3%
穀類エネルギー比	36.0%	41.2%
動物性たんぱく質比	44.1%	62.7%
n-3：n-6	1：3.0	1：0.4
Na：K	1：2.2	1：1.0
Ca：P	1：2.0	1：2.6

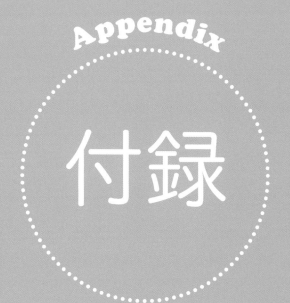

Appendix

付録

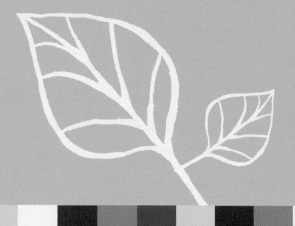

| 氏名　　　　　　　　　　　　　　　　　　　　　症例（　　　　　　　　　　　症）栄養管理記録表 |

S (Subjective data) **主観的情報**	主訴，現病歴，既往歴，家族状況，食生活状況，生活習慣等
O (Objective data) **客観的情報**	年　齢＿＿＿＿＿歳　**男・女**　　身　長＿＿＿＿＿cm　　**現体重**＿＿＿＿＿kg **BMI・カウプ指数・ローレル指数** （いずれかに○）＿＿＿＿＿ **標準体重**＿＿＿＿＿kg　（乳幼児・学童・妊娠・授乳期は記入しない） **標準体重比** （%IBW）＿＿＿＿＿%　（乳幼児・学童・妊娠・授乳期は記入しない） **食事調査など**＿＿＿＿＿＿＿＿＿＿＿＿＿＿＿＿＿＿＿＿＿＿＿＿＿ **生理・生化学検査など**＿＿＿＿＿＿＿＿＿＿＿＿＿＿＿＿＿＿＿＿＿
A (Assessment) **評　価**	**BMI・カウプ指数・ローレル指数 の評価** （いずれかに○） 　　やせすぎ　　　　やせぎみ　　　　普通　　　　太りぎみ　　　　太りすぎ **食事内容** （間食含む） （いずれかに○） 　　良好　　　普通　　　やや不良　　　不良 **摂取エネルギー・栄養素の観点から** **生活習慣・運動状況の観点から** **合併症（　　　　　　　　　　　　　　　　）　　なし**
〔栄養診断〕 〔PES 報告書〕	問題 / 診断名 （P：problem） コード名 病　　　　因 （E：etiology） コード名 症状 / 兆候 （S：signs/symptoms）
P (Plan) **計　画**	**摂取エネルギー・栄養素の観点から** **生活習慣・運動状況の観点から**

注）栄養食事指導時の記録表としても活用可能．　　　　　　　　　　　　　（献立例は別紙に作成）

●チーム医療を円滑に行うために，栄養指導内容（必要事項）を正確にわかりやすく記載することが重要である．栄養管理記録は同じ医療スタッフのみではなく，他施設への紹介状としての役割ももつ．指導内容は経時的に SOAP に分けて記載する．

	記入内容
S	問診から得た情報で，栄養指導を行ううえでの効果判定，改善目標，問題点などを表現できるキーワード
O	身体計測値，食事内容や摂取栄養量，嗜好状況，観察した内容（摂食時状況や食事療法の受け入れや理解状況），生活スタイル，運動状況，検査データ
A 〔栄養診断〕 〔PES 報告書〕	SとOに記載した内容をもとに評価する 栄養状態の判定，必要栄養量の算出，栄養教育についての判断，栄養ケアの到達目標に対する評価，指導上の問題点，管理栄養士の考えなど アセスメントした内容をもとに，対象者の栄養状態を診断し，栄養診断コードと栄養診断名を記入する 診断の根拠として，問題 / 診断名（P：problem），病因（E：etiology），症状 / 兆候（S：signs/symptoms）に分けて，わかりやすく記述する
P	栄養診断，栄養治療，教育（指導）計画など，目標達成までの計画を記載 医師への連絡事項や再評価の計画を記入

●栄養管理記録例（p.33 胃潰瘍の場合）

氏名 ×××　×××	
S (Subjective data) 主観的情報	食後は胃が痛くなる．2 年前に課長になり，残業が増えて精神的に悩みが多い．付き合いで外食・アルコールが増えた．アルコールを飲むと眠れるため，晩酌は毎日で，枝豆や漬物のつまみを常備している．大学生・高校生の息子がいるので，揚げ物が多い．
O (Objective data) 客観的情報	・52 歳男性　　HT：167 cm　BW：58 kg　IBW：61.4 kg　BMI：20.8 ・家族：妻と大学生・高校生の息子の 4 人　調理者：妻 ・40 代より神経性胃炎で内服． ・食事内容：朝は欠食が多く，昼は丼物や喫茶店のランチ，夕食は肉の揚げ物が多い．晩酌でビール大瓶 2 本と焼酎お湯割り 5 杯（原液 150 mL） ・朝 / 昼 / 夕：0/700 ～ 1,000/1,000 kcal，アルコール：800 kcal 　合計 2,500 ～ 2,800 kcal ・検査データ：Hb；11 g/dL，TP；6.4 g/dL
A (Assessment) 評価 〔栄養診断〕 〔PES 報告書〕	・肥満ではないが，総エネルギー量が多く消費エネルギーが少ない． ・塩分のとりすぎやアルコールの飲みすぎ，脂肪量も多い． ・やや貧血気味であり，栄養素の偏りが考えられる．生活面や食事面も不規則で改善を要する． ・付き合いが多く，外食やアルコールの減量は難しい可能性あり 〔P〕NB-1.3　食事・ライフスタイルの変更への心がまえ不足 〔E〕NB-1.5　不規則な食事パターン 〔S〕Hb11 g/dL，外食・アルコール量が増え，晩酌量も多く睡眠薬代わりにしている．家族の協力の必要性も考えていない
P (Plan) 計画	・必要栄養量：1,800 kcal，たんぱく質 70 g，脂質 60 g，塩分 7 g（油料理や漬物を減らし，消化のよい食材選びや調理法の工夫） ・アルコールの禁止または減量（医師と相談） ・貧血改善にビタミンやミネラル（とくに鉄分，葉酸，ビタミンC）の摂取 ・毎日の朝食を習慣づけ，夕食は胃の負担を減らすためにエネルギーを控える ・軽い運動を取り込み，ストレスを解消する

注 1）栄養管理プロセス（nutrition care process：NCP）では，栄養アセスメントを栄養評価と栄養診断（栄養状態の判定）に分けて扱っている．よって，本表ではアセスメントのあとに栄養診断および栄養診断の根拠を記載する．
注 2）栄養診断：標準栄養診断用語で示され，3 つの領域に分類される．NB は「行動と生活環境」と定義され，コード 1.3 は「食事・ライフスタイルの変更への心がまえ不足」，コード 1.5 は「不規則な食事パターン」を示している．

検査項目			略語	英文
身体検査	身長		HT	height
	体重		BW	body weight
	標準体重	身長（m）^{2}×22	IBW	ideal body weight
	体格指数	体重（kg）÷身長（m）^{2}	BMI	body mass index
	腹囲			waist
	体脂肪	%		percent body fat
循環器	血圧		BP	blood pressure
	血圧	収縮期	syntolic-p	syntolic pressure
		拡張期	diastolic-p	diastolic pressure
	安静時心電図所見			
	負荷心電図所見			
呼吸器	肺活量		VC	vital capacity
	肺活比	基準値 80％以上		
	心胸比	基準値 50％以上		
血液一般	白血球数		WBC	white blood cell count
	赤血球数		RBC	red blood cell count
	ヘモグロビン		Hb	hemoglobin
	ヘマトクリット		Ht	hematocrit
	平均赤血球容積		MCV	mean corpuscular volume
	血小板数		PLC	platelet count
血液生化学	肝臓系	総蛋白		TP	total protein
		アルブミン		Alb	albumin
		アルブミン/グロブリン比		A/G 比	albumin/globulin ratio
		硫酸亜鉛混濁試験		ZTT	zink sulfate turbidity test
		総ビリルビン		TB	total bilirubin
		アルカリフォスファターゼ		ALP	alkaline phosphatase
		アスパラギン酸アミノトランスフェラーゼ（GOT）		AST	aspartate aminotransferase
		アラニンアミノトランスフェラーゼ（GPT）		ALT	alanine aminotransferase
		乳酸脱水素酵素		LDH	lactate dehydrogenase
		γ-グルタミルトランスペプチダーゼ		γ-GTP	γ-glutamyl transpeptidase
		チモール混濁試験		TTT	thymol turbidity test
		コリンエステラーゼ		ChE	cholinesterase
	腎臓系	推定糸球体濾過量		eGFR	estimated glemerular filtration rate
		尿素窒素		BUN	blood urea nitrogen
		クレアチニン		Cr	creatinine
		クレアチニンクリアランス		Ccr	creatinine clearance
	膵臓系	血清アミラーゼ		Amy	serum amylase
		リパーゼ		Lp	lipase
		尿アミラーゼ			urine amylase
	代謝系	尿酸		UA	uric acid
		ナトリウム		Na	sodium
		カリウム		K	potassium
		クロル		Cl	chlorine
		カルシウム		Ca	calcium
	脂質系	総コレステロール		TC	total cholesterol
		中性脂肪		TG	triglyceride
		β-リポ蛋白			β-lipoprotein
		低比重リポ蛋白		LDL-Cho	low density lipoprotein cholesterol
		高比重リポ蛋白		HDL-Cho	high density lipoprotein choledsterol
	その他	血清鉄			iron
		総鉄結合能		TIBC	total iron binding capacity
		亜鉛		Zn	zinc
		C 反応性蛋白		CRP	C-reactive protein
	糖代謝	早朝空腹時血糖		FBS	fasting blood sugar
		ブドウ糖負荷試験	30 分値	GTT	glucose tolerance test:30 minutes after ingesting the glucose
			1 時間値	GTT	glucose tolerance test:1 hour after ingesting the glucose
			2 時間値	GTT	glucose tolerance test:2 hour after ingesting the glucose
		グリコヘモグロビン		HbA1c	hemoglobin A1c
		フルクトサミン		FRA	fructosamine
尿検査	尿蛋白定量	尿糖	基準値（-）		urine glucose
		尿蛋白	基準値（-）		urine protein
		ウロビリノーゲン	基準値（+-）		urobilinogen
		潜血	基準値（-）		urine hemocclut test
	沈渣	ケトン体			ketone body
便		便潜血	基準値（-）		stool hemocclut
		虫卵	基準値（-）		ascarididae

付録 03 食品の重量変化率（％）

食品	調理方法	重量変化率（％）	食品	調理方法	重量変化率（％）
生うどん	ゆでる	180	キャベツ	油いため	80
干しうどん	ゆでる	240	こまつな	ゆでる	88
そうめん・ひやむぎ	ゆでる	270	しゅんぎく	ゆでる	79
生そば	ゆでる	190	チンゲンサイ	油いため	87
干しそば	ゆでる	260	なす	ゆでる	100
生中華めん	ゆでる	190	なす	油いため	76
干し中華めん	ゆでる	250	にら	ゆでる	63
マカロニ・スパゲッティ	ゆでる	220	はくさい	ゆでる	72
精白米	炊く	210（220）*	ピーマン	油いため	96
全粥	炊く	500	ブロッコリー	ゆでる	110
五分粥	炊く	1,000	ほうれんそう	ゆでる	70
おもゆ	炊く	1,700（1,600）*	だいずもやし	ゆでる	85
くずきり	ゆでる	250	モロヘイヤ	ゆでる	150
はるさめ	ゆでる	410	エリンギ	ゆでる	76
あずき	ゆでる	230	わけぎ	ゆでる	91
だいず	ゆでる	220	きくらげ	ゆでる	1,000
凍り豆腐	水煮	430	乾しいたけ	ゆでる	570
湯葉	湯戻し	320	切干だいこん	ゆでる	560
かんぴょう	ゆでる	530	ひじき	ゆでる	990
キャベツ	ゆでる	89	乾燥わかめ	水戻し	590

*（　）は一般的な値. 　　　　　　　　　　　　　　　　　　　　（日本食品標準成分表 2020 年版より抜粋）

付録 04 おもな料理の調味料割合の目安・吸油率の目安

（数値は材料に対する％，汁物の数値はだし汁に対する％）

	料理名	食品名	食塩	しょうゆ	砂糖	みそ	酢	みりん	調合油	その他	食塩相当量
調味料割合	みそ汁					6					0.8
	すまし汁		0.5	2							0.8
	煮物			8	3						1.2
	炒め煮			7	3				3		1.0
	みそ煮				5	12				酒	1.6
	おひたし			6							0.9
	ごまあえ			6	3					ごま 3	0.9
	ピーナッツあえ			6						ピーナツ 8	0.9
	三杯酢あえ			3	2		5				0.4
	酢みそあえ				4	8	8				1.0
	酢の物		0.8	3	5		8				1.2
	ソテー		0.8						3〜5		0.8
	塩焼き		1.0								1.0
	照り焼き			7				10			1.0
	ムニエル		0.8						7		0.8
	甘味系寄せもの				15					粉寒天 0.8, 粉ゼラチン 3	
吸油率	素揚げ	野菜・いも類							5		
	素揚げ	ししとう・なす							10〜14		
	素揚げ	冷凍ぎょうざなど							2		
	素揚げ	春巻き							12		
	から揚げ	魚・肉類							5〜10		
	フライ	魚・肉類							10〜20	小麦粉 5・卵 5・パン粉 5	
	天ぷら	魚・野菜・いも類							15〜25	小麦粉 8・卵 8	
	天ぷら	青じそ・のり							400〜500		

	食品名	廃棄率 (%)	可食部率 (%)	発注係数
野菜類	アスパラガス	20	80	1.25
	えだまめ	45	55	1.82
	オクラ	15	85	1.18
	さやいんげん	3	97	1.03
	さやえんどう	9	91	1.10
	スナップえんどう	5	95	1.05
	かぶ	15	85	1.18
	かぼちゃ	10	90	1.11
	キャベツ	15	85	1.18
	きゅうり	2	98	1.02
	みずな	15	85	1.18
	ごぼう	10	90	1.11
	こまつな	15	85	1.18
	しょうが	20	80	1.25
	だいこん	15	85	1.18
	たまねぎ	6	94	1.06
	チンゲンサイ	15	85	1.18
	トマト	3	97	1.03
	ミニトマト	2	98	1.02
	なす	10	90	1.11
	にら	5	95	1.05
	にんじん	10	90	1.11
	根深ねぎ	40	60	1.67
	葉ねぎ	7	93	1.08
	はくさい	6	94	1.06
	ピーマン	15	85	1.18
	赤・黄ピーマン	10	90	1.11
	ブロッコリー	50	50	2.00
	ほうれんそう	10	90	1.11
	糸みつば	8	92	1.09
	もやし	3	97	1.03
	レタス	2	98	1.02
	れんこん	20	80	1.25

	食品名	廃棄率 (%)	可食部率 (%)	発注係数
きのこ類	えのきたけ	15	85	1.18
	しめじ	10	90	1.11
	なめこ	20	80	1.25
	エリンギ	6	94	1.06
	まいたけ	10	90	1.11
	生しいたけ	20	80	1.25
	しいたけ（乾）	20	80	1.25
いも類	さつまいも	9	91	1.10
	さといも	15	85	1.18
	じゃがいも	10	90	1.11
	ながいも	10	90	1.11
果実類	いちご	2	98	1.02
	うんしゅうみかん	25	75	1.33
	オレンジ	40	60	1.67
	キウイフルーツ	15	85	1.18
	グレープフルーツ	30	70	1.43
	さくらんぼ	10	90	1.11
	すいか	40	60	1.67
	パイナップル	45	55	1.82
	バナナ	40	60	1.67
	りんご	15	85	1.18
	（梅干し）	25	75	1.33
卵	鶏卵	15	85	1.18

食品名		目安量	重量(g)	含有量(g)
穀類	角形食パン	6枚切り1枚	60	0.9
	うどん（ゆで）	1玉	250	0.23
	そうめん・ひやむぎ（ゆで）	1人分	200	0.18
	中華めん（ゆで）	1玉	220	0.31
	米飯	茶碗軽く1杯	100	0.10
	そば（ゆで）	1人分	180	0.38
種実類・豆類	アーモンド（乾）	10粒	20	0.79
	ごま（いり）	小さじ1杯	3	0.23
	らっかせい（いり）	10粒	10	0.90
	だいず（ゆで）	大さじ4杯	40	0.51
	きな粉（全粒黄大豆）	大さじ1杯	6	0.22
	木綿豆腐	1/2丁	150	1.19
	おから	1/2カップ	65	0.33
	糸引き納豆	大さじ2杯	50	0.73
	豆みそ	大さじ1杯	18	0.29
油脂類・肉類	調合油	大さじ1杯	13	1.43
	牛脂（ヘット）	1個	10	4.11
	ラード	1個	10	3.93
	ショートニング	大さじ1杯	13	6.01
	マーガリン（家庭用）	大さじ1杯	13	3.00
	有塩バター	大さじ1杯	13	6.56
	牛肉（和牛，かたロース，脂身つき）	1人分	100	12.19
	牛肉（和牛，サーロイン，脂身つき）	ステーキ1枚	100	16.29
	牛肉（和牛，ばら，脂身つき）	1人分	80	15.54
	牛肉（輸入牛，ばら，脂身つき）	1人分	80	10.44
	鶏肉（若鶏，手羽，皮つき）	1人分	80	3.18
	鶏肉（若鶏，もも，皮つき）	1人分	100	4.37
	豚肉（大型種，かた，脂身つき）	1人分	80	4.20
	豚肉（大型種，かたロース，脂身つき）	1人分	100	7.26
	豚肉（大型種，ロース，脂身つき）	ステーキ1枚	100	7.84
	豚肉（大型種，ばら，脂身つき）	1人分	80	11.68
	ベーコン	1枚	15	2.22
	ウインナーソーセージ	1本	15	1.65
	めんよう（マトン，ロース）	1人分	100	6.80
	めんよう（ラム，ロース）	1人分	100	11.73

食品名		目安量	重量(g)	含有量(g)
魚介類	まあじ	1尾	80	0.88
	あゆ（養殖）	1尾	80	1.95
	まいわし	1尾	100	2.55
	まいわし（丸干し）	1尾	30	0.44
	うなぎ（かば焼）	1人分	80	4.26
	まさば	1切れ	80	3.66
	さんま	1尾	100	4.84
	ぶり	1切れ	80	3.54
	くろまぐろ（脂身・とろ）	1人分	50	2.96
卵類・乳類・加工食品	うずら卵	1個	10	0.39
	鶏卵（全卵）	1個	50	1.56
	普通牛乳	1本	200	4.66
	ヨーグルト（全脂無糖）	1人分	100	1.83
	アイスクリーム（高脂肪）	1個	100	7.12
	チェダーチーズ	1切れ	20	4.10
	プロセスチーズ	1切れ	20	3.20
	ぎょうざ	1人分（8個）	200	6.18
	コロッケ（ポテトコロッケ，冷凍）	1個	60	0.56
	しゅうまい	1人分（8個）	120	3.43
	ミートボール（素揚げ）	1人分（8個）	120	3.88
野菜類	えだまめ（ゆで）	1皿分	50	0.43
菓子類	イーストドーナッツ	1個	60	2.11
	ケーキドーナッツ	1個	60	2.22
	コーンスナック	小1皿	50	4.99
	ハードビスケット	1枚	10	0.40
	ソフトビスケット	1枚	10	1.24
	ミルクチョコレート	板1枚	50	9.94
	ポテトチップス	1/2袋	50	1.93

（日本食品標準成分表2020年版より算出）

② n-6・n-3 系脂肪酸

	食品名	目安量	重量 (g)	n-6 系多価不飽和脂肪酸 含有量 (g)	n-3 系多価不飽和脂肪酸 含有量 (g)
穀　類	角形食パン	6 枚切り 1 枚	60	0.46	0.03
	ライ麦パン	1 枚	60	0.25	0.02
種実類・豆類	アーモンド（乾）	10 粒	20	2.42	0.00
	カシューナッツ（フライ，味付け）	1 人分	20	1.60	0.02
	くるみ（いり）	1 人分	20	8.26	1.79
	ごま（いり）	小さじ 1 杯	3	0.70	0.01
	らっかせい（いり）	10 粒	10	1.47	0.01
	油揚げ	小 1 枚	10	1.13	0.23
	木綿豆腐	1/2 丁	150	3.44	0.47
	おから	1/2 カップ	65	1.14	0.18
	糸引き納豆	大さじ 2 杯	50	2.49	0.34
	豆みそ	大さじ 1 杯	18	0.95	0.18
油脂類・肉類	調合油	大さじ 1 杯	13	4.44	0.89
	ごま油	大さじ 1 杯	13	5.31	0.04
	大豆油	大さじ 1 杯	13	6.46	0.79
	マーガリン（家庭用）	大さじ 1 杯	13	1.54	0.15
	有塩バター	大さじ 1 杯	13	0.24	0.04
	鶏肉（若鶏，手羽，皮つき）	1 人分	80	1.47	0.13
	豚肉（大型種，かたロース，脂身つき）	1 人分	100	1.99	0.12
	豚肉（大型種，ばら，脂身つき）	1 人分	80	2.66	0.14
	豚肉（ひき肉）	1 人分	80	1.22	0.08
	ベーコン（ばら）	1 枚	15	0.49	0.04
	ウインナーソーセージ	1 本	15	0.50	0.04
魚介類	あんこう（きも）	1 人分	50	0.82	50.00
	まいわし	1 尾	100	0.28	2.10
	まいわし（丸干し）	1 尾	30	0.04	0.41
	うなぎ（かば焼）	1 人分	80	0.42	2.30
	まさば	1 切れ	80	0.34	1.70
	さんま	1 尾	100	0.55	5.59
	ぶり	1 切れ	80	0.30	2.68
	しろさけ	1 切れ	80	0.06	0.74
	さわら	1 切れ	80	0.25	1.36
	ひらめ（天然）	1 切れ	80	0.06	0.41
卵類・乳類・加工食品	鶏卵（全卵）	1 個	50	0.66	0.06
	鶏卵（卵黄）	1 個	17	0.71	0.06
	クリーム（乳脂肪）	大さじ 1 杯	15	0.18	0.03
	ぎょうざ	1 人分（8 個）	200	3.82	0.18
	しゅうまい	1 人分（8 個）	120	1.56	0.11
	ミートボール（素揚げ）	1 人分（8 個）	120	2.46	0.35
野菜類	えだまめ（ゆで）	1 皿分	50	1.14	0.27
	だいずもやし	1 人分	50	0.32	0.07
	スイートコーン	1 本	200	1.06	0.04
果実類	アボカド	1/2 個	80	1.38	0.10
	オリーブ（塩漬け，ブラックオリーブ）	5 個	10	0.06	0.01
菓子類	イーストドーナッツ	1 個	60	3.42	0.62
	カステラ	1 切れ	50	0.42	0.04
	かりんとう（黒）	10 本	30	1.23	0.22
	揚げせんべい	1 枚	10	0.60	0.11
	ケーキドーナッツ	1 個	60	1.41	0.20
	ハードビスケット	1 枚	10	0.11	0.01
	ソフトビスケット	1 枚	10	0.14	0.02
	ミルクチョコレート	板 1 枚	50	0.50	0.05

（日本食品標準成分表 2020 年版より算出）

③コレステロール

	食品名	目安量	重量(g)	含有量(mg)
豆類	だいず（ゆで）	大さじ4杯	40	0
	木綿豆腐	1/2丁	150	0
	おから	1/2カップ	65	0
油脂類・肉類	牛脂（ヘット）	1個	10	10
	ラード	1個	10	10
	有塩バター	大さじ1杯	13	27
	牛肉（和牛，サーロイン，皮下脂肪なし）	ステーキ1枚	100	83
	牛肉（和牛，ばら，脂身つき）	1人分	80	78
	牛肉（和牛，もも，脂身つき）	ステーキ1枚	100	75
	牛肉（和牛，ヒレ）	ステーキ1枚	100	66
	鶏肉（若鶏，手羽，皮つき）	1人分	80	88
	鶏肉（若鶏，もも，皮つき）	1人分	100	89
	鶏肉（肝臓）	1人分	50	185
	豚肉（大型種，ロース，脂身つき）	ステーキ1枚	100	61
	豚肉（大型種，ばら，脂身つき）	1人分	80	56
	豚肉（大型種，もも，脂身つき）	1人分	80	54
	豚肉（大型種，ヒレ）	ステーキ1枚	100	59
	ベーコン	1枚	15	8
	ロースハム	2枚	40	24
魚介類	まあじ	1尾	80	54
	あんこう（きも）	1人分	50	280
	あゆ（養殖，焼き）	1尾	80	136
	まいわし	1尾	100	67
	うなぎ（かば焼）	1人分	80	184
	かつお（春獲り）	1人分	80	48
	しろさけ	1切れ	80	47
	まさば	1切れ	80	49
	さんま	1尾	100	68
	ししゃも（生干し）	2尾	30	69
	たらこ	1腹	60	210
	かずのこ	1本	20	74
	すじこ	大さじ1杯	20	102
	ぶり	1切れ	80	58
	くろまぐろ（脂身・とろ）	1人分	50	28
	あさり	1人分	50	20
	かき（養殖）	3個	50	19
	まだこ（ゆで）	1人分	80	120
	するめいか	1人分	60	150
	するめ	おつまみ1皿分	10	98
	くるまえび（養殖）	2尾	50	85

	食品名	目安量	重量(g)	含有量(mg)
卵類・乳類・加工食品	うずら卵	1個	10	47
	鶏卵（全卵）	1個	50	185
	鶏卵（卵白）	1個	30	0
	鶏卵（卵黄）	1個	17	204
	普通牛乳	1本	200	24
	クリーム（乳脂肪）	大さじ1杯	15	10
	ヨーグルト（全脂無糖）	1人分	100	12
	アイスクリーム（高脂肪）	1個	100	32
	チェダーチーズ	1切れ	20	20
	プロセスチーズ	1切れ	20	16
	ぎょうざ	1人分（8個）	200	38
	コロッケ（ポテトコロッケ，冷凍）	1個	60	1
	しゅうまい	1人分（8個）	120	32
	ミートボール（素揚げ）	1人分（8個）	120	28
野菜類・きのこ類・藻類	アスパラガス	5本	50	0
	グリンピース	1人分	50	0
	きゅうり	1本	100	0
	ごぼう（根，ゆで）	煮物1人分	50	0
	だいこん（根，皮つき）	1人分	30	0
	にら	1/2束	50	0
	ブロッコリー	1人分	50	0
	ほうれんそう	1人分	50	0
	えのきたけ	1/2袋	50	0
	乾しいたけ	2枚	4	0
	ぶなしめじ	1パック	100	0
	なめこ	1パック	100	1
	マッシュルーム	ソテー1人分	30	0
	焼きのり	1枚	2	0
	味付けのり	1人分	2	0
	ほしひじき（ステンレス釜）	煮物1人分	5	0
	わかめ	みそ汁1人分	10	0
菓子類	カステラ	1切れ	50	80
	ボーロ	大さじ1杯	10	7
	かわらせんべい	1枚	10	9
	イーストドーナッツ	1個	60	11
	ケーキドーナッツ	1個	60	54
	ハードビスケット	1枚	10	1
	ソフトビスケット	1枚	10	6
	ミルクチョコレート	板1枚	50	10
	ショートケーキ	1個	80	112

（日本食品標準成分表 2020 年版より算出）

④食物繊維

	食品名	目安量	重量（g）	含有量（g）
穀類・いも類	角形食パン	6枚切り1枚	60	2.5
	うどん（ゆで）	1玉	250	3.3
	中華めん（ゆで）	1玉	220	6.2
	スパゲッティ（乾）	1人分	100	5.4
	米飯（精白米）	茶碗軽く1杯	100	1.5
	米飯（はいが精米）	茶碗軽く1杯	100	0.8
	そば（ゆで）	1人分	180	5.2
	こんにゃく（精粉こんにゃく）	1切れ	50	1.1
	さつまいも	中1/2個	100	2.2
	さといも	中1個	50	1.2
	じゃがいも	中1/2個	100	8.9
	ポップコーン	1/2袋	50	4.7
種実類・豆類	アーモンド（乾）	10粒	20	2.0
	らっかせい（いり）	10粒	10	0.7
	日本ぐり	中3個	60	2.5
	あずき（全粒, ゆで）	1/3カップ	50	6.1
	テンペ	2cm1切れ	50	5.1
	だいず（ゆで）	大さじ4杯	40	3.4
	きな粉（全粒黄大豆）	大さじ1杯	6	1.1
	糸引き納豆	大さじ2杯	50	3.4
	おから	1/2カップ	65	7.5
野菜類	えだまめ（ゆで）	1皿分	50	2.3
	オクラ	5個	50	2.5
	ごぼう（根, ゆで）	煮物1人分	50	3.1
	切干しだいこん	1人分	15	3.2
	クレソン	1束	20	0.5
	しゅんぎく	1人分	50	1.6
	たけのこ（水煮缶詰）	煮物1人分	50	1.2
	スイートコーン	1本	200	6.0
	和種なばな	1人分	50	2.1
	にんじん（根, 皮なし）	1人分	50	1.2
	茎にんにく	1/2束	50	1.9
	れんこん	煮物1人分	50	1.0
	ブロッコリー	1人分	50	2.6
	だいずもやし	1人分	50	1.2
	めキャベツ	5個	50	2.8
きのこ類・藻類	生しいたけ	2枚	30	1.5
	ぶなしめじ	小房	30	1.1
	マッシュルーム	ソテー1人分	30	0.6
	えのきたけ	1/2袋	50	2.0
	まこんぶ	1人分	5	1.6
	てんぐさ（角寒天）	牛乳かん1人分	1	0.7
	ほしひじき（ステンレス釜）	煮物1人分	5	2.6
	もずく	1人分	50	0.7
果実類	かき（干しがき）	中1個	40	5.6
	キウイフルーツ（緑肉種）	1個	80	2.1
	パインアップル	1人分	100	1.2
	バナナ	1本	100	1.1
	りんご（皮なし）	1/2個	100	1.4
	りんご（皮つき）	1/2個	100	1.9
	いちご	5粒	80	1.1

（日本食品標準成分表2020年版より算出）

⑤ビタミンA（レチノール活性当量）

	食品名	目安量	重量(g)	含有量(μgRAE)
油脂類・肉類	有塩バター	大さじ1杯	13	68
	牛肉（肝臓）	1人分	50	550
	鶏肉（心臓）	1人分	50	350
	鶏肉（肝臓）	1人分	50	7,000
	豚肉（肝臓）	1人分	50	6,500
	スモークレバー（豚）	1人分	50	8,500
魚介類	あなご	1尾	50	250
	あゆ（天然，内臓，焼き）	1尾	8	160
	うなぎ（かば焼）	1人分	80	1,200
	ぎんだら	1尾	80	1,200
	ししゃも（生干し）	2尾	30	30
	ほたるいか	1人分	50	750
卵類・乳類	鶏卵（全卵）	1個	50	105
	普通牛乳	1本	200	76
	クリーム（乳脂肪）	大さじ1杯	15	24
	乳児用調製粉乳	大さじ1杯	13	73
	クリームチーズ	1人分	20	50
	チェダーチーズ	1切れ	20	66
	プロセスチーズ	1切れ	20	52
野菜類・藻類	あしたば	10枚	80	352
	おかひじき	1/2パック	50	140
	かぶ（葉）	1株分	50	115
	西洋かぼちゃ	1人分	120	396
	こまつな（葉）	1/4束	80	208
	しそ（葉）	10枚	10	88
	しゅんぎく	1人分	50	190
	タアサイ（葉）	1人分	50	90
	葉だいこん	1人分	35	67
	かいわれだいこん	1人分	50	80
	チンゲンサイ	小1株	100	170
	和種なばな	1人分	50	90
	にら	1/2束	50	145
	茎にんにく	1/2束	50	30
	にんじん（根，皮むき）	1人分	50	345
	赤ピーマン	1人分	20	18
	ブロッコリー	1人分	50	38
	ほうれんそう	1人分	50	175
	モロヘイヤ	1人分	50	420
	焼きのり	1枚	2	46
果実類	あんず	1個	40	48
	すいか	1切れ	200	138
	びわ	1個	80	54
	マンゴー	1/2個	150	77
菓子類	タルト（洋菓子）	1個	100	110
	どら焼	1個	60	0
	カスタードプリン	1個	100	23
	シュークリーム	1個	100	130
	ショートケーキ	1個	80	50
	クリームパン	1個	70	36
	デニッシュペストリー	1個	80	32

（日本食品標準成分表 2020 年版より算出）

⑥ビタミンD

	食品名	目安量	重量(g)	含有量(μg)
魚介類	あこうだい	1切れ	80	0.8
	あゆ（養殖）	1尾	80	6.4
	うるめいわし	2尾	100	9.0
	まいわし	1尾	100	32.0
	まいわし（丸干し）	1尾	30	15.0
	しらす干し（微乾燥品）	大さじ2杯	10	1.2
	うなぎ（かば焼）	1人分	80	15.2
	くろかじき	1切れ	80	30.4
	まがれい	1切れ	80	10.4
	かわはぎ	1尾	60	25.8
	かつお（春獲り）	1人分	80	3.2
	べにざけ	1切れ	80	26.4
	まさば	1切れ	80	4.1
	しまあじ（養殖）	1尾	80	14.4
	からふとます	1尾	80	17.6
	びんながまぐろ	1人分	80	5.6
	マジェランあいなめ（メロ）	1切れ	80	13.6
卵類・乳類	鶏卵（全卵）	1個	50	1.9
	うこっけい卵（全卵）	1個	50	0.7
	有塩バター	大さじ1杯	13	0.1
肉類	あいがも（皮つき）	1人分	50	0.5
	スモークレバー（豚）	1人分	50	0.5
きのこ類	うすひらたけ	1枚	20	0.5
	きくらげ（乾）	1人分	0.5	0.4
	生しいたけ	2枚	30	0.1
	乾しいたけ	2枚	4	0.7
	まつたけ	小1本	10	0.1

（日本食品標準成分表 2020 年版より算出）

⑦ビタミンE（α-トコフェロール）

	食品名	目安量	重量 (g)	含有量 (mg)
穀類・いも類	小麦はいが	大さじ1杯	10	2.8
	米飯（玄米）	茶碗軽く1杯	100	0.5
	米飯（精白米）	茶碗軽く1杯	100	0.0
	米飯（はいが精米）	茶碗軽く1杯	100	0.4
	さつまいも（皮なし）	中1/2個	100	1.5
種実類・豆類	アーモンド（乾）	10粒	20	6.0
	ごま（いり）	小さじ1杯	3	0.0
	らっかせい（いり）	10粒	10	1.1
	だいず（ゆで）	大さじ4杯	40	0.6
油脂類	オリーブ油	大さじ1杯	13	1.0
	ごま油	大さじ1杯	13	0.1
	サフラワー油	大さじ1杯	13	3.5
	大豆油	大さじ1杯	13	1.3
	とうもろこし油	大さじ1杯	13	2.2
	なたね油	大さじ1杯	13	2.0
	ひまわり油	大さじ1杯	13	5.1
	綿実油	大さじ1杯	13	3.6
	マーガリン（家庭用）	大さじ1杯	13	2.0
魚介類	あこうだい	1切れ	80	2.7
	まあじ	1尾	80	0.5
	するめいか	1人分	60	1.3
	まいわし	1尾	100	2.5
	うなぎ（かば焼）	1人分	80	3.9
	あまえび	5尾	20	0.7
	ずわいがに	1皿	50	1.1
	かつお（春獲り）	1人分	80	0.2
	まさば	1切れ	80	1.0
	さんま	1尾	100	1.7
	ししゃも（生干し）	2尾	30	0.2
	たらこ	1腹	60	4.3
	くろまぐろ（脂身・とろ）	1人分	50	0.8
	ぶり	1切れ	80	1.6
	まぐろ（缶詰，油漬，フレーク，ライト）	サラダ1人分	30	0.8
	わかさぎ	5尾	50	0.4
	かき（養殖）	3個	50	0.7
卵類	鶏卵（卵黄）	1個	17	0.8
野菜類	アスパラガス	5本	50	0.8
	西洋かぼちゃ	1人分	120	5.9
	葉だいこん	1人分	35	0.5
	にら	1/2束	50	1.3
	赤ピーマン	1人分	20	0.9
	ブロッコリー（ゆで）	サラダ1人分	50	1.4
	ほうれんそう（ゆで）	和え物1人分	50	1.3
	モロヘイヤ	1人分	50	3.3
果実類	アボカド	1/2個	80	2.6

（日本食品標準成分表2020年版より算出）

⑧ビタミンK

	食品名	目安量	重量 (g)	含有量 (μg)
豆類	糸引き納豆	大さじ2杯	50	300
	挽きわり納豆	1人分	30	279
野菜類・藻類	あしたば	10枚	80	400
	トウミョウ（芽ばえ）	1人分	50	105
	おかひじき	1/2パック	50	155
	かぶ（葉）	1株分	50	170
	からしな（葉）	1人分	50	130
	キャベツ	1人分	30	23
	こまつな（葉）	1/4束	80	168
	しそ（葉）	10枚	10	69
	しゅんぎく	1人分	50	125
	タアサイ（葉）	1人分	50	110
	かいわれだいこん	1人分	50	100
	葉だいこん	1人分	50	110
	つるむらさき	1人分	50	175
	和種なばな	1人分	50	125
	にら	1/2束	50	90
	パセリ（葉）	1枝	10	85
	ブロッコリー	1人分	50	105
	ほうれんそう	1人分	50	135
	モロヘイヤ	1人分	50	320
	ほしのり	1枚	2	52
	ほしひじき（ステンレス釜）	煮物1人分	5	29
	カットわかめ（乾）	大さじ1杯	2	32
果実類	バナナ	1本	100	0
	うんしゅうみかん（普通）	1個	70	0

（日本食品標準成分表2020年版より算出）

⑨ ビタミン B₁

	食品名	目安量	重量 (g)	含有量 (mg)
穀類・いも類	オートミール	1人分	30	0.06
	角形食パン	6枚切り1枚	60	0.04
	ライ麦パン	1枚	60	0.10
	小麦はいが	大さじ1杯	10	0.18
	ナン	1枚	100	0.13
	ピザ生地	1枚	50	0.08
	米飯	茶碗軽く1杯	100	0.02
	もち	1個	50	0.02
	赤飯	1杯	150	0.08
	ビーフン	1人分	80	0.05
	そば（生）	1人分	180	0.34
	じゃがいも	中1/2個	100	0.09
	いちょういも	1人分	50	0.08
種実類・豆類	カシューナッツ（フライ, 味付け）	1人分	20	0.11
	日本ぐり	中3個	60	0.13
	ごま（いり）	小さじ1杯	3	0.01
	あずき（乾）	1人分	30	0.14
	いんげんまめ（ゆで）	1/3カップ	50	0.11
	そらまめ（未熟豆）	10粒	50	0.15
	だいず（ゆで）	大さじ4杯	40	0.07
	木綿豆腐	1/2丁	150	0.14
	絹ごし豆腐	1/2丁	150	0.17
肉類	牛肉（肝臓）	1人分	50	0.11
	鶏肉（肝臓）	1人分	50	0.19
	豚肉（大型種, もも, 脂身つき）	1人分	80	0.72
	豚肉（ひき肉）	1人分	80	0.55
	ショルダーベーコン	1枚	30	0.17
	ボンレスハム	2枚	40	0.36
魚介類	うなぎ（かば焼）	1人分	80	0.60
	かつお（春獲り）	1人分	80	0.10
	たらこ	1腹	60	0.43
乳類	普通牛乳	1本	200	0.08
	ヨーグルト（全脂無糖）	1人分	100	0.04
野菜類	えだまめ（ゆで）	1皿分	50	0.12
	だいこん（ぬかみそ漬）	1人分	50	0.17
	スイートコーン	1本	200	0.30
	なずな	1/2束	50	0.08
	茎にんにく	1/2束	50	0.06
	めキャベツ	5個	50	0.10
	りょくとうもやし	1人分	50	0.02
果実類	アボカド	1/2個	80	0.07
	うんしゅうみかん（普通）	1個	70	0.07
	オレンジ（バレンシア）	1/2個	70	0.07
	パインアップル	1人分	100	0.09
菓子類	カスタードプリン	1個	100	0.04
	シュークリーム	1個	100	0.07
	ショートケーキ	1個	80	0.04
	ミートパイ	1個	80	0.14

（日本食品標準成分表 2020 年版より算出）

⑩ ビタミン B₂

	食品名	目安量	重量 (g)	含有量 (mg)
穀類	小麦はいが	大さじ1杯	10	0.07
	米飯（玄米）	茶碗軽く1杯	100	0.02
	米飯（半つき米）	茶碗軽く1杯	100	0.01
種実類・豆類	アーモンド（乾）	10粒	20	0.21
	らっかせい（いり）	10粒	10	0.01
	糸引き納豆	大さじ2杯	50	0.28
肉類	鶏肉（若鶏, もも, 皮なし）	1人分	100	0.19
	鶏肉（ひき肉）	1人分	80	0.14
	鶏肉（肝臓）	1人分	50	0.90
	豚肉（大型種, かた, 脂身つき）	1人分	80	0.18
	豚肉（大型種, ヒレ）	ステーキ1枚	100	0.25
	豚肉（ひき肉）	1人分	80	0.18
	豚肉（肝臓）	1人分	50	1.80
	ボンレスハム	2枚	40	0.11
	牛肉（和牛, ヒレ）	ステーキ1枚	100	0.24
	牛肉（ひき肉）	1人分	80	0.15
	牛肉（肝臓）	1人分	50	1.50
魚介類	まいわし	1尾	100	0.39
	まいわし（丸干し）	1尾	30	0.12
	うなぎ（かば焼）	1人分	80	0.59
	まがれい	1切れ	80	0.28
	まさば	1切れ	80	0.25
	さんま	1尾	100	0.25
	ししゃも（生干し）	2尾	30	0.08
	わかさぎ	5尾	50	0.07
	かき（養殖）	3個	50	0.07
卵類・乳類	鶏卵（全卵）	1個	50	0.19
	普通牛乳	1本	200	0.30
	脱脂粉乳（スキムミルク）	大さじ1杯	6	0.10
	エメンタールチーズ	1切れ	20	0.10
	カマンベールチーズ	1切れ	20	0.10
	チェダーチーズ	1切れ	20	0.09
	プロセスチーズ	1切れ	20	0.08
野菜類・きのこ類	アスパラガス	5本	50	0.08
	こまつな（葉）	1/4束	80	0.10
	しゅんぎく	1人分	50	0.08
	かいわれだいこん	1人分	50	0.07
	えのきたけ	1/2袋	50	0.09
	生しいたけ	2枚	30	0.06
	乾しいたけ	2枚	4	0.07
果実類	アボカド	1/2個	80	0.16

（日本食品標準成分表 2020 年版より算出）

⑪ビタミン B$_6$

	食品名	目安量	重量 (g)	含有量 (mg)
穀類・いも類	小麦はいが	大さじ1杯	10	0.12
	米飯（玄米）	茶碗軽く1杯	100	0.21
	さつまいも	中1/2本	100	0.26
種実類・豆類	ぎんなん	10粒	20	0.01
	くるみ（いり）	1人分	20	0.10
	ピスタチオ（いり，味付け）	10粒	5	0.06
	ひまわり（フライ，味付け）	大さじ1杯	9	0.10
	だいず（ゆで）	大さじ4杯	40	0.04
	そらまめ（全粒・乾）	10粒	20	0.08
肉類	牛肉（肝臓）	1人分	50	0.45
	鶏肉（若鶏，むね，皮なし）	1人分	100	0.64
	豚肉（大型種，もも，脂身つき）	1人分	80	0.25
	豚肉（大型種，ヒレ）	ステーキ1枚	100	0.54
	ロースハム	2枚	40	0.11
	生ハム（促成）	1人分	30	0.13
魚介類	まあじ	1尾	80	0.24
	まいわし（丸干し）	1尾	30	0.20
	くろかじき	1切れ	80	0.35
	かつお（春獲り）	1人分	80	0.61
	まさば	1切れ	80	0.47
	さんま	1尾	100	0.54
	しろさけ	1切れ	80	0.51
	きはだまぐろ	1切れ	80	0.51
	くろまぐろ（脂身・とろ）	1人分	50	0.41
卵類・乳類	鶏卵（卵黄）	1個	17	0.05
	脱脂粉乳（スキムミルク）	大さじ1杯	6	0.02
	ヨーグルト（全脂無糖）	1人分	100	0.04
野菜類	カリフラワー	1人分	50	0.12
	ししとう	5本	50	0.20
	西洋かぼちゃ	1人分	120	0.26
	スイートコーン	1本	200	0.28
	にんにく	1かけ	10	0.15
	ブロッコリー	1人分	50	0.15
	めキャベツ	5個	50	0.14
果実類	アボカド	1/2個	80	0.23
	バナナ	1本	100	0.38
	メロン（露地メロン）	1切れ	100	0.11

（日本食品標準成分表 2020 年版より算出）

⑫ビタミン B$_{12}$

	食品名	目安量	重量 (g)	含有量 (μg)
肉類	牛肉（肝臓）	1人分	50	26.5
	牛肉（じん臓）	1人分	50	11.0
	豚肉（肝臓）	1人分	50	12.5
	鶏肉（肝臓）	1人分	50	22.0
魚介類	まあじ	1尾	80	5.7
	あんこう（きも）	1人分	50	19.5
	まいわし（丸干し）	1尾	30	8.7
	うるめいわし（丸干し）	1尾	50	12.5
	かたくちいわし（田作り）	1人分	30	19.5
	そうだがつお	1人分	100	12.0
	かつお（なまり節）	1人分	50	5.5
	イクラ	大さじ1杯	20	9.4
	すじこ	大さじ1杯	20	10.8
	まさば	1切れ	80	10.4
	さんま	1尾	100	16.0
	たらこ	1腹	60	10.8
	にしん	1人分	100	17.0
	あかがい	1個	50	29.5
	あさり	1人分	50	26.0
	かき（養殖）	3個	50	11.5
	しじみ	1人分	50	34.0
	はまぐり	1人分	50	14.2
	ほたるいか	1人分	50	7.0
乳卵類・卵類	うずら卵	1個	10	0.5
	プロセスチーズ	1切れ	20	0.6
藻類	あおのり	1人分	2	0.6
	ほしのり	1枚	2	1.6

（日本食品標準成分表 2020 年版より算出）

⑬葉酸

	食品名	目安量	重量 (g)	含有量 (μg)
穀類	角形食パン	6枚切り1枚	60	18
	ロールパン	1個	30	11
	ナン	1枚	100	36
種実類・豆類	らっかせい（いり）	10粒	10	6
	あずき（全粒，ゆで）	1/3カップ	50	12
	だいず（ゆで）	大さじ4杯	40	16
	生揚げ	1/2枚	100	23
	豆乳	1カップ	210	59
肉類	鶏肉（肝臓）	1人分	50	650
	フォアグラ（ゆで）	1人分	80	176
魚介類	あゆ（養殖，内臓，焼き）	1尾	8	22
	こい（養殖，内臓）	1切れ	100	110
	すじこ	大さじ1杯	20	32
	はぜ（つくだ煮）	1人分	20	46
野菜類	アスパラガス	5本	50	95
	えだまめ（ゆで）	1皿分	50	130
	トウミョウ（芽ばえ）	1人分	50	60
	日本かぼちゃ	1人分	120	96
	こまつな（葉）	1/4束	80	88
	しゅんぎく	1人分	50	95
	葉だいこん	1人分	50	65
	たいさい（葉）	1人分	50	60
	たかな（葉）	1人分	50	90
	和種なばな	1人分	50	170
	にら	1/2束	50	50
	ブロッコリー	1人分	50	110
	ほうれんそう	1人分	50	105
	モロヘイヤ	1人分	50	125
	サニーレタス	1人分	50	60
果実類	うんしゅうみかん（普通）	1個	70	15
	マンゴー	1人分	150	126

（日本食品標準成分表2020年版より算出）

⑭ビタミンC

	食品名	目安量	重量 (g)	含有量 (mg)
いも類	さつまいも	中1/2個	100	29
	じゃがいも	中1/2個	100	28
野菜類	あしたば	10枚	80	33
	かぶ（葉）	1株分	50	41
	西洋かぼちゃ	1人分	120	52
	カリフラワー	1人分	50	41
	キャベツ	1人分	30	12
	こまつな（葉）	1/4束	80	31
	ししとう	5本	50	29
	葉だいこん	1人分	35	17
	たかな（葉）	1人分	50	35
	つるむらさき	1人分	50	21
	和種なばな	1人分	50	65
	れんこん	1人分	50	24
	パセリ（葉）	1枝	10	12
	青ピーマン	中2個	80	61
	赤ピーマン	1人分	20	34
	黄ピーマン（油いため）	1人分	20	32
	ひのな（甘酢漬）	1株	60	23
	ブロッコリー	1人分	50	70
	ほうれんそう	1人分	50	18
	モロヘイヤ	1人分	50	33
	めキャベツ	5個	50	80
	さやえんどう（若ざや）	1皿分	50	30
	えだまめ（ゆで）	1皿分	50	8
果実類	アセロラ	5粒	50	850
	アセロラ（10%果汁入り飲料）	1本	200	240
	いちご	5粒	80	50
	いよかん	1個	250	88
	オレンジ（ネーブル）	1個	200	120
	かき（甘がき）	1個	200	140
	キウイフルーツ（緑肉種）	1個	80	57
	ゴールデンキウイ	1個	80	112
	グァバ	1個	80	176
	グレープフルーツ	1/2個	150	54
	なつみかん	1/2個	175	67
	はっさく	1個	250	100
	パパイア（完熟）	1/4個	100	50
	うんしゅうみかん（普通）	1個	70	22
	メロン（温室メロン）	1切れ	100	18
	メロン（露地メロン）	1切れ	100	25
	バナナ	1本	100	16

（日本食品標準成分表2020年版より算出）

⑮カリウム

	食品名	目安量	重量(g)	含有量(mg)
穀類・いも類	中華めん（ゆで）	1玉	220	132
	ライ麦パン	1枚	60	114
	中華スタイル即席カップめん（油揚げ）	1人分	100	190
	アマランサス	大さじ1杯	13	78
	さつまいも	中1/2個	100	480
	さといも	中1個	50	320
	やつがしら	1個	100	630
	じゃがいも	中1/2個	100	410
	ながいも	1人分	50	215
	ポップコーン	1/2袋	50	150
種実類・豆類	アーモンド（乾）	10粒	20	152
	らっかせい（いり）	10粒	10	76
	日本ぐり	中3個	60	252
	あずき（全粒，ゆで）	1/3カップ	50	230
	いんげんまめ（ゆで）	1/3カップ	50	215
	だいず（ゆで）	大さじ4杯	40	205
	きな粉（全粒黄大豆）	大さじ1杯	6	120
	糸引き納豆	大さじ2杯	50	330
	豆みそ	大さじ1杯	18	167
肉類	牛肉（和牛，かた，皮下脂肪なし）	1人分	100	290
	牛肉（和牛，サーロイン，皮下脂肪なし）	ステーキ1枚	100	200
	牛肉（和牛，もも，皮下脂肪なし）	ステーキ1枚	100	330
	豚肉（大型種，ロース，皮下脂肪なし）	ステーキ1枚	100	340
	豚肉（大型種，そともも，皮下脂肪なし）	1人分	100	340
	ボンレスハム	2枚	40	104
	セミドライソーセージ	1枚	10	24
魚介類	まあじ（開き干し）	1尾	50	155
	うるめいわし（丸干し）	1尾	50	410
	かたくちいわし（田作り）	1人分	30	480
	うまづらはぎ（味付け開き干し）	1尾	20	62
	まかじき	1人分	80	304
	うなぎ（かば焼）	1人分	80	240
	かつお（春獲り）	1人分	80	344
	しろさけ（塩ざけ）	1切れ	60	192
	さわら	1切れ	80	392
	まだら	1切れ	80	280
	きはだまぐろ	1切れ	80	360
	するめ	おつまみ1皿分	10	110
	くるまえび（養殖）	2尾	50	215
	昆布巻きかまぼこ	2切れ	30	129

	食品名	目安量	重量(g)	含有量(mg)
卵類・乳類	鶏卵（全卵）	1個	50	65
	普通牛乳	1本	200	300
	コーヒーホワイトナー（液状，乳脂肪）	1個	10	6
	ヨーグルト（全脂無糖）	1人分	100	170
	脱脂粉乳（スキムミルク）	大さじ1杯	6	108
野菜類・きのこ類・藻類	スイートコーン（ゆで）	1本	200	580
	スイートコーン（缶詰，クリームスタイル）	スープ1人分	50	75
	えだまめ（ゆで）	1皿分	50	245
	オクラ（ゆで）	5個	50	140
	きゅうり	1本	100	200
	ごぼう（根，ゆで）	煮物1人分	50	105
	しゅんぎく（ゆで）	1人分	50	135
	たけのこ（ゆで）	煮物1人分	50	235
	れんこん（ゆで）	煮物1人分	50	120
	ブロッコリー（ゆで）	サラダ1人分	50	105
	えのきたけ（ゆで）	1/2袋	50	135
	マッシュルーム（ゆで）	1人分	30	93
	ほしのり	1枚	2	62
	こんぶ（つくだ煮）	1人分	10	77
	わかめ	みそ汁1人分	10	73
	ほしひじき（ステンレス釜）	煮物1人分	5	320
果実類	アボカド	1/2個	80	472
	いちご	5粒	80	136
	うんしゅうみかん（普通）	1個	70	105
	うんしゅうみかん（缶詰）	1人分	70	53
	かき（干しがき）	中1個	40	268
	バナナ	1本	100	360
	干しぶどう	1つまみ	10	74
	メロン（温室メロン）	1切れ	100	340
菓子類	ポテトチップス	1/2袋	50	600
	黒砂糖	大さじ1杯	10	110
	甘納豆（あずき）	1/2カップ	50	85
	蒸しまんじゅう	1個	50	22
	芋かりんとう	15本	50	275
	カスタードプリン	1個	100	130
	ミルクチョコレート	板1枚	50	220

（日本食品標準成分表2020年版より算出）

⑯カルシウム

	食品名	目安量	重量(g)	含有量(mg)
穀類・いも類	角形食パン	6 枚切り 1 枚	60	13
	さつまいも（皮なし）	中 1/2 個	100	36
種実類・豆類	アーモンド（乾）	10 粒	20	50
	ごま（いり）	小さじ 1 杯	3	36
	ヘーゼルナッツ（フライ, 味付け）	1 人分	20	26
	だいず（ゆで）	大さじ 4 杯	40	32
	きな粉（全粒黄大豆）	大さじ 1 杯	6	11
	木綿豆腐	1/2 丁	150	140
	糸引き納豆	大さじ 2 杯	50	45
	おから	1/2 カップ	65	53
魚介類	まあじ（開き干し）	1 尾	50	18
	むろあじ（くさや）	1/2 尾		150
	まいわし（丸干し）	1 尾	30	132
	しらす干し（微乾燥品）	大さじ 2 杯	10	28
	かたくちいわし（田作り）	1 人分	30	750
	はぜ（つくだ煮）	1 人分	20	240
	ふな（甘露煮）	1 人分	50	600
	あみ（塩辛）	1 人分	10	46
	干しえび	1 人分	10	710
	うなぎ（かば焼）	1 人分	80	120
	さくらえび（素干し）	大さじ 2 杯	6	120
	しろさけ（水煮缶詰）	小 1/2 缶	40	76
卵類・乳類	鶏卵（全卵）	1 個	50	23
	鶏卵（卵黄）	1 個	17	24
	普通牛乳	1 本	200	220
	脱脂粉乳（スキムミルク）	大さじ 1 杯	6	66
	ヨーグルト（全脂無糖）	1 人分	100	120
	ヨーグルト（ドリンクタイプ）	1 本	200	220
	アイスクリーム（普通脂肪）	1 個	100	140
	パルメザンチーズ	小さじ 1 杯	10	130
	プロセスチーズ	1 切れ	20	126
野菜類・藻類	こまつな（葉）	1/4 束	80	136
	しゅんぎく	1 人分	50	60
	だいこん（葉）	1 人分	35	60
	チンゲンサイ	小 1 株	100	100
	和種なばな	1 人分	50	80
	切干しだいこん	1 人分	15	75
	モロヘイヤ	1 人分	50	130
	りしりこんぶ	5 cm 角	5	38
	ほしひじき（ステンレス釜）	煮物 1 人分	5	50
	乾燥わかめ（素干し）	1 人分	5	39
果実類	パパイア（完熟）	1/4 個	100	20
菓子類	ゼリー（ミルク）	1 個	100	110
	ホットケーキ	1 枚	100	110
	ミルクチョコレート	板 1 枚	50	120

（日本食品標準成分表 2020 年版より算出）

⑰マグネシウム

	食品名	目安量	重量(g)	含有量(mg)
穀類	スパゲッティ（乾）	1 人分	100	55
	そば（ゆで）	1 人分	180	49
	アマランサス	大さじ 1 杯	13	35
	ポップコーン	1/2 袋	50	48
種実類・豆類	アーモンド（乾）	10 粒	20	58
	らっかせい（いり）	10 粒	10	20
	ごま（いり）	小さじ 1 杯	3	11
	あずき（全粒, ゆで）	1/3 カップ	50	22
	いんげんまめ（ゆで）	1/3 カップ	50	23
	だいず（ゆで）	大さじ 4 杯	40	40
	きな粉（全粒黄大豆）	大さじ 1 杯	6	16
	糸引き納豆	大さじ 2 杯	50	50
	豆みそ	大さじ 1 杯	18	23
肉類	牛肉（和牛, もも, 皮下脂肪なし）	ステーキ 1 枚	100	23
	豚肉（大型種, ロース, 皮下脂肪なし）	ステーキ 1 枚	100	24
	鶏肉（若鶏, ささ身）	3 本	90	28
魚介類	しらす干し（微乾燥品）	大さじ 2 杯	10	8
	すじこ	大さじ 1 杯	20	16
	くろまぐろ（脂身・とろ）	1 人分	50	18
	あかがい	2 個	50	28
	かき（養殖）	3 個	50	33
	ほたてがい	1 個	100	59
	するめ	おつまみ 1 皿分	10	17
	大正えび	2 尾	50	23
卵類・乳類	普通牛乳	1 本	200	20
	脱脂粉乳（スキムミルク）	大さじ 1 杯	6	7
	パルメザンチーズ	小さじ 1 杯	10	6
	プロセスチーズ	1 切れ	20	4
野菜類・藻類	スイートコーン	1 本	200	74
	えだまめ（ゆで）	1 皿分	50	36
	オクラ	5 個	50	26
	ごぼう（根, ゆで）	煮物 1 人分	50	20
	しゅんぎく	1 人分	50	13
	ブロッコリー（ゆで）	サラダ 1 人分	50	9
	ほうれんそう	1 人分	50	35
	ほしのり	1 枚	2	7
	ほしひじき（ステンレス釜）	小さじ 1 杯	5	32
	こんぶ（つくだ煮）	1 人分	10	10
果実類	かき（干しがき）	中 1 個	40	10
	バナナ	1 本	100	32
菓子類	ポテトチップス	1/2 袋	50	35
	黒砂糖	大さじ 1 杯	10	3
	ミルクチョコレート	板 1 枚	50	37
嗜好飲料類	ピュアココア	小さじ 1 杯	2	9
	インスタントコーヒー	小さじ 1 杯	2	8

（日本食品標準成分表 2020 年版より算出）

⑱**鉄**

	食品名	目安量	重量(g)	含有量(mg)
穀類	オートミール	1 人分	30	1.2
	ライ麦パン	1 枚	60	0.8
	ぶどうパン	1 枚	60	0.5
	うどん（ゆで）	1 玉	250	0.5
	そうめん・ひやむぎ（乾）	1 人分	80	0.5
	マカロニ・スパゲッティ（乾）	1 人分	100	1.4
	干しそば（乾）	1 人分	100	2.6
種実類・豆類	アーモンド（乾）	10 粒	20	0.7
	グリンピース（揚げ豆）	10 粒	20	1.1
	ごま（いり）	小さじ 1 杯	3	0.3
	バターピーナッツ	15 粒	20	0.4
	あずき（あん，さらしあん）	1 人分	30	2.2
	あずき（乾）	1 人分	30	1.7
	うずら豆	1 人分	50	1.2
	おたふく豆	1 人分	30	1.6
	だいず（ゆで）	大さじ 4 杯	40	0.9
	きな粉（全粒黄大豆）	大さじ 1 杯	6	0.5
	木綿豆腐	1/2 丁	150	2.3
	焼き豆腐	1/4 丁	75	1.2
	生揚げ	1/2 枚	100	2.6
	油揚げ	小 1 枚	10	0.3
	がんもどき	1 人分	40	1.4
	凍り豆腐	1 個	20	1.5
	糸引き納豆	大さじ 2 杯	50	1.7
	米みそ（赤色辛みそ）	大さじ 1 杯	20	0.9
	豆みそ	大さじ 1 杯	18	1.2
	おから	1/2 カップ	65	0.8
肉類	牛肉（和牛，かたロース，脂身つき）	1 人分	100	0.7
	牛肉（和牛，もも，脂身つき）	ステーキ 1 枚	100	2.5
	牛肉（和牛，ランプ，脂身つき）	1 人分	80	1.1
	牛肉（ひき肉）	1 人分	80	1.9
	牛肉（舌）	1 人分	50	1.0
	牛肉（肝臓）	1 人分	50	2.0
	コンビーフ缶詰	小 1/2 缶	50	1.8
	鶏肉（若鶏，もも，皮なし）	1 人分	100	0.6
	鶏肉（ひき肉）	1 人分	80	0.6
	スモークレバー（豚）	1 人分	50	10.0
	あいがも（皮つき）	1 人分	50	1.0
	鶏肉（肝臓）	1 人分	50	4.5
	鶏肉（すなぎも）	1 人分	30	0.8
	豚肉（大型種，かたロース，脂身つき）	1 人分	100	0.6
	豚肉（大型種，もも，脂身つき）	1 人分	80	0.6
	豚肉（大型種，ヒレ）	ステーキ 1 枚	100	0.9
	豚肉（ひき肉）	1 人分	80	0.8
	豚肉（肝臓）	1 人分	50	6.5
	ベーコン	1 枚	15	0.1
	ロースハム	2 枚	40	0.2
	フランクフルトソーセージ	1 本	50	0.5

	食品名	目安量	重量(g)	含有量(mg)
魚介類	むろあじ（くさや）	1/2 尾	50	1.6
	まいわし	1 尾	100	2.1
	まいわし（丸干し）	1 尾	30	1.3
	まいわし（みりん干し）	1 枚	25	1.1
	うなぎ（かば焼）	1 人分	80	0.6
	かつお（春獲り）	1 人分	80	1.5
	なまり節	1 切れ	50	2.5
	しろさけ	1 切れ	80	0.4
	まさば	1 切れ	80	1.0
	さんま	1 尾	100	1.4
	はぜ（つくだ煮）	1 人分	20	2.4
	ぶり	1 切れ	80	1.0
	きはだまぐろ	1 切れ	80	1.6
	まぐろ（缶詰，味付け，フレーク，ライト）	サラダ 1 人分	30	1.2
	まぐろ（缶詰，油漬，フレーク，ライト）	サラダ 1 人分	30	0.2
	にじます（淡水養殖）	1 尾	100	0.2
	わかさぎ	5 尾	50	0.5
	あさり	1 人分	50	1.9
	しじみ	1 人分	50	4.2
	かき（養殖）	3 個	50	1.0
	はまぐり	1 人分	50	1.1
	あみ（つくだ煮）	大さじ 1 杯	7	0.5
	しばえび	8 尾	60	0.6
	焼き竹輪	1 本	120	1.2
	魚肉ソーセージ	1 本	90	0.9
卵類・加工食品	鶏卵（全卵）	1 個	50	0.8
	ハンバーグ	1 個	30	0.4
	しゅうまい	1 人分（8 個）	120	1.1
野菜類・きのこ類・藻類	えだまめ（ゆで）	1 皿分	50	1.3
	グリンピース	1 人分	50	0.9
	おかひじき	1/2 パック	50	0.7
	かぶ（葉）	1 株分	50	1.1
	からしな（葉）	1 人分	50	1.1
	こまつな（葉）	1/4 束	80	2.2
	しゅんぎく	1 人分	50	0.9
	だいこん（葉）	1 人分	35	1.1
	切干しだいこん	1 人分	15	0.5
	チンゲンサイ	小 1 株	100	1.1
	和種なばな	1 人分	50	1.5
	ほうれんそう（ゆで）	和え物 1 人分	50	0.5
	モロヘイヤ	1 人分	50	0.5
	サニーレタス	1 人分	50	0.9
	えのきたけ	1/2 袋	50	0.6
	きくらげ（乾）	1 人分	0.5	0.2
	ほんしめじ	1/2 パック	50	0.3
	焼きのり	1 枚	2	0.2
	ほしひじき（ステンレス釜）	小さじ 1 杯	5	0.3
	ほしひじき（鉄釜）	小さじ 1 杯	5	2.9
	もずく	1 人分	50	0.4
果実類	アボカド	1/2 個	80	0.5
	あんず（乾）	5 個	30	0.7
	グーズベリー	1 人分	50	0.7
	干しぶどう	1 つまみ	10	0.2

（日本食品標準成分表 2020 年版より算出）

⑲リン

	食品名	目安量	重量 (g)	含有量 (mg)
穀類	中華スタイル即席カップめん（油揚げ）	1人分	100	110
	そば（ゆで）	1人分	180	144
種実類・豆類	アーモンド（乾）	10粒	20	92
	らっかせい（いり）	10粒	10	39
	ごま（いり）	小さじ1杯	3	17
	きな粉（全粒黄大豆）	大さじ1杯	6	40
	がんもどき	1人分	40	80
	豆みそ	大さじ1杯	18	45
肉類	牛肉（和牛，かた，皮下脂肪なし）	1人分	100	160
	牛肉（和牛，もも，皮下脂肪なし）	ステーキ1枚	100	170
	牛肉（肝臓）	1人分	50	165
	鶏肉（若鶏，むね，皮なし）	1人分	100	220
	鶏肉（肝臓）	1人分	50	150
	豚肉（大型種，そともも，皮下脂肪なし）	1人分	100	200
	豚肉（肝臓）	1人分	50	170
	ロースハム	2枚	40	112
魚介類	まあじ（開き干し）	1尾	50	110
	むろあじ（くさや）	1/2尾	50	405
	あゆ（養殖，焼き）	1尾	80	344
	いかなご（つくだ煮）	1人分	20	164
	まいわし（丸干し）	1尾	30	171
	かたくちいわし（田作り）	1人分	30	690
	すじこ	大さじ1杯	20	98
	さんま（缶詰，味付け）	1人分	80	280
	ししゃも（生干し）	2尾	30	129
	たらこ	1腹	60	234
	わかさぎ	5尾	50	175
	あさり（つくだ煮）	大さじ1杯	15	45
	ほたてがい	1個	100	210
	するめ	おつまみ1皿分	10	110
	さくらえび（素干し）	大さじ2杯	6	72
	はんぺん	1枚	50	55
	焼き竹輪	1本	120	132
卵類・乳類	鶏卵（全卵）	1個	50	85
	コーヒーホワイトナー（液状，乳脂肪）	1個	10	15
	脱脂粉乳（スキムミルク）	大さじ1杯	6	60
	パルメザンチーズ	小さじ1杯	10	85
	普通牛乳	1本	200	186
野菜類	えだまめ（ゆで）	1皿分	50	85
	くわい	1個	30	45
菓子類	ミルクチョコレート	板1枚	50	120
	ホットケーキ	1枚	100	160
嗜好飲料類	抹茶	小さじ1杯	2	7
	ピュアココア	小さじ1杯	2	13
	インスタントコーヒー	小さじ1杯	2	7

（日本食品標準成分表2020年版より算出）

⑳亜鉛

	食品名	目安量	重量 (g)	含有量 (mg)
穀類・いも類	角形食パン	6枚切り1枚	60	0.3
	米飯	茶碗軽く1杯	100	0.6
	そば（ゆで）	1人分	180	0.7
	アマランサス	大さじ1杯	13	0.8
種実類・豆類	アーモンド（乾）	10粒	20	0.7
	ごま（いり）	小さじ1杯	3	0.2
	らっかせい（いり）	10粒	10	0.3
	あずき（全粒，ゆで）	1/3カップ	50	0.5
	えんどう（ゆで）	1/3カップ	50	0.7
	だいず（ゆで）	大さじ4杯	40	0.8
	きな粉（全粒黄大豆）	大さじ1杯	6	0.2
	糸引き納豆	大さじ2杯	50	1.0
	豆みそ	大さじ1杯	18	0.4
肉類	牛肉（和牛，サーロイン，皮下脂肪なし）	ステーキ1枚	100	3.1
	牛肉（和牛，もも，皮下脂肪なし）	ステーキ1枚	100	4.3
	牛肉（肝臓）	1人分	50	1.9
	鶏肉（若鶏，もも，皮つき）	1人分	100	1.6
	鶏肉（肝臓）	1人分	50	1.7
	豚肉（大型種，そともも，皮下脂肪なし）	1人分	100	2.1
	豚肉（肝臓）	1人分	50	3.5
	めんよう（ラム，ロース，脂身つき）	1人分	100	2.6
魚介類	イクラ	大さじ1杯	20	0.4
	かき（養殖）	3個	50	7.0
	キャビア	小さじ1杯	10	0.3
	たらばがに（ゆで）	1人分	100	4.2
	ほたてがい	1個	100	2.7
	うなぎ（かば焼）	1人分	80	2.2
	めざし	2尾	30	0.4
	しらす干し（微乾燥品）	大さじ2杯	10	0.2
	すじこ	大さじ1杯	20	0.4
	まさば	1切れ	80	0.9
卵類・乳類	鶏卵（全卵）	1個	50	0.6
	普通牛乳	1本	200	0.8
	パルメザンチーズ	小さじ1杯	10	0.7
	プロセスチーズ	1切れ	20	0.6
野菜類・藻類	スイートコーン	1本	200	2.0
	ほうれんそう	1人分	50	0.4
	ほしのり	1枚	2	0.1
	ほしひじき（ステンレス釜）	小さじ1杯	5	0.1
果実類	かき（干しがき）	中1個	40	0.1
	いちご	5粒	80	0.2
	バナナ	1本	100	0.2
嗜好飲料類	抹茶	小さじ1杯	2	0.1
	ピュアココア	小さじ1杯	2	0.1
	ミルクチョコレート	板1枚	50	0.8

（日本食品標準成分表2020年版より算出）

㉑プリン体

	食品名	目安量	重量（g）	含有量（mg）
穀 類	玄米	茶碗軽く1杯	50	18.7
	胚芽米	茶碗軽く1杯	50	17.3
	精白米	茶碗軽く1杯	50	13.0
	そば粉	1/2カップ	60	45.5
	小麦粉（強力粉）	1/2カップ	60	15.5
種実類・豆類	あずき	1/3カップ	50	38.8
	だいず	大さじ2杯	20	34.5
	糸引き納豆	大さじ2杯	50	57.0
	豆腐	1/2丁	150	46.7
	ピーナッツ	15粒	20	9.8
魚介類	まあじ	1人分	80	132.2
	まいわし	1人分	80	168.3
	まさば	1人分	80	97.7
	かつお	1人分	80	169.1
	まぐろ	1人分	80	125.9
	するめいか	1人分	80	149.4
	大正えび	3尾	50	136.6
	かき（養殖）	3個	50	92.3
	あんこう（きも）	1人分	50	52.2
	まだこ	1人分	50	68.7
	いくら	大さじ1杯	20	0.74
	いさき白子	1人分	50	152.8
	うに	1人分	20	27.5
	たらこ	1/2腹	60	72.4
	めんたいこ	1人分	20	31.9
肉 類	牛肉（かたロース）	1人分	100	90.2
	牛肉（ヒレ）	ステーキ1枚	100	98.4
	牛肉（肝臓）	1人分	50	109.9
	鶏肉（もも）	1人分	80	98.3
	鶏肉（ささ身）	3枚	90	138.5
	鶏肉（肝臓）	1人分	50	156.1
	豚肉（ロース）	ステーキ1枚	100	90.9
	豚肉（ヒレ）	ステーキ1枚	100	119.7
	豚肉（肝臓）	1人分	50	142.4
	生ハム	1人分	30	41.5
	サラミ	1人分	30	36.1
卵類・乳類	鶏卵（全卵）	1個	50	0.0
	普通牛乳	1本	200	0.0
	チーズ	1切れ	20	1.1
野菜類・きのこ類	カリフラワー	1人分	50	28.6
	ほうれんそう	1人分	50	25.7
	豆もやし	1人分	50	28.7
	ブロッコリー	1人分	50	35.0
	まいたけ	1人分	50	49.3
し好飲料類	焼酎	コップ1/2杯	100 mL	0.0
	ワイン	グラス1杯	100 mL	0.4
	清酒	ちょうし1本	180 mL	2.2
	ビール（平均）	コップ1杯	200 mL	4.6
	発泡酒（平均）	コップ1杯	200 mL	3.8
	発泡酒（プリン体カット）	コップ1杯	200 mL	0.2

〔公益財団法人痛風財団HP（http://www.tufu.or.jp/gout/gout4/447.html）の食品・飲料中のプリン体含有量より算出〕

㉒食塩相当量

食品名		目安量	重量（g）	含有量（g）
穀　類	角形食パン	6 枚切り 1 枚	60	0.7
	うどん（ゆで）	1 玉	250	0.8
	そうめん・ひやむぎ（ゆで）	1 人分	200	0.4
	中華めん（ゆで）	1 玉	220	0.4
	即席中華めん（油揚げ）	1 人分	100	5.6
種実類・豆類	アーモンド（乾）	10 粒	20	0.0
	バターピーナッツ	15 粒	20	0.1
	米みそ（甘みそ）	大さじ 1 杯	20	1.2
	米みそ（赤色辛みそ）	大さじ 1 杯	20	2.6
	米みそ（淡色辛みそ）	大さじ 1 杯	20	2.5
	豆みそ	大さじ 1 杯	18	2.0
油脂類	有塩バター	大さじ 1 杯	13	0.2
	ソフトタイプマーガリン	大さじ 1 杯	13	0.2
魚介類	まいわし（丸干し）	1 尾	30	1.1
	しらす干し（微乾燥品）	大さじ 2 杯	10	0.4
	しろさけ（塩ざけ）	1 切れ	60	1.1
	いか（塩辛）	1 人分	50	3.5
	練りうに	大さじ 1 杯	10	0.7
	焼き抜きかまぼこ	2 切れ	60	1.4
	焼き竹輪	1 本	120	2.5
	さつま揚げ	大 1 枚	60	1.1
	はんぺん	1 枚	50	0.8
	たらこ	1 腹	60	2.8
卵類・乳類・加工食品	ピータン	1 個	50	1.0
	プロセスチーズ	1 切れ	20	0.6
	エダムチーズ	1 切れ	20	0.4
	パルメザンチーズ	小さじ 1 杯	10	0.4
	カレー（ビーフ）	1 人分	100	1.7
	ミートボール（素揚げ）	1 人分（8 個）	120	1.4
	メンチカツ（フライ用，冷凍）	1 人分	100	0.9
野菜類・藻類	だいこん（みそ漬）	2 切れ	30	2.2
	福神漬	大さじ 1 杯	30	1.5
	だいこん（塩押しだいこん漬）	2 切れ	20	0.7
	しろうり（奈良漬）	2 切れ	20	1.0
	なす（ぬかみそ漬）	2 切れ	50	1.3
	きゅうり（ぬかみそ漬）	2 切れ	50	2.7
	はくさい（塩漬）	1 人分	50	1.1
	こんぶ（つくだ煮）	1 人分	10	0.7
果実類	梅干し（塩漬）	1 個	10	1.8
菓子類	しょうゆせんべい	1 枚	30	0.4
	あられ	1 人分	30	0.5
調味料類	食塩	小さじ 1 杯	5	5.0
	ウスターソース	大さじ 1 杯	18	1.5
	トマトケチャップ	大さじ 1 杯	18	0.6
	マヨネーズ（全卵型）	大さじ 1 杯	14	0.3
	こいくちしょうゆ	大さじ 1 杯	18	2.6
	しろしょうゆ	大さじ 1 杯	18	2.6
	うすくちしょうゆ	大さじ 1 杯	18	2.9
	たまりしょうゆ	大さじ 1 杯	18	2.3

（日本食品標準成分表 2020 年版より算出）

㉓外食に含まれる食塩相当量

食品名	目安量	重量 (g)	含有量 (g)
かつ丼	1人分	400	3.0
親子丼	1人分	400	2.5
うなぎ丼	1人分	400	2.4
みそ汁	1椀	150	2.1
吸い物	1椀	150	1.2
すき焼き	1人分	300	2.5
寄せ鍋	1人分	300	2.9
しゅうまい（冷凍）	1人分（8個）	120	1.1
野菜煮付け	1人分	100	1.8〜3.0
茶碗蒸し	1人分	100	1.0
酢の物	1人分	100	0.5
エビフライ	1人分	100	1.3
ビーフシチュー	1人分	250	3.6
ハンバーグ	1人分	130	2.4
ベーコンエッグ	1人分	100	1.5
オムライス	1人分	300	2.3
カレーライス	1人分	400	1.9
チャーハン	1人分	300	2.5
かけうどん（汁含む）	1人分	300	4.5
きつねうどん（汁含む）	1人分	300	5.2
月見うどん（汁含む）	1人分	300	5.2
山かけうどん（汁含む）	1人分	300	6.5
ミートスパゲッティ	1人分	300	3.1
ナポリタンスパゲッティ	1人分	300	2.9
カルボナーラスパゲッティ	1人分	300	2.2

注）食塩相当量は，各飲食店により差がある.

㉔菓子類に含まれるショ糖量

	食品名	目安量	重量 (g)	含有量 (g)
菓子パン類	あんパン（こしあん入り）	1個	70	10.8
	ジャムパン	1個	70	16.0
	クリームパン	1個	70	5.0
	ホットケーキ	1枚	100	7.4
	メロンパン	1個	70	11.4
洋菓子類	シュークリーム	1個	100	14.5
	ショートケーキ	1個	80	19.5
	ケーキドーナッツ	1個	50	11.7
	ミルクチョコレート	板1枚	50	21.7
	カバーリングチョコレート	1個	20	6.7
	カスタードプリン	1個	100	10.6
	マロングラッセ	1個	30	19.5
和菓子類	甘納豆（あずき）	大さじ1杯	10	5.9
	あめ玉	1個	15	12.3
	ういろう	1切れ	50	13.3
	うぐいすもち	1個	50	16.4
	カステラ	1切れ	50	19.5
	きんつば	1個	50	18.8
	ぜんざい（汁）	1人分	100	29.7
	大福もち	1個	70	11.0
	どら焼（つぶしあん入り）	1個	60	26.3
	もなか	1個	40	17.2
	練りようかん	1切れ	50	27.8
	らくがん	1個	50	29.7
飲料類	炭酸飲料（コーラ）*	1缶	350	28.4
	炭酸飲料（サイダー）*	1缶	350	20.3
	コーヒー飲料*	1缶	200	8.6
	乳酸菌飲料*	1本	90	7.8
	うんしゅうみかん（果実飲料，ストレート）	1缶	200	7.4
果物類	オレンジゼリー	1人分	80	10.4
	パインアップル（缶詰）	1人分	50	3.3
	いちごジャム（高糖度）	大さじ1杯	20	12.0

＊果糖を含む.

（日本食品標準成分表 2020 年版 炭水化物成分表編より算出）

	食品名	目安量	重量 (g)	滞留時間 (時,分)		食品名	目安量	重量 (g)	滞留時間 (時,分)
穀類・いも類	米飯	茶碗軽く 1 杯	100	2,15	肉類	獣肉（一般）	1 人分	100	3,00～4,00
	かゆ	茶碗 1/2 杯	100	1,45		牛肉（ステーキ）	1 人分	100	4,15
	食パン	3 枚	200	2,45		牛肉（すき焼き）	1 人分	100	2,45
	うどん（ゆで）	1/2 玉	100	2,45		鶏肉	1 人分	100	3,00
	そば（ゆで）	1/2 玉	100	2,30	魚介類	魚肉	大 1 切れ	100	2,00～3,00
	もち	2 個	100	2,30		たい（塩焼き）	大 1 切れ	100	3,15
	くず湯	1 人分	200	2,30		たい（さしみ）	1 人分	50	2,00
	じゃがいも	小 1 個	100	2,30		かれい（塩焼き）	大 1 切れ	100	3,00
	さつまいも	中 1/2 個	100	3,00		かれい（さしみ）	大盛り	100	2,30
種実類・豆類	ピーナッツ	1/2 カップ	100	3,30		えび（天ぷら）	1 人分	100	4,00
	みそ汁	大 1 人分	200	2,30		かまぼこ	5 切れ	100	3,15
野菜類	にんじん	大 1 本	100	2,00～3,00	卵類・乳類	鶏卵（生）	2 個	100	2,30
	たけのこ（ゆで）	1 本	100	3,15		鶏卵（半熟）	2 個	100	1,30
	とろろ汁	1/2 杯	100	2,45		鶏卵（だし巻き）	2 個	100	2,45
果実類	バナナ	1 本	100	1,45		鶏卵（煮）	2 個	100	3,15
	りんご	小 1/2 個	100	1,45		普通牛乳	1 本	200	2,00
し好飲料類	コーヒー	1 杯	200	2,15					
	水	1 杯	200	1,30					

注）食品の胃内滞留時間には個人差がある.

① 輸液について

　輸液の目的には「水・電解質の補給」「栄養の補給」「血管の確保」「病態の治療」などがある．
なかでも最も重要なのは「水・電解質の補給」で，体液を正常な状態に保つ働きがある．その次に
「栄養の補給」で，長期間食事がとれない場合に，水・電解質のほかに，糖質，たんぱく質，脂質，
ビタミンなどの栄養素をバランスよく投与する．

　食事などから水分や電解質を摂取し，ほぼ同じ量を体外に排泄して体内のバランスをとっている．
何らかの原因でこの恒常性が崩れた場合には，輸液により体液の異常を是正し病態の治療効果を高め
ることができ，回復までの時間も短縮される．

② 体液の電解質組成

　細胞内液には，カリウム (K^+) やリン酸 (HPO_4^{2-}) イオンが多く，細胞外液ではナトリウム (Na^+)
やクロール (Cl^-) イオンがおもな電解質である．体液の電解質組成が細胞の内と外で著しく異なるの
は，細胞を包んでいる細胞膜が電解質の移動を制御しているためである．細胞膜は水を自由に通す
が，電解質などほとんどの物質の出入りを制御している．また，毛細血管壁は，水・電解質・アミノ
酸のような低分子物質は自由に通すが，血漿タンパク（アルブミンなど）のような高分子物質は通さ
ない．このため，タンパク質が血管内に留まり，この血漿タンパクにより血管内に水分が保持される．

　栄養管理には，経腸（口や腸）と輸液剤栄養量の確認が必須である．輸液剤には目的によってさま
ざまな種類があり，疾患や症状などに合わせて選択される．輸液の種類と製品の一部（**図1**，**表1**）
を示す．

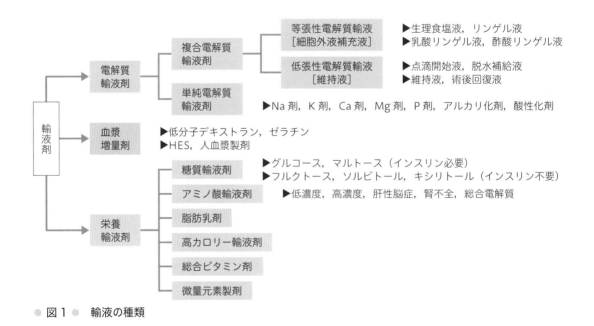

● 図1 ● 輸液の種類

● 表 1 ● 輸液製品一覧

輸液の種類	等張性電解質輸液			低張性電解質輸液			アミノ酸製剤*	PPN*	乳脂肪剤*	TPN（高カロリー輸液）*	
	生理食塩液	乳酸リンゲル液	酢酸リンゲル液	点滴開始液	脱水補給液	維持液	高濃度アミノ酸液	末梢静脈栄養輸液			
製品名（液量）	大塚生食注 (50 mL)	ラクテック注 (250 mL)	フィジオ140 (250 mL)	ソリタ-T1号 (200 mL)	ソリタ-T2号 (200 mL)	アクチット (200 mL)	アミパレン (200 mL)	ビーフリード (500 mL)	イントラリポス20% (100 mL)	エルネオパNF1号 (1,000 mL)	ネオパレン1号 (1,000 mL)
組成（単位）											
Na$^+$ (mEq/L)	154	130	140	90	84	45	約0.4	17.5	–	50	50
K$^+$ (mEq/L)	–	4	4	–	20	17	–	10	–	22	22
Ca^{2+} (mEq/L)	–	3	3	–	–	–	–	2.5	–	4	4
Mg^{2+} (mEq/L)	–	–	2	–	–	5	–	2.5	–	4	4
Cl$^-$ (mEq/L)	154	109	115	70	66	37	–	17.5	–	50	50
SO$_4^{2-}$ (mEq/L)	–	–	–	–	–	–	–	2.5	–	4	4
Lactate$^-$ (mEq/L)	–	28	–	20	20	–	–	–	–	11	–
Acetate$^-$ (mEq/L)	–	–	25	–	–	20	約24	8	–	39	47
Gluconate$^-$ (mEq/L)	–	–	3	–	–	–	–	–	–	–	–
Citrate^{3-} (mEq/L)	–	–	6	–	–	–	–	3	–	8	4
H$_2$PO$_4^-$ (mEq/L)	–	–	–	–	10	10	–	–	–	–	–
P (mmol/L)	–	–	–	–	–	–	–	5	–	5	5
Zn (μmol/L)	–	–	–	–	–	–	–	2.5	–	30	20
糖質 (g/容器)	–	–	2.5	5.2	6.4	10	–	37.5	–	120	120
糖質 (%)	–	–	1	2.6	3.2	5	–	7.5	–	12	12
総遊離アミノ酸含量 (g/容器)	–	–	–	–	–	–	20	15	–	20	20
総窒素含有量 (g/容器)	–	–	–	–	–	–	3.13	2.35	–	3.13	3.13
脂質 (g/容器)	–	–	–	–	–	–	–	–	20	–	–
ビタミンB$_1$ (mg/容器)	–	–	–	–	–	–	–	0.96	–	3.84	1.95
ビタミンB$_2$ (mg/容器)	–	–	–	–	–	–	–	–	–	2.3	2.3
ビタミンC (mg/容器)	–	–	–	–	–	–	–	–	–	100	50
総熱量 (kcal/容器)	–	–	10	21	26	40	–	210	約200	560	560
非蛋白熱量 (kcal/容器)	–	–	–	–	–	–	–	150	–	480	480
非蛋白熱量 (/N比)	–	–	–	–	–	–	–	64	–	153	153
E/N比	–	–	–	–	–	–	1.44	1.44	–	1.44	1.44
BCAA含有率 (%)	–	–	–	–	–	–	30	30	–	30	30
pH	4.5～8.0	6.0～7.5	5.9～6.2	3.5～6.5	3.5～6.5	4.3～6.3	6.5～7.5	約6.7	6.5～8.5	約5.2	約5.6
浸透圧比** (混合後)	約0.9	約1	約1	約1	約1	約1	約3	約3	約1	約5.2	約4

*の製品はアミノ酸組成の詳細，含有ビタミンは一部省略
**は生理食塩液に対する比

（輸液製剤協議会：輸液製剤の組成一覧表より作表）

213

糖尿病食品交換表の絵カード

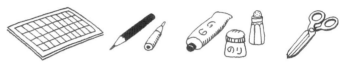

カードを切り抜いて並べてみよう

● 準備するもの

・食品絵カード（p.216 ～ 225）の拡大コピー（B5 → A4）各 1 枚

・色鉛筆

・はさみ，のり

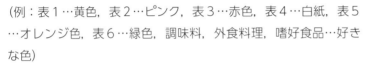

● 食品絵カードの利用方法

1. カードの枠に沿って，線を表別に色を変えて，色鉛筆で上書きしましょう．

    （例：表 1 …黄色，表 2 …ピンク，表 3 …赤色，表 4 …白紙，表 5 …オレンジ色，表 6 …緑色，調味料，外食料理，嗜好食品…好きな色）

2. 絵カードを，はさみで切り取ります．

3. 1 日の食事内容を表 1 ～ 6，嗜好食品にそれぞれまとめます．

4. 第 2 章 05　糖尿病の栄養ケア（p.62）と比較してみましょう．

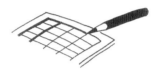

● 主治医から指示された 1 日の摂取エネルギーが 1,840 kcal（23 単位）の場合
  （炭水化物 55％の配分例）

カード 1 枚は 80 kcal（＝1 単位）を表しているので，指示単位にあわせて好きなカードを選びましょう．

表 1 （穀類，いも，豆）から	10 枚
表 2 （果物）から	1 枚
表 3 （魚介類，肉，卵，だいず）から	6 枚
表 4 （乳製品）から	1.5 枚
表 5 （油脂類，多脂性食品）から	1.5 枚
表 6 （野菜，海藻，きのこ，こんにゃくなど）から	1.2 枚
調味料（みそ，砂糖など）から	0.8 枚
嗜好食品[注1]	1 枚
合計	23 枚（単位）

注 1）嗜好食品（アルコール飲料，果物の缶詰，ドライフルーツ，嗜好飲料，アイスクリーム，ジャム，煮豆，菓子パン，菓子類など）は，原則として，糖尿病には好ましくない食品です．飲食する場合には，主治医や管理栄養士と相談し，その指示を守りましょう．

注 2）外食料理や調理加工品についても，主治医や管理栄養士の指導を受けましょう．

表1：10枚

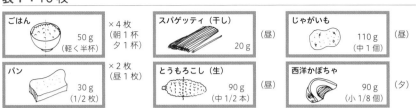

ごはん 50 g（軽く半杯） ×4枚（朝1杯 夕1杯）
パン 30 g（1/2枚） ×2枚（昼1枚）
スパゲッティ（干し）20 g（昼）
とうもろこし（生）90 g（中1/2本）（昼）
じゃがいも 110 g（中1個）（昼）
西洋かぼちゃ 90 g（小1/8個）（夕）

表2：1枚

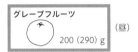

グレープフルーツ 200（290）g（昼）

表3：6枚

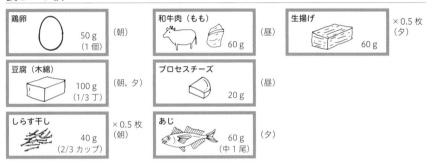

鶏卵 50 g（1個）（朝）
豆腐（木綿）100 g（1/3丁）（朝，夕）
しらす干し 40 g（2/3カップ）×0.5枚（朝）
和牛肉（もも）60 g（昼）
プロセスチーズ 20 g（昼）
あじ 60 g（中1尾）（夕）
生揚げ 60 g ×0.5枚（夕）

表4：1.5枚

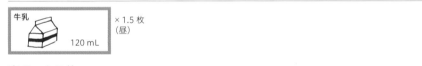

牛乳 120 mL ×1.5枚（昼）

表5：1.5枚

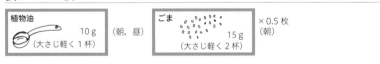

植物油 10 g（大さじ軽く1杯）（朝，昼）
ごま 15 g（大さじ軽く2杯）×0.5枚（朝）

表6：1.2枚

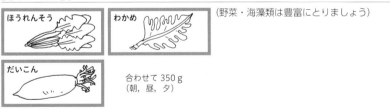

ほうれんそう
わかめ
だいこん
（野菜・海藻類は豊富にとりましょう）
合わせて350 g（朝，昼，夕）

調味料：0.8枚

みそ，砂糖など

嗜好食品：1枚

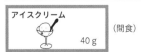

アイスクリーム 40 g（間食）

合計 23 枚（1,840 kcal）

	● 献立例
朝食	・ごはん（茶碗1杯） ・卵焼き ・みそ汁（豆腐，ねぎ，わかめ） ・ほうれんそうお浸し ・しらす干し（だいこんおろし）
昼食	・胚芽パン（1枚） ・牛肉・たまねぎ・もやし・にんじん炒め，サラダ油（付け合せ） ・スパゲッティ，粉ふきいも，とうもろこし（ゆで） ・牛乳 ・サラダ（レタス，トマト，きゅうり，チーズ） ・グレープフルーツ
間食	・アイスクリーム
夕食	・ごはん（茶碗1杯） ・あじの塩焼き ・かぼちゃと生揚げの煮物 ・吸い物（豆腐，かいわれ，しめじ）

表1　穀物，いも，炭水化物の多い野菜と種実，豆（だいずを除く）

ごはん　50 g（軽く半杯）	うどん（生）　30 g	さといも　140 g（中3個）	グリンピース　90 g
かゆ（全がゆ）　110 g（軽く半杯）	うどん（干し）　20 g	ながいも　120 g	そらまめ（生）　70 g（15〜20粒）
赤飯　40 g（軽く半杯）	スパゲッティ（干し）　20 g	じゃがいも　110 g（中1個）	あずき（ゆで）　60 g
もち　35 g（4×5×1.5 cm大）	とうもろこし（生）　90 g（中1/2本）	じねんじょ　70 g	あずき（乾燥）　25 g
米　25 g	ぎょうざの皮　30 g	さつまいも　60 g（中1/2個）	
食パン　30 g（1/2枚）	はるさめ（干し）　20 g	干しいも　25 g	
フランスパン　30 g	オートミール（干し）　20 g（大さじ3杯半）	れんこん　120 g	
ロールパン　25 g	乾パン　20 g	スイートコーン（缶詰）　100 g	
クロワッサン　20 g	クラッカー　20 g	西洋かぼちゃ　90 g（小1/8個）	
うどん（ゆで）　80 g（1/3玉）	コーンフレーク　20 g（カップ1杯）	ゆりね　60 g（小1個）	
そば（ゆで）　60 g	小麦粉　20 g（大さじ2杯）	くり　50 g（中4個）	
スパゲッティ（ゆで）　50 g	かたくり粉　20 g（大さじ2杯）	甘ぐり　40 g（4〜7個）	
中華めん（蒸し）　40 g	ふ　20 g	ぎんなん　40 g（25〜30粒）	

表2 くだもの（おもに炭水化物（果糖）を含む食品）　　　注）（　）内は皮・芯を含んだ重さ（g）

いちご 250 (260) g	はっさく 大1個 200 (310) g	ぶどう 150 (180) g	ブルーベリー 150 g
すいか 200 (330) g	バレンシアオレンジ 200 (330) g	いよかん 150 (250) g	プルーン 150 (160) g
なし 大1/2個 200 (240) g	ぶんたん 200 (400) g	ネーブル 150 (230) g	マンゴー 中1/2個 150 (230) g
ネクタリン 中2個 200 (240) g	ぽんかん 200 (310) g	レモン 中2個 150 (160) g	西洋なし 150 (180) g
パパイア 1/2個 200 (310) g	うんしゅうみかん 中2個 200 (270) g	いちじく 中3個 150 (180) g	ライチー 150 (210) g
びわ 中6個 200 (290) g	ラズベリー 200 g	かき 中1個 150 (170) g	りんご 中1/2個 150 (180) g
プラム（すもも） 200 (220) g	グレープフルーツ 200 (290) g	キウイフルーツ 中1個半 150 (180) g	アメリカンチェリー 100 (110) g
メロン 中1/2個 200 (400) g	さんぼうかん 200 (440) g	さくらんぼ 150 (170) g	バナナ 中1本 100 (170) g
もも 大1個 200 (240) g	なつみかん 中1個 200 (360) g	パインアップル 150 (270) g	

● 自分でカード（80 kcal ＝ 1 単位）をつくってみよう

表 3-1　魚介，肉，卵，チーズ，だいずとその製品

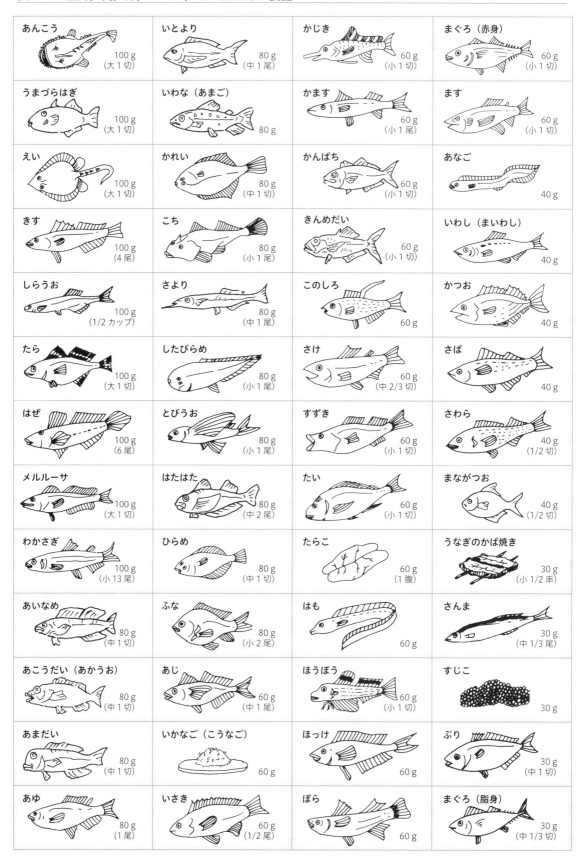

あんこう 100 g （大1切）	いとより 80 g （中1尾）	かじき 60 g （小1切）	まぐろ（赤身） 60 g （小1切）
うまづらはぎ 100 g （大1切）	いわな（あまご） 80 g	かます 60 g （小1尾）	ます 60 g （小1尾）
えい 100 g （大1切）	かれい 80 g （中1切）	かんぱち 60 g （小1切）	あなご 40 g
きす 100 g （4尾）	こち 80 g （小1尾）	きんめだい 60 g （小1切）	いわし（まいわし） 40 g
しらうお 100 g （1/2カップ）	さより 80 g （中1尾）	このしろ 60 g	かつお 40 g
たら 100 g （大1切）	したびらめ 80 g （小1尾）	さけ 60 g （中2/3切）	さば 40 g
はぜ 100 g （6尾）	とびうお 80 g （小1尾）	すずき 60 g （小1切）	さわら 40 g （1/2切）
メルルーサ 100 g （大1切）	はたはた 80 g （中2尾）	たい 60 g （小1切）	まながつお 40 g （1/2切）
わかさぎ 100 g （小13尾）	ひらめ 80 g （中1切）	たらこ 60 g （1腹）	うなぎのかば焼き 30 g （小1/2串）
あいなめ 80 g （中1切）	ふな 80 g （小2尾）	はも 60 g	さんま 30 g （中1/3尾）
あこうだい（あかうお） 80 g （中1切）	あじ 60 g （中1尾）	ほうぼう 60 g （小1切）	すじこ 30 g
あまだい 80 g （中1切）	いかなご（こうなご） 60 g	ほっけ 60 g	ぶり 30 g （中1切）
あゆ 80 g （1尾）	いさき 60 g （1/2尾）	ぼら 60 g	まぐろ（脂身） 30 g （中1/3切）

表3-2　魚介，肉，卵，チーズ，だいずとその製品（続き）

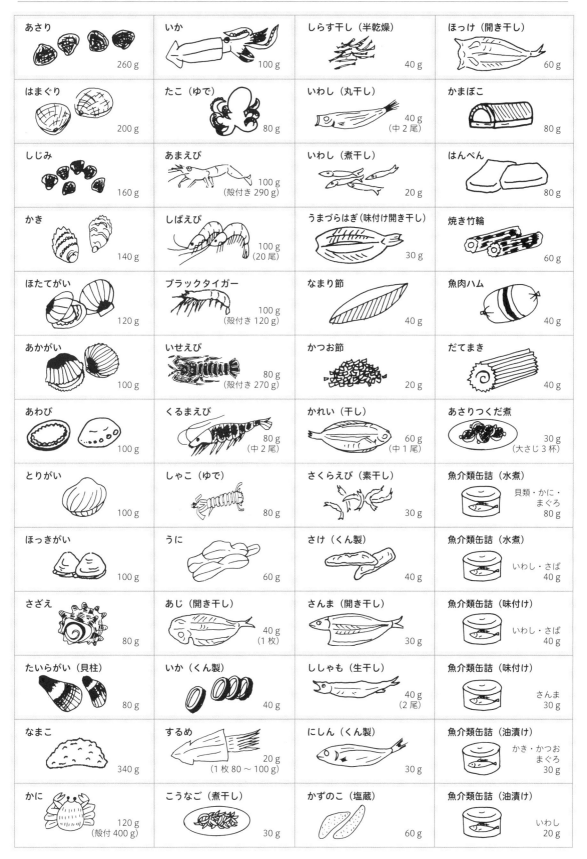

あさり　260 g	いか　100 g	しらす干し（半乾燥）　40 g	ほっけ（開き干し）　60 g
はまぐり　200 g	たこ（ゆで）　80 g	いわし（丸干し）　40 g（中2尾）	かまぼこ　80 g
しじみ　160 g	あまえび　100 g（殻付き 290 g）	いわし（煮干し）　20 g	はんぺん　80 g
かき　140 g	しばえび　100 g（20尾）	うまづらはぎ（味付け開き干し）　30 g	焼き竹輪　60 g
ほたてがい　120 g	ブラックタイガー　100 g（殻付き 120 g）	なまり節　40 g	魚肉ハム　40 g
あかがい　100 g	いせえび　80 g（殻付き 270 g）	かつお節　20 g	だてまき　40 g
あわび　100 g	くるまえび　80 g（中2尾）	かれい（干し）　60 g（中1尾）	あさりつくだ煮　30 g（大さじ3杯）
とりがい　100 g	しゃこ（ゆで）　80 g	さくらえび（素干し）　30 g	魚介類缶詰（水煮）　貝類・かに・まぐろ　80 g
ほっきがい　100 g	うに　60 g	さけ（くん製）　40 g	魚介類缶詰（水煮）　いわし・さば　40 g
さざえ　80 g	あじ（開き干し）　40 g（1枚）	さんま（開き干し）　30 g	魚介類缶詰（味付け）　いわし・さば　40 g
たいらがい（貝柱）　80 g	いか（くん製）　40 g	ししゃも（生干し）　40 g（2尾）	魚介類缶詰（味付け）　さんま　30 g
なまこ　340 g	するめ　20 g（1枚 80〜100 g）	にしん（くん製）　30 g	魚介類缶詰（油漬け）　かき・かつお　まぐろ　30 g
かに　120 g（殻付 400 g）	こうなご（煮干し）　30 g	かずのこ（塩蔵）　60 g	魚介類缶詰（油漬け）　いわし　20 g

表 3-3　魚介，肉，卵，チーズ，だいずとその製品（続き）

豆乳　180 g	湯葉（干し）　20 g	豚肉（ヒレ・もも）　60 g	ソーセージ・ウインナー　40 g
豆腐（絹ごし）　140 g	鶏卵（全卵）　50 g（1 個）	豚肉（かた・ロース）　40 g	ローストビーフ　40 g
豆腐（木綿）　100 g	うずら卵　50 g（5 ～ 7 個）	豚ひき肉　40 g	焼き豚　40 g
焼き豆腐　100 g	卵白　160 g（1 個分は 35 g）	鶏肉ささみ・むね　80 g	牛肉味付け缶詰　40 g
おから　80 g	卵黄　20 g（1 個分は 15 g）	鶏肉もも（皮なし）　60 g	コンビーフ（缶詰）　40 g
えだまめ（ゆで）　60 g	卵どうふ　100 g	鶏肉もも・手羽（皮付き）　40 g	
生揚げ　60 g	カテージチーズ　80 g	鶏ひき肉　40 g	
がんもどき　40 g（中 1/2 枚）	ナチュラルチーズ　20 g	レバー（牛・豚・鶏）　60 g	
納豆　40 g	プロセスチーズ　20 g	牛（舌）　30 g	
ゆでだいず　40 g（大さじ 3 杯）	チーズブレッド　20 g	羊肉（かた・ロース）　30 g	
油揚げ　20 g	和牛肉（ヒレ・もも）　40 g	プレスハム・ボンレスハム　60 g	
きな粉　20 g（大さじ 3 杯）	和牛肉（かた・そともも）　30 g	ロースハム　40 g	
凍り豆腐　20 g（1 個）	牛ひき肉　40 g	ショルダーハム・骨付きハム　30 g	

表4 牛乳と乳製品（チーズを除く）

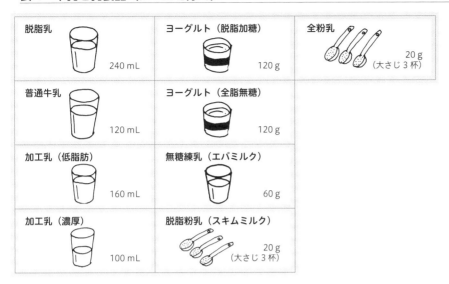

脱脂乳 240 mL	ヨーグルト（脱脂加糖） 120 g	全粉乳 20 g（大さじ3杯）
普通牛乳 120 mL	ヨーグルト（全脂無糖） 120 g	
加工乳（低脂肪） 160 mL	無糖練乳（エバミルク） 60 g	
加工乳（濃厚） 100 mL	脱脂粉乳（スキムミルク） 20 g（大さじ3杯）	

表5 油脂，多脂性食品

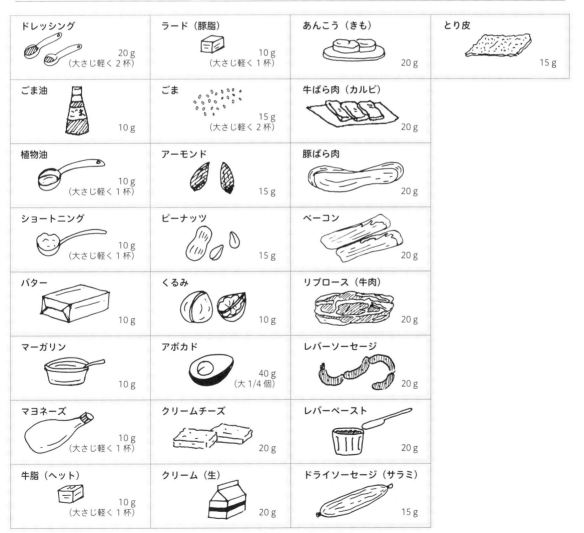

ドレッシング 20 g（大さじ軽く2杯）	ラード（豚脂） 10 g（大さじ軽く1杯）	あんこう（きも） 20 g	とり皮 15 g
ごま油 10 g	ごま 15 g（大さじ軽く2杯）	牛ばら肉（カルビ） 20 g	
植物油 10 g（大さじ軽く1杯）	アーモンド 15 g	豚ばら肉 20 g	
ショートニング 10 g（大さじ軽く1杯）	ピーナッツ 15 g	ベーコン 20 g	
バター 10 g	くるみ 10 g	リブロース（牛肉） 20 g	
マーガリン 10 g	アボカド 40 g（大1/4個）	レバーソーセージ 20 g	
マヨネーズ 10 g（大さじ軽く1杯）	クリームチーズ 20 g	レバーペースト 20 g	
牛脂（ヘット） 10 g（大さじ軽く1杯）	クリーム（生） 20 g	ドライソーセージ（サラミ） 15 g	

表6 野菜（炭水化物の多い一部の野菜を除く），海藻，きのこ，こんにゃく

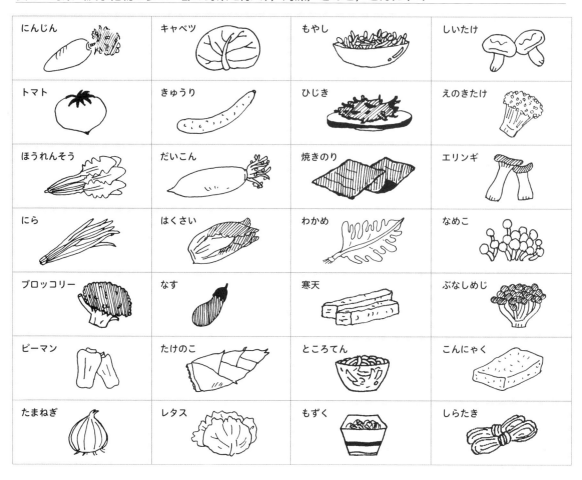

にんじん	キャベツ	もやし	しいたけ
トマト	きゅうり	ひじき	えのきたけ
ほうれんそう	だいこん	焼きのり	エリンギ
にら	はくさい	わかめ	なめこ
ブロッコリー	なす	寒天	ぶなしめじ
ピーマン	たけのこ	ところてん	こんにゃく
たまねぎ	レタス	もずく	しらたき

調味料（みそ，砂糖，みりんなど）　単位数を計算する調味料

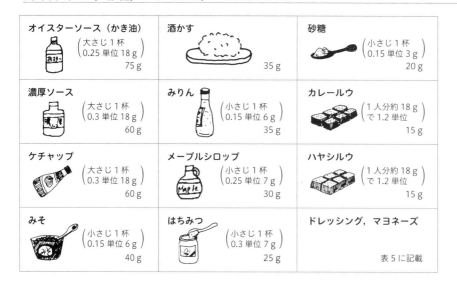

オイスターソース（かき油） （大さじ1杯 0.25 単位 18 g） 75 g	酒かす 35 g	砂糖 （小さじ1杯 0.15 単位 3 g） 20 g
濃厚ソース （大さじ1杯 0.3 単位 18 g） 60 g	みりん （小さじ1杯 0.15 単位 6 g） 35 g	カレールウ （1人分約 18 g で 1.2 単位） 15 g
ケチャップ （大さじ1杯 0.3 単位 18 g） 60 g	メープルシロップ （小さじ1杯 0.25 単位 7 g） 30 g	ハヤシルウ （1人分約 18 g で 1.2 単位） 15 g
みそ （小さじ1杯 0.15 単位 6 g） 40 g	はちみつ （小さじ1杯 0.3 単位 7 g） 25 g	ドレッシング，マヨネーズ 表5に記載

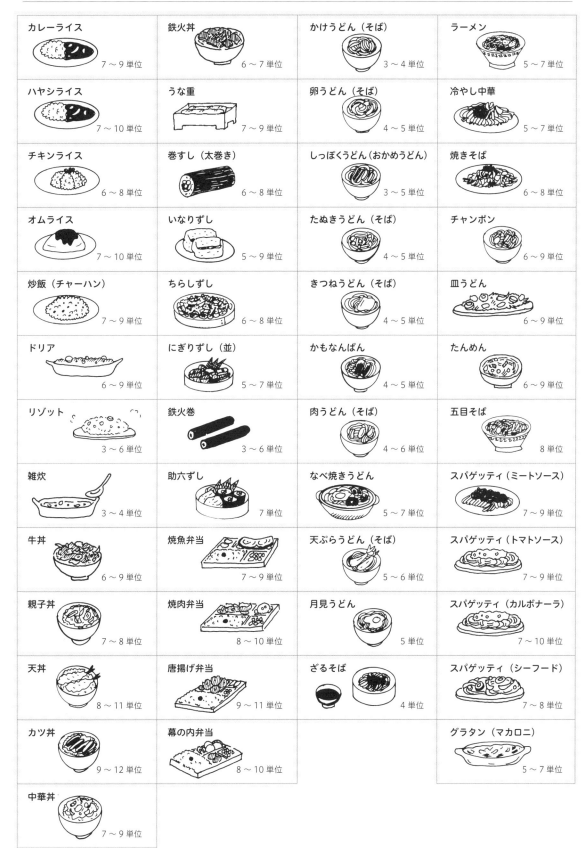

カレーライス 7〜9単位	鉄火丼 6〜7単位	かけうどん（そば） 3〜4単位	ラーメン 5〜7単位
ハヤシライス 7〜10単位	うな重 7〜9単位	卵うどん（そば） 4〜5単位	冷やし中華 5〜7単位
チキンライス 6〜8単位	巻すし（太巻き） 6〜8単位	しっぽくうどん（おかめうどん） 3〜5単位	焼きそば 6〜8単位
オムライス 7〜10単位	いなりずし 5〜9単位	たぬきうどん（そば） 4〜5単位	チャンポン 6〜9単位
炒飯（チャーハン） 7〜9単位	ちらしずし 6〜8単位	きつねうどん（そば） 4〜5単位	皿うどん 6〜9単位
ドリア 6〜9単位	にぎりずし（並） 5〜7単位	かもなんばん 4〜5単位	たんめん 6〜9単位
リゾット 3〜6単位	鉄火巻 3〜6単位	肉うどん（そば） 4〜6単位	五目そば 8単位
雑炊 3〜4単位	助六ずし 7単位	なべ焼きうどん 5〜7単位	スパゲッティ（ミートソース） 7〜9単位
牛丼 6〜9単位	焼魚弁当 7〜9単位	天ぷらうどん（そば） 5〜6単位	スパゲッティ（トマトソース） 7〜9単位
親子丼 7〜8単位	焼肉弁当 8〜10単位	月見うどん 5単位	スパゲッティ（カルボナーラ） 7〜10単位
天丼 8〜11単位	唐揚げ弁当 9〜11単位	ざるそば 4単位	スパゲッティ（シーフード） 7〜8単位
カツ丼 9〜12単位	幕の内弁当 8〜10単位		グラタン（マカロニ） 5〜7単位
中華丼 7〜9単位			

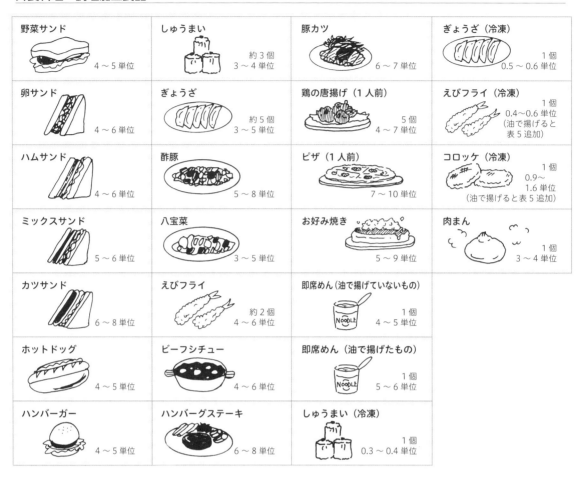

野菜サンド 4〜5単位

しゅうまい 約3個 3〜4単位

豚カツ 6〜7単位

ぎょうざ（冷凍） 1個 0.5〜0.6単位

卵サンド 4〜6単位

ぎょうざ 約5個 3〜5単位

鶏の唐揚げ（1人前） 5個 4〜7単位

えびフライ（冷凍） 1個 0.4〜0.6単位 （油で揚げると表5追加）

ハムサンド 4〜6単位

酢豚 5〜8単位

ピザ（1人前） 7〜10単位

コロッケ（冷凍） 1個 0.9〜1.6単位 （油で揚げると表5追加）

ミックスサンド 5〜6単位

八宝菜 3〜5単位

お好み焼き 5〜9単位

肉まん 1個 3〜4単位

カツサンド 6〜8単位

えびフライ 約2個 4〜6単位

即席めん（油で揚げていないもの） 1個 4〜5単位

ホットドッグ 4〜5単位

ビーフシチュー 4〜6単位

即席めん（油で揚げたもの） 1個 5〜6単位

ハンバーガー 4〜5単位

ハンバーグステーキ 6〜8単位

しゅうまい（冷凍） 1個 0.3〜0.4単位

嗜好食品（1単位）

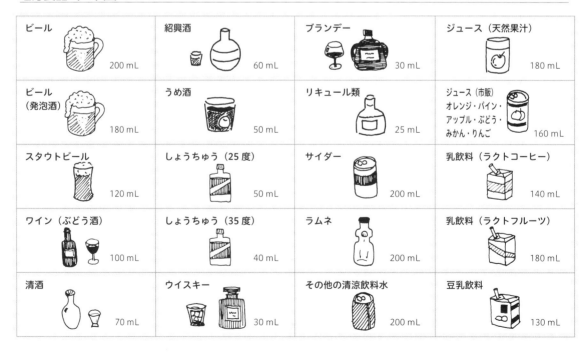

ビール 200 mL

紹興酒 60 mL

ブランデー 30 mL

ジュース（天然果汁） 180 mL

ビール（発泡酒） 180 mL

うめ酒 50 mL

リキュール類 25 mL

ジュース（市販） オレンジ・パイン・アップル・ぶどう・みかん・りんご 160 mL

スタウトビール 120 mL

しょうちゅう（25度） 50 mL

サイダー 200 mL

乳飲料（ラクトコーヒー） 140 mL

ワイン（ぶどう酒） 100 mL

しょうちゅう（35度） 40 mL

ラムネ 200 mL

乳飲料（ラクトフルーツ） 180 mL

清酒 70 mL

ウイスキー 30 mL

その他の清涼飲料水 200 mL

豆乳飲料 130 mL

甘酒　80 mL	洋なしの缶詰　100 g	チョココロネ　25 g	大福もち　35 g
乳酸菌飲料（乳製品）　120 mL	りんごの缶詰　100 g	デニッシュペストリー　20 g	チョコレート　15 g
乳酸菌飲料（殺菌乳製品）　40 mL	干しあんず　30 g	ホットケーキ　30 g	ドーナッツ　20 g
アイスクリーム　40 g	干し柿　30 g	甘納豆　25 g	どら焼き　30 g
ラクトアイス（低脂肪分）　70 g	干しぶどう　30 g	せんべい，おかき，あられ　20 g	練りようかん　30 g
ソフトクリーム　50 g	あんずジャム　30 mL	オレンジゼリー　100 g	ビスケット　20 g
シャーベット　60 g	いちごジャム　30 g	カスタードプディング　60 g	ポテトチップス　15 g
あんずの缶詰　100 g	マーマレード　30 g	カステラ　25 g	まんじゅう　25 g（小1個）
さくらんぼの缶詰　100 g	りんごジャム　40 g	かりんとう（白・黒）　20 g	ゆであずき（缶詰）　35 g
パインアップルの缶詰　100 g	うずら豆，うぐいす豆　30 g	キャラメル，キャンディ（あめ）　20 g（4個）	
びわの缶詰　100 g	あんぱん　30 g	きんつば　30 g	
みかんの缶詰　100 g	クリームパン　25 g	シュークリーム　35 g	
ももの缶詰　100 g	ジャムパン　30 g	ショートケーキ　25 g	

●引用・参考文献●

第 1 章　食事計画

- 渡邉早苗，寺本房子，松崎政三編著：N ブックス 三訂 臨床栄養管理（第 2 版），建帛社，2015.
- 小野章史，杉山みち子，鈴木志保子ほか：系統看護学講座 専門基礎分野，人体の構造と機能［3］，栄養学（第 11 版），医学書院，2010.
- 佐藤和人ほか編：エッセンシャル臨床栄養学 第 7 版，医歯薬出版，2015.
- 本多佳子編：トレーニーガイド 栄養食事療法の実習 栄養ケアマネジメント 第 10 版，医歯薬出版，2015.
- 宗像伸子ほか編：カラー版ビジュアル治療食 300，栄養成分別・病態別栄養食事療法，医歯薬出版，2012.
- 江上いすず，岡本夏子編：わかりやすい病気別栄養食事指導 第 3 版，学建書院，2006.
- 厚生労働省：「日本人の食事摂取基準（2020 年版）」策定検討会報告書，2019.
- 文部科学省科学技術・学術審議会資源調査分科会報告：日本食品標準成分表 2020 年版（八訂），2020.
- 日本糖尿病学会編・著：糖尿病食事療法のための食品交換表 第 7 版，日本糖尿病協会・文光堂，2013.

第 2 章　疾患別栄養ケア・マネジメント

01【常食から軟食への展開】

- 岡田 正監修：臨床栄養治療の実践 基礎編，金原出版，2008.
- 本田佳子編：Nutrition Care 2013 年秋季増刊 マンネリ化しないサイクルメニュー 約束食事箋の作成と献立展開のコツ，p.18-19，メディカ出版，2013.
- 厚生労働省：「日本人の食事摂取基準（2020 年版）」策定検討会報告書，2019.
- 玉川和子，口羽章子，木地明子：臨床調理 第 6 版，医歯薬出版，2015.
- 本田佳子編：トレーニーガイド 栄養食事療法の実習 栄養ケアマネジメント 第 10 版，医歯薬出版，2015.

02【胃・腸疾患】

- 松崎政三編：臨床栄養管理ポケット辞典，建帛社，2013.
- 本田佳子編：トレーニーガイド 栄養食事療法の実習 栄養ケアマネジメント 第 10 版，医歯薬出版，2015.
- 日比紀文編：炎症性腸疾患，医学書院，2010.
- クローン病治療指針（0.50Mb），平成 26 年度クローン病治療指針（内科）（0.16Mb），潰瘍性大腸炎・クローン病 診断基準・治療指針 平成 26 年度 改訂版（平成 27 年 3 月 31 日），厚生労働科学研究費補助金 難治性疾患克服研究事業 「難治性炎症性腸管障害に関する調査研究」（鈴木班）平成 26 年度分担研究報告書 別冊，p.19-22, 2015.
- 中東真紀編（planner）：Nutrition Care Vol.7 特集潰瘍性大腸炎とクローン病の治療・食事療法のすべて（7）9-61, 2014, MC メディカ出版.
- 杉原康平ほか：潰瘍性大腸炎とクローン病の栄養管理，講談社，2021.

03【肝疾患】

- 杉山みち子，足立香代子，清水瑠美子，星野和子：ネオエスカ 臨床栄養活動論 第 3 版，同文書院，

2008.

・日本肝臓学会編：慢性肝炎・肝硬変の診療ガイド 2019，文光堂，2019．

・近藤和雄，中村丁次編：臨床栄養学 II 疾患と栄養編，第一出版，2005．

・日本病態栄養学会：認定 NST ガイドブック 2011，メディカルレビュー社，2011．

・香川靖雄，近藤和雄，石田 均，門脇 孝編：人体の構造と機能及び疾病の成り立ち 各論，南江堂，2013．

・金澤寛明：人体の構造と機能 はじめての解剖生理学 講義と実習，南江堂，2013．

・岡本康子，莇島桂子：よりわかりすぐ役立つ NST 重要ポイント集，日本医学館，2007．

・日本消化器病学会・日本肝臓学会編：NAFLD/NASH 診療ガイドライン 2020，2020．

・嶋津 孝，下田妙子編：エキスパート管理栄養士養成シリーズ 臨床栄養学 疾病編，化学同人，2014．

04【膵　炎】

・後藤昌義，瀧下修一：新しい臨床栄養学 改訂第 6 版，南江堂，2014．

・渡邉早苗，寺本房子，田中 明ほか編：栄養食事シリーズ 3 脂質コントロールの栄養食事療法，建帛社，2009．

・日本病態栄養学会編：病態栄養専門師のための病態栄養ガイドブック 改訂第 3 版，メディカルレビュー社，2011．

・香川靖雄，近藤和雄，石田 均，門脇 孝編：人体の構造と機能及び疾病の成り立ち 各論，南江堂，2013．

・外村修一，桑原節子，本田桂子編：臨床栄養別冊 栄養ケアマネジメント ファーストトレーニング 5 消化器疾患，医歯薬出版，2013．

05【糖尿病】

・糖尿病ネットワーク　https://dm-net.co.jp/

・日本糖尿病学会編・著：糖尿病食事療法のための食品交換表 第 7 版，日本糖尿病学会，文光堂，2013．

・日本糖尿病学会編・著：糖尿病食事療法のための食品交換表 活用編 第 2 版，日本糖尿病学会，文光堂，2015．

・日本糖尿病学会編・著：糖尿病治療ガイド 2022-2023，日本糖尿病学会，文光堂，2022．

・日本糖尿病学会編・著：カーボカウントの手びき，日本糖尿病学会，文光堂，2017．

・大阪市立大学大学院医学研究科発達小児医学，大阪市立大学医学部附属病院栄養部編：さらにかんたん！カーボカウント，合同会社クリニコ出版，2019．

06【高尿酸血症】

・公益財団法人痛風財団　http://www.tufu.or.jp/

07【脂質異常症】

・日本動脈硬化学会編：動脈硬化性疾患予防ガイドライン 2022 年版，日本動脈硬化学会，2022．

・日本動脈硬化学会編：動脈硬化性疾患予防のための脂質異常症治療ガイド 2013 年版，日本動脈硬化学会，2013．

08【高血圧症】

・日本動脈硬化学会編：動脈硬化性疾患予防ガイドライン 2022 年版，日本動脈硬化学会，2022．

・日本動脈硬化学会編：動脈硬化性疾患予防のための脂質異常症治療ガイド 2013 年版，日本動脈硬化学会，2013．

・日本高血圧学会高血圧治療ガイドライン作成委員会編：高血圧治療ガイドライン 2019，ライフサイエンス出版，2019．

・厚生労働省：「日本人の食事摂取基準（2020 年版）」策定検討会報告書，2019.

・日本静脈経腸栄養学会編：日本静脈経腸栄養学会 静脈経腸栄養ハンドブック，南江堂，2011.

09【虚血性心疾患，（うっ血性）心不全】

・日本動脈硬化学会編：動脈硬化性疾患予防ガイドライン 2022 年版，日本動脈硬化学会，2022.

・日本動脈硬化学会編：動脈硬化性疾患予防のための脂質異常症治療ガイド 2013 年版，日本動脈硬化学会，2013.

・厚生労働省：「日本人の食事摂取基準（2020 年版）」策定検討会報告書，2019.

・日本静脈経腸栄養学会編：日本静脈経腸栄養学会 静脈経腸栄養ハンドブック，南江堂，2011.

・循環器病の診断と治療に関するガイドライン（2009 年度合同研究班報告）：慢性心不全治療ガイドライン（2010 年改訂版），2013.

・循環器病の診断と治療に関するガイドライン（2009 年度合同研究班報告）：急性心不全治療ガイドライン（2011 年改訂版），2013.

10【慢性腎臓病】

・黒川 清監修・中尾俊之，小沢 尚，酒井謙編著：腎臓病食品交換表 第 9 版－治療食の基準－，医歯薬出版，2016.

・日本腎臓学会編：エビデンスに基づく CKD 診療ガイドライン 2018，2018.

・日本腎臓学会編：慢性腎臓病に対する食事療法基準 2014 年版，東京医学社，2014.

・日本糖尿病学会編：科学的根拠に基づく糖尿病診療ガイドライン 2013，南江堂，2013.

・日本透析医学会統計調査委員会：図説 我が国の透析療法の現況，日本透析医学会，2013. http://docs.jsdt.or.jp/overview/

・文部科学省科学技術・学術審議会資源調査分科会報告：日本食品標準成分表 2020 年版（八訂），2020.

・Noori N, Kalantar-Zadeh K, Kovesdy CP, et al：Association of dietary phosphorus intake and phosphorus to protein ratio with mortality in hemodialysis patients. J Am Soc Nephrol 2010；5：683-92.

・Kalantar-Zadeh K.：Patient education for phosphorus management in chronic kidney disease. Patient Prefer Adherence 2013；3：379-90.

11【糖尿病性腎症】

・日本腎臓学会編：エビデンスに基づく CKD 診療ガイドライン 2018，2018.

・日本腎臓学会編：慢性腎臓病に対する食事療法基準 2014 年版，東京医学社，2014.

・日本糖尿病学会編：科学的根拠に基づく糖尿病診療ガイドライン 2013，南江堂，2013.

・日本透析医学会統計調査委員会：わが国の慢性透析療法の現況，日本透析医学会，2018. http://docs.jsdt.or.jp/overview/

・文部科学省科学技術・学術審議会資源調査分科会報告：日本食品標準成分表 2020 年版（八訂），2020.

12【透析療法期の食事】

・日本腎臓学会編：エビデンスに基づく CKD 診療ガイドライン 2018，2018.

・日本腎臓学会編：慢性腎臓病に対する食事療法基準 2014 年版，東京医学社，2014.

・日本糖尿病学会編：科学的根拠に基づく糖尿病診療ガイドライン 2013，南江堂，2013.

・日本透析医学会統計調査委員会：図説 我が国の透析療法の現況，日本透析医学会，2013. http://docs.jsdt.or.jp/overview/

・文部科学省科学技術・学術審議会資源調査分科会報告：日本食品標準成分表 2020 年版（八訂），2020.

13【骨粗鬆症】

・骨粗鬆症の予防と治療ガイドライン作成委員会編：骨粗鬆症の予防と治療ガイドライン 2015 年版，ライフサイエンス出版，2015．

・厚生労働省：令和元年国民生活基礎調査の概況，2020．

・文部科学省科学技術・学術審議会資源調査分科会報告：日本食品標準成分表 2020 年版（八訂），2020．

・厚生労働省：「日本人の食事摂取基準（2020 年版）」策定検討会報告書，2019．

14【食物アレルギー】

・「食物アレルギーの栄養指導の手引き 2017」検討委員会：厚生労働科学研究班による食物アレルギーの栄養指導の手引 2017，2017．

・池松かおりほか：アレルギー 2006；55：533-41．

・Ohtani K, et al：Allergol Int 2016；65：153-7．

・独立行政法人環境再生保全機構：ぜん息予防のためのよくわかる食物アレルギー対応ガイドブック 2021 改訂版，2021．

・厚生労働省：「日本人の食事摂取基準（2020 年版）」策定検討会報告書，2019．

15【妊娠高血圧症候群】

・厚生労働省：妊娠前からはじめる妊産婦のための食生活指針，2021．

・中村丁次ほか編：臨床栄養学 傷病者，要支援者，要介護者，障がい者への栄養ケア・マネジメント，医歯薬出版，2013．

・宗像伸子ほか編：カラー版ビジュアル治療食 300，栄養成分別・病態別栄養食事療法，医歯薬出版，2012．

・日本妊娠高血圧学会編：妊娠高血圧症候群新定義・分類 運用上のポイント，メジカルビュー社，2019．

16【摂食嚥下障害】

・向井美惠，鎌倉やよい編：摂食・嚥下障害の理解とケア，学研メディカル秀潤社，2003．

・江頭文江，栢下 淳編，金谷節子ほか著：嚥下食ピラミッドによる嚥下食レシピ125，医歯薬出版，2007．

・栢下 淳編，金谷節子ほか著：嚥下食ピラミッドによるレベル別市販食品 250，医歯薬出版，2013．

・藤谷順子監修：テクニック図解 かむ・飲み込むが難しい人の食事，講談社，2011．

・一般社団法人日本摂食嚥下リハビリテーション学会ホームページ「嚥下調整食分類 2021」
http://www.jsdr.or.jp/wp-content/uploads/file/doc/classification2021-manual.pdf

・スマイルケア食（新しい介護食品）
http://www.maff.go.jp/j/shokusan/seizo/kaigo.html

付録

・日本栄養士会監訳：国際標準化のための栄養ケアプロセス用語マニュアル，第一出版，2012．

・文部科学省科学技術・学術審議会資源調査分科会報告：日本食品標準成分表 2020 年版（八訂），2020．

・公益財団法人痛風財団ホームページ「食品・飲料中のプリン体含有量」
http://www.tufu.or.jp/gout/gout4/447.html

・輸液製剤協議会「輸液製剤の組成一覧表」
https://www.yueki.com/composition_search/pdf.html

索引
index

〈編　集〉　江上いすず
元名古屋文理大学健康生活学部
教授
東海学園大学健康栄養学部
非常勤講師
博士（医学）

岡本　夏子
元総合上飯田第一病院
栄養科長
至学館大学健康科学部
非常勤講師
なごやかこども成長クリニック
非常勤

〈執　筆〉
（50音順）

浅田　英嗣
名古屋経済大学人間生活科学部栄養管理学科
客員教授

井上　啓子
至学館大学健康科学部栄養科学科教授
博士（人間生活科学）

江上いすず
前掲

岡本　夏子
前掲

中東　真紀
元鈴鹿医療科学大学保健衛生学部准教授
認定栄養ケア・ステーション鈴鹿　代表
NFリプル株式会社　CEO

橋本　賢
神戸医療未来大学人間社会学部健康スポーツコミュ
ニケーション学科教授　博士（栄養学）

藤岡由美子
松本大学人間健康学部健康栄養学科准教授
博士（医学）

森　茂雄
JA愛知厚生連豊田厚生病院栄養管理室
栄養管理第1課長　修士（学術）

森　範子
元JA岐阜厚生連岐北厚生病院管理栄養士長
岐阜女子大学家政学部非常勤講師

わかりやすい疾患別栄養ケア・マネジメント
―献立から指導まで―

2016 年 3 月 31 日　第 1 版第 1 刷発行
2018 年 3 月 1 日　第 1 版第 2 刷発行
2020 年 3 月 1 日　第 1 版第 3 刷発行
2023 年 3 月 1 日　第 2 版第 1 刷発行

編　者　江 上　い す ず
　　　　岡 本　夏 子
発 行 者　百 瀬 卓 雄
発 行 所　株式会社 学建書院
〒 112-0004　東京都文京区後楽 1-1-15-3F
TEL　(03)3816-3888
FAX　(03)3814-6679
http://www.gakkenshoin.co.jp
印 刷 所　あづま堂印刷㈱
製 本 所　㈲皆川製本所

ISBN978-4-7624-1885-3